グリーンセラピー読本

田畑　貞寿 編著
大野由起子 著

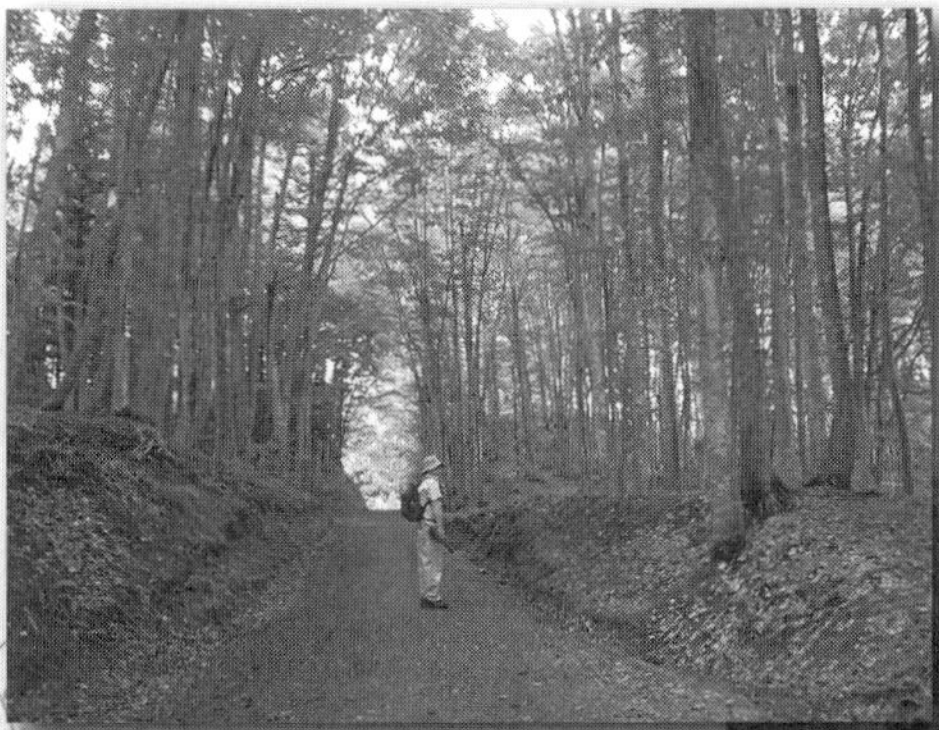

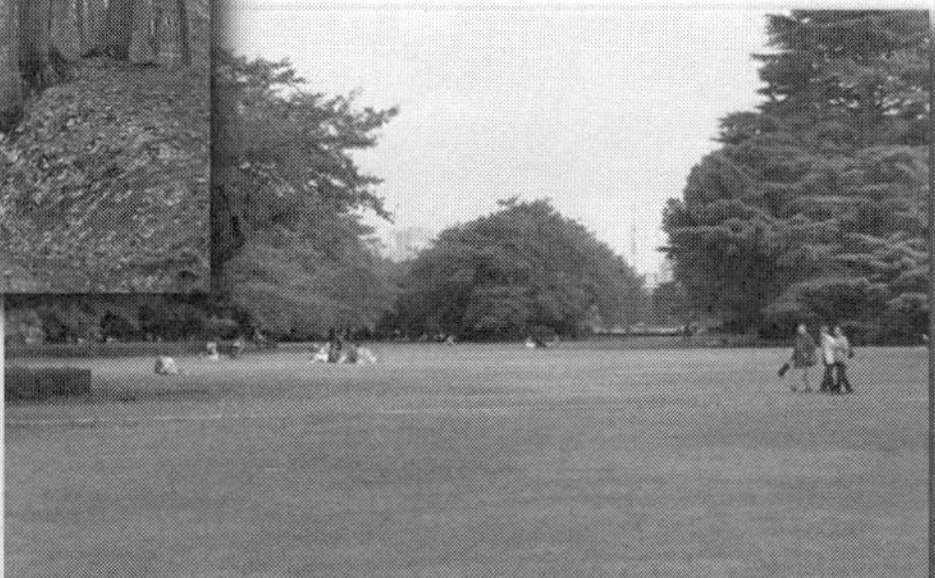

技報堂出版

はじめに

現代社会がストレス社会だと言われて久しい。誰もが気忙しく日々の生活を送り、それに慣らされていっているかのようです。関係ないと思っていた世界情勢により職を失ったり、就職できなかったり、仕事が忙しくなったり、社会も個人もゆとりのない状況に陥り、それが続いています。社会が忙しいと、人はそれに追い回されてしまうし、逆に一人ひとりの気持ちに余裕がないと、社会全体もギスギスしてしまいます。パワースポットに行列ができたり、癒しがブームになっているのを見ますと、癒されたいと思っている人が多いことがわかります。癒しには、音楽療法やアロマテラピーをはじめ様々なものがありますが、今のような時代だからこそ緑による癒しを勧めたいというのが本書の目的です。そして本書では緑の他に特に五感に着目し、できるだけ身近な話題を取り上げるように努めました。

緑は、身近な草花から街の緑、里山、奥山というように、あらゆる生活の場面で接することのできるものです。どれもが私たちの心と身体を癒してくれますが、それを科学的に証明するのはなかなか難しいことです。利便性や経済効果を追及するあまり、人が減少させてきた緑ですが、温度調節や大気浄化といった物理的効果だけでなく、ストレス社会だからこそ緑の持つ心理的効果が見直される時ではないかと考えます。癒しを求めて里山や奥山に出かけることができればそれに勝ることはありませんが、多忙な都市生活者には実現するのは難しいようです。しかし、都市の中にある身近な緑でも十分に癒されます。最初に緑の存在に気付いて、五感を通して緑と接することで心が癒されることでしょう。都市の中に質の高い緑が増え、職住の環境が良くなり、それに伴いグリーンセラピーが多くの人に役立つことを期待しています。さらに、このグリーンセラピーの指導・助言ができる人たち「グリーンセラピスト」の養成にも役立てばと思います。

第一章「緑について」では、緑とはどのようなものかを考え、本書では緑をnaturalという自然で、身近にある自然と捉えています。東京都を例に緑被地の変遷をビジュアルに示し、緑被地の減少を明確にしています。都市の中の緑が減少することによって起こるヒートアイランド現象について、緑被地率と熱帯夜のデータからの考察、そして事例や対策について述べています。緑が持つ多くの効果のうち緑特有の心理的効果について騒音緩和を例に述べています。また、緑のプラス面だけでなくマイナス面についても触れています。緑の活用による環境の改善策として、屋上緑化、二酸化炭素の吸収、指標としての植物といった最近の話題も取り上げています。そして、緑と共に生きている人の言葉から、私たちの生活に緑が大事であること、景相生態学の対象となる五感を通して緑と関わることの大切さについて述べています。

第二章「療法について」では、療法や癒しの定義を行い、医療や福祉の領域で対象となる人だけでなく、健康な人も含めたすべての人が対象をとして、癒しの効果を含めて療法と捉えています。代表的な療法である音楽療法、温泉療法、アロマテラピー、森林療法、園芸療法、アニマルセラピーを紹介しています。

第三章「グリーンセラピー」では、健康であるため、あり続けるためには自然治癒力、五感、自然といったものが関わっていることを示唆しています。そして、心身共に役立つグリーンセラピーについて、すべての人が対象であり、緑に接すること、緑の空間に身を置くこと、緑を媒体あるいは素材として用いる療法および癒し、と定義しています。グリーンセラピーの能動的効用や受動的効用について具体例を挙げています。

第四章「緑と癒し」では、人類の進化、日本人の文化、緑の持つ作用から見た癒しの効果といったことを考察しています。さらに、グリーンセラピーのメカニズムについても医学的な側面から考察しています。

第五章「癒される空間を求めて」では、まず子供の成長過程におけるグリーンセラピーの関わりについて呈示しています。次に、部屋の緑、庭、庭園、街路樹、公園、広場、寺社境内地といった身近な緑と五感との関係を考察しています。そして、都市の中の癒される空間がどのような空間であるかを示唆しています。

第六章「事例紹介」では、癒しの空間として、浜離宮恩賜庭園、国立科学博物館附属自然教育園、代々木公園、明治神宮、皇居、備北丘陵公園、高知県土佐山、飛鳥、武蔵丘陵森林公園、高知県立牧野植物園、知床を紹介しています。

以上が主な内容ですが、特に医療法人研水会平塚病院院長大野史郎先生（精神科医）には、精神医学的な観点から関係項目について専門的立場でお目通しを頂きました。また、事例紹介では国営公園他について公園緑地管理財団主任研究員の堀江典子さんには写真・資料をご提供いただくとともに一部をご執筆頂きました。

２０１１年3月11日の東日本大震災によって私たちの生活は一変してしまいました。地震、津波の威力の凄まじさは、私たちの力の微力さをまざまざと見せ付けました。そのうえ原子力発電の問題です。１０００年に一度と言われる災害に多くの影響が現れています。被災地の苦しく悲しい報道が多い中、すべて津波に流された松林の中で一本だけ生き残った松の写真が紙面に掲載されていました。瓦礫の中に佇む松は、仲間を失い寂しそうでもありますが、大地に根を張り、あの大津波にも負けずに踏ん張り抜いた力強さが漲っていました。その松は私たちに勇気と希望を与えてくれます。そして、松を見ることで、憔悴しきった私たちの体の中から生きる力が湧いてくるような気がします。荒れ果てた東北の地がいつの日か緑の大地となって蘇ることを祈らずにはいられません。

２０１１年４月

編著者

もくじ

1 緑について

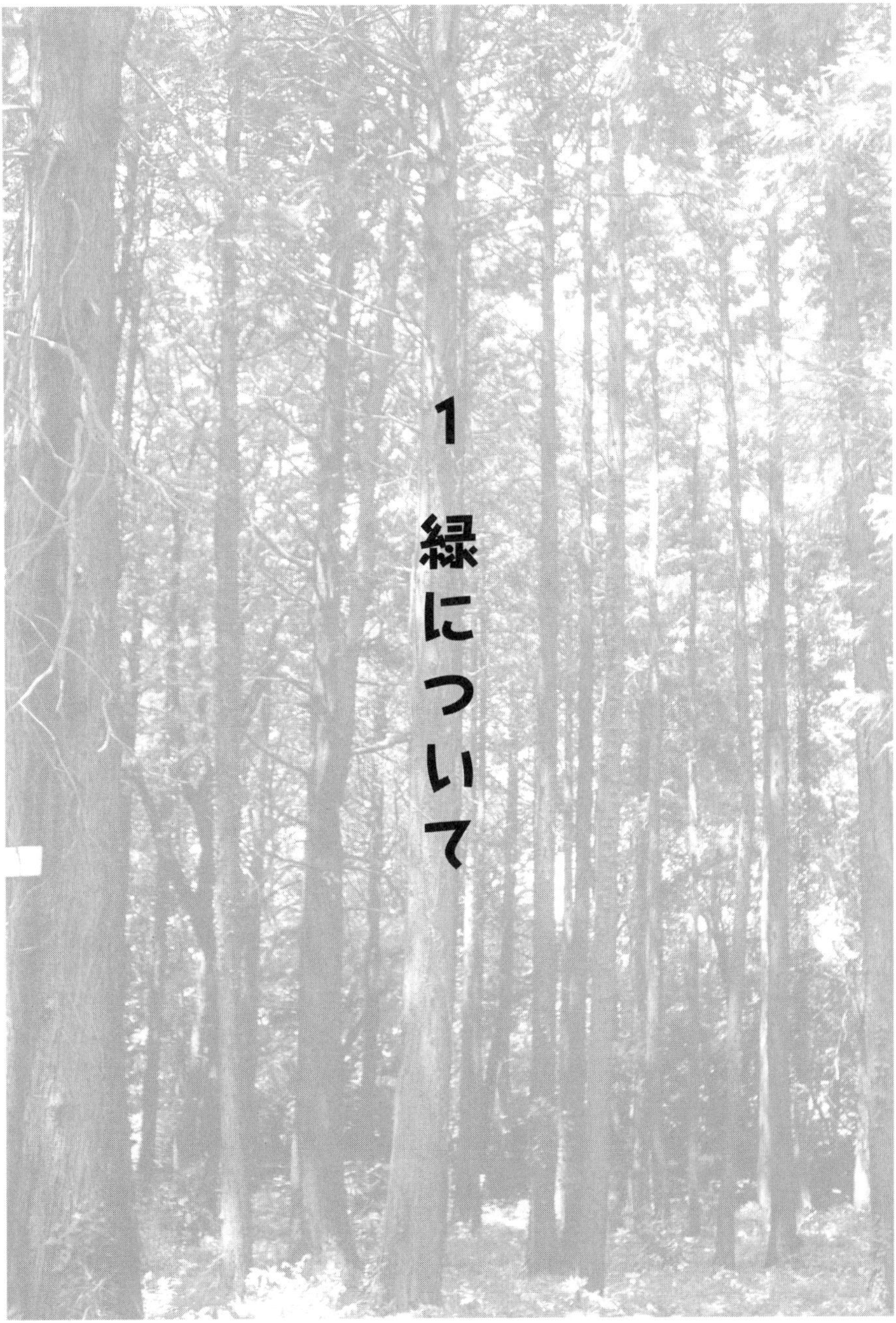

1・1　緑とは

「緑」という言葉から、皆さんは何を想像しますか。絵の具の緑色だったり、草や木、今はめったにお目にかかれない碧の黒髪なんていう言葉もあったりして…。

都市域で生活する人が多い日本の場合、緑ときくと一般的には、樹木や草地といった都市の中にある緑地を思い浮かべる人が多いだろう。では、「緑地」とはどのような所だろうか。「自然的環境を有するオープンスペース」と定義され、具体的には公園、広場、運動場、水辺、農地、寺社境内地などが挙げられる。英語では「open space」、ドイツ語では「grun-flachen」、フランス語では「espace libre」という。また、「緑」という言葉は、「自然」と似たような意味で使われることも多い。

「自然」という言葉は、日本語では1つだが、英語では「wild」と「natural」という2つがある。原生林のような人の手が全く入らない自然が「wild」であって、多少なりとも人の手が入ったものは「natural」なのである。私たちの周りに存在する自然は、いわゆる「natural」の方である。

私たちは、庭に植えられた樹木を見て「自然を感じる」などと言うが、これは「natural」の自然ということができる。

「wild」と言われる自然は、畏怖に値する存在であり、私たちにとっては貴重な自然である。人間は、その昔「wild」の中で生活し、人間と自然が一体化していた。後に、人間は食べ

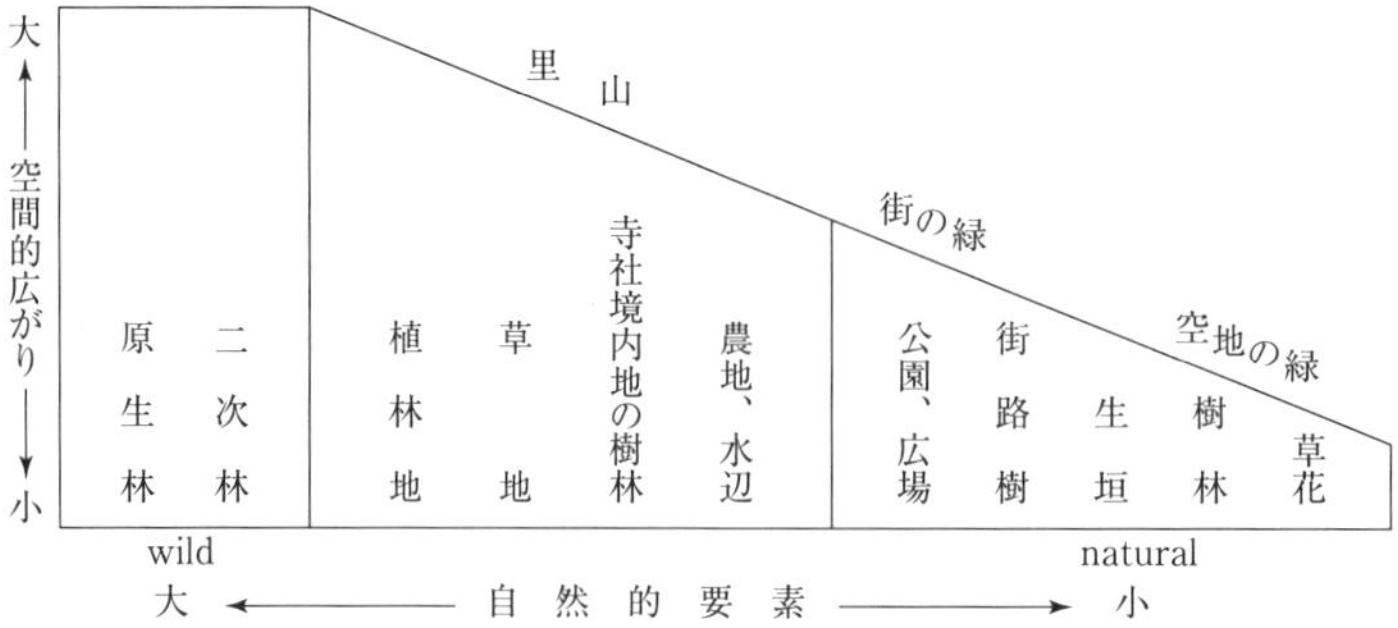

図 1・1　緑の概念図

るため、住むために自然に手を加え、生活を拡大してきた。人間は、自然を支配し、破壊するようになった。現在、この自然破壊がますます進む一方、自然保護を前提に居住地の環境整備を進めることが重要とされている。

緑地というと、自然的要素と空間的広がりがあり、公園、緑地(狭義)、緑道、広場、街路樹、寺社境内地、公開空地、レクリエーション空間、森林などを思い浮かべる。だが空間だけでなく、一輪の花、一本の木にも自然的要素があり、その存在価値は大きい。そこで本書では、「緑」を緑地だけにこだわらず、「natural」という自然で、私たちの身近にある自然と捉えていくこととする。例えば、花瓶に生けた花、部屋の中に置いた観葉植物、ベランダの鉢植え、庭の樹木、芝生、生垣などである。これらは、ごく私的なレベルのものから公的なレベルのものまで様々であり、生垣のように私的・公的レベルの両方を兼ね備えたものもある。

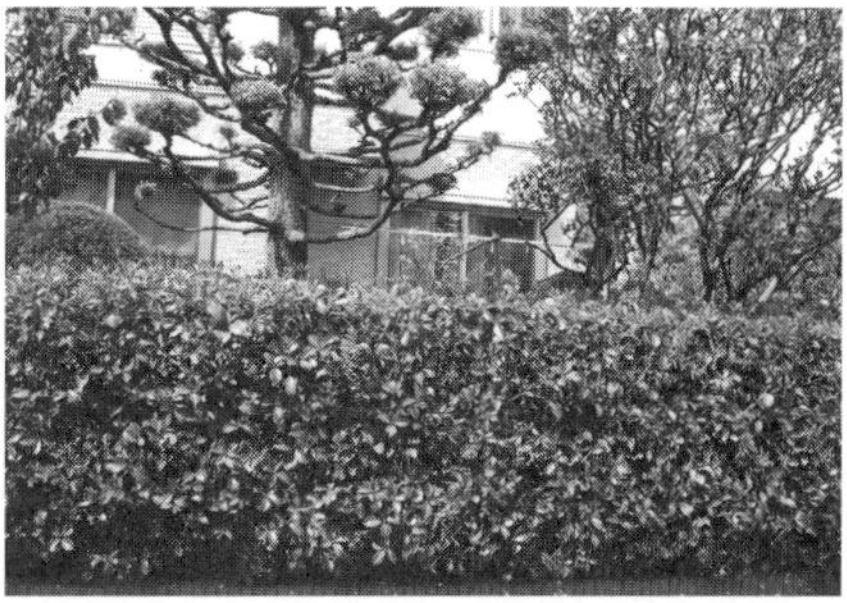
写 1·1　生垣

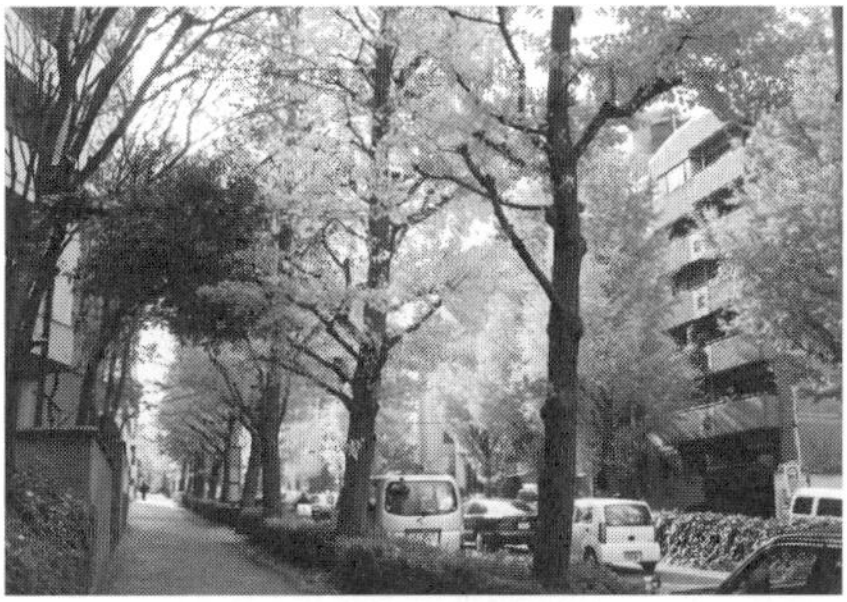
写 1·2　街路樹

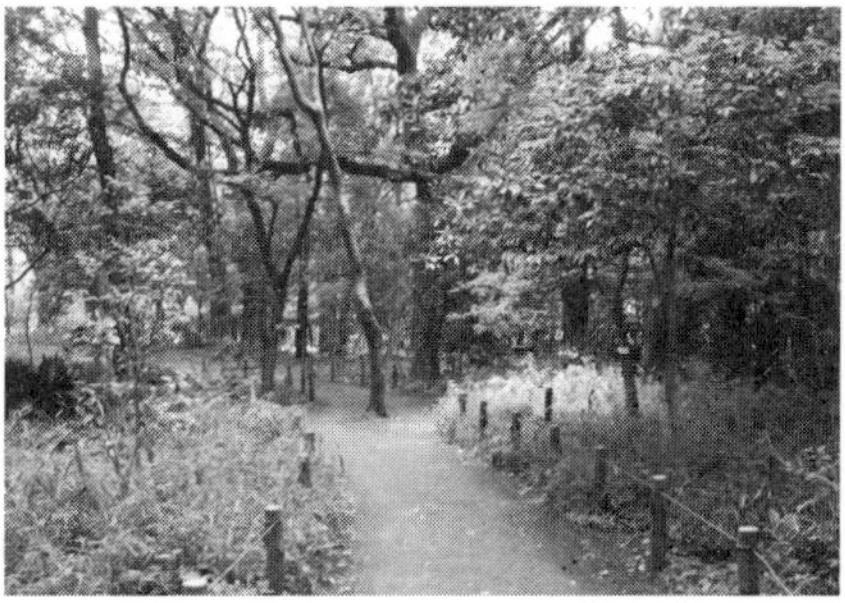
写 1·3　公園

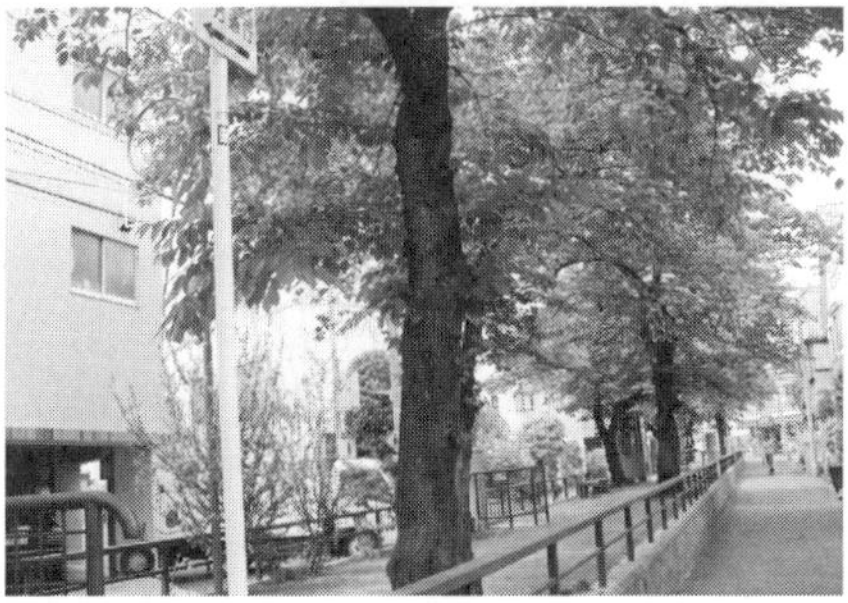
写 1·4　緑道

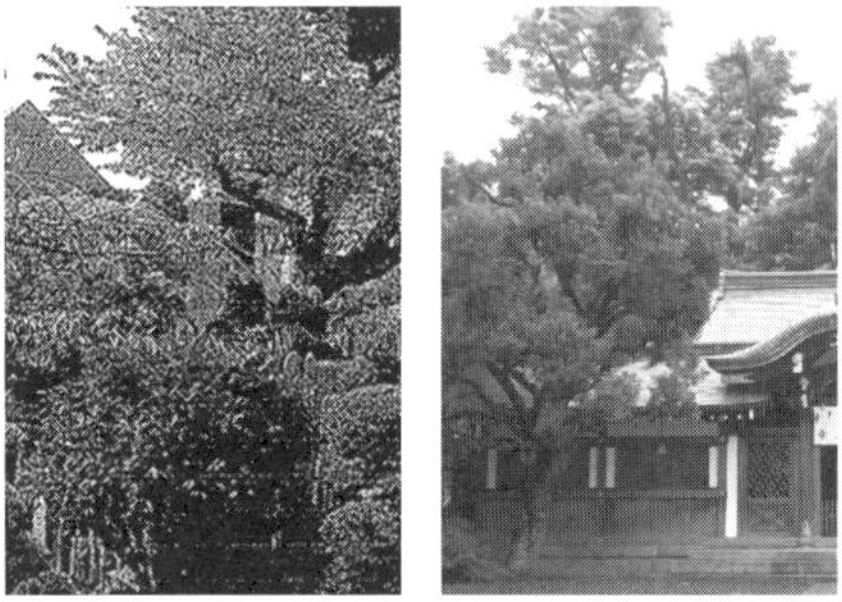

写 1·6　寺社境内地

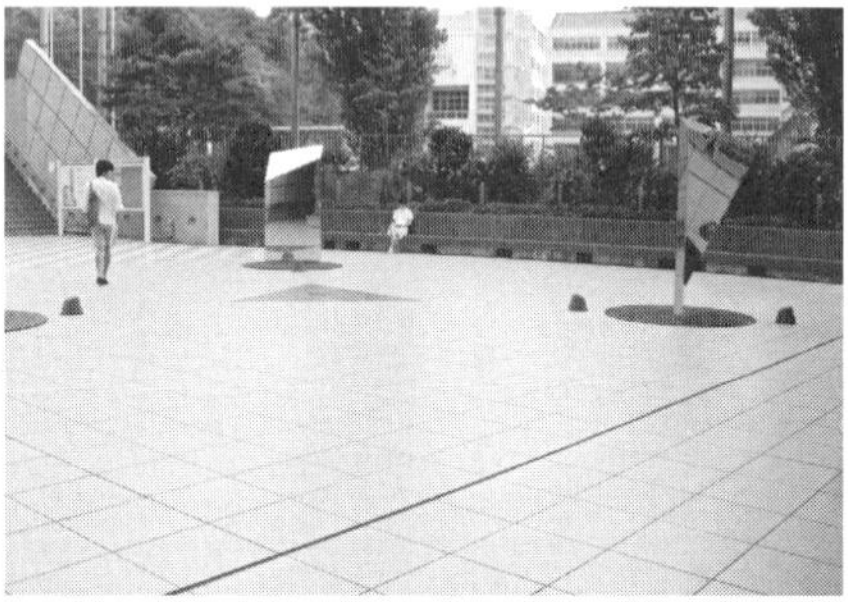

写 1·5　広場

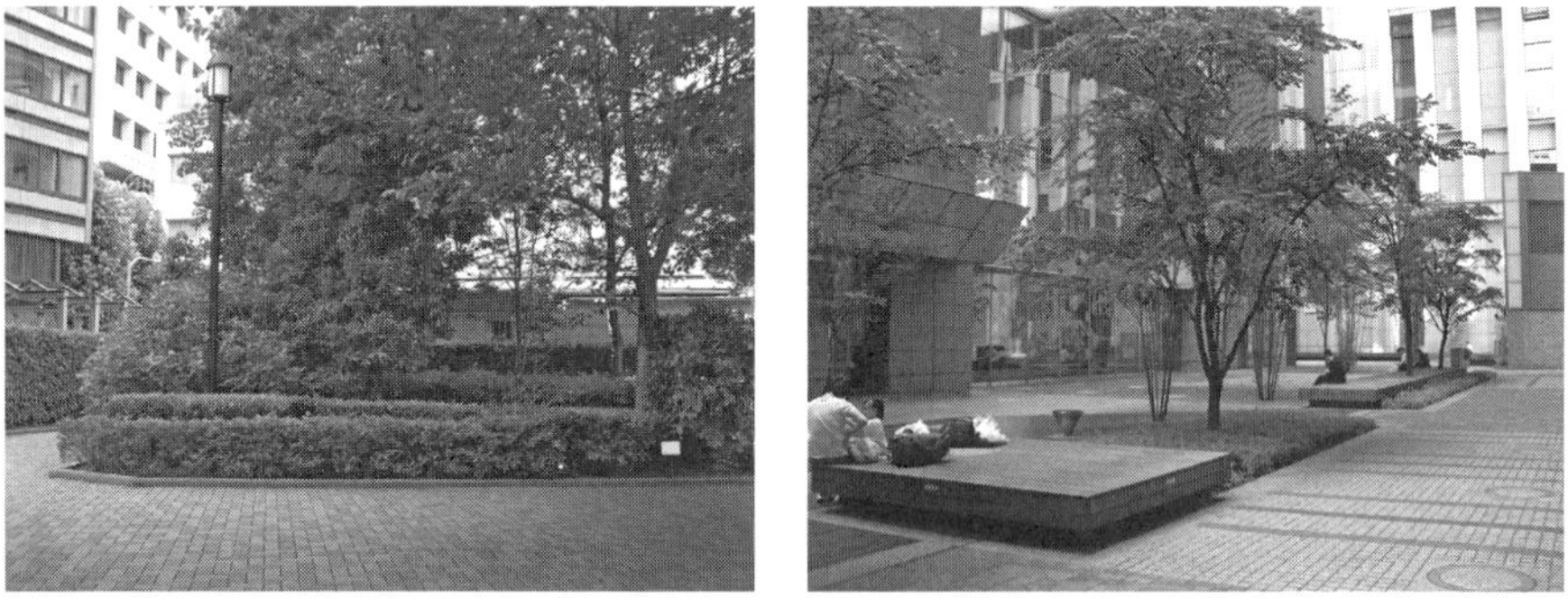

写 1·7　公開空地

1·2　緑のプラス面とマイナス面

「緑溢れる環境」とか「緑豊かな都市」といった住環境のキャッチフレーズをよく見かける。つまり、緑があるということが、私たちにとって良い環境だという暗黙の了解があるらしい。確かに、都市の風景にしても、コンクリートジャングルよりも緑豊かな田園都市の方が安らぐはずである。このように多くの人々が緑は大事だと考えているにもかかわらず、緑はどんどん減少してきている。経済効率を優先した開発によって都市化が進み、緑が二の次になってしまったからである。

図1·2は1990年と2006年の東京都の緑被地の分布を表したものである。**表1·1**、**1·2**は緑被地率を集計したものである。これらより、東京都全体では1990年の緑被地面積が98145ヘクタール、緑被地率55·1%であったものが、2006年ではそれぞれ94897ヘクタール、53·3%であり、3248ヘクタール、1·8%の減少となっている。区部においては、羽田空港の拡張工事や臨海部の埋立地開発により緑被地の増加が見られる。これに対し、多摩部では緑被地の減少が大きく、特に町田市（692ヘクタール減）、東久留米市（126ヘクタール減）、

表 1·1　東京都の緑被地面積の変化

	緑被地面積指数	減少率（%）	年間減少率（%/年）
1932 年	100	—	—
1964 年	84	16	0.5
1969 年	62	26.2	4.4
1990 年	50	19.4	0.6
2006 年	48.5	3.4	0.1

［田畑貞寿他：都市ランドスケープの再生による都市気象の緩和(2009)、イフラ韓国大会報告集 105-10］

表 1·2　緑被地率の変化

区名	全体面積（ha）	1990 年		2006 年		緑被地率変化（%）
		緑被地面積（ha）	緑被地率（%）	緑被地面積（ha）	緑被地率（%）	
区部	62 073	8 599	13.9	8 764	14.1	0.2
多摩部	115 961	89 546	77.2	86 134	74.3	−2.9
合計	178 034	98 145	55.1	94 897	53.3	−1.8

［田畑貞寿他：都市ランドスケープの再生による都市気象の緩和(2009)、イフラ韓国大会報告集 105-10］

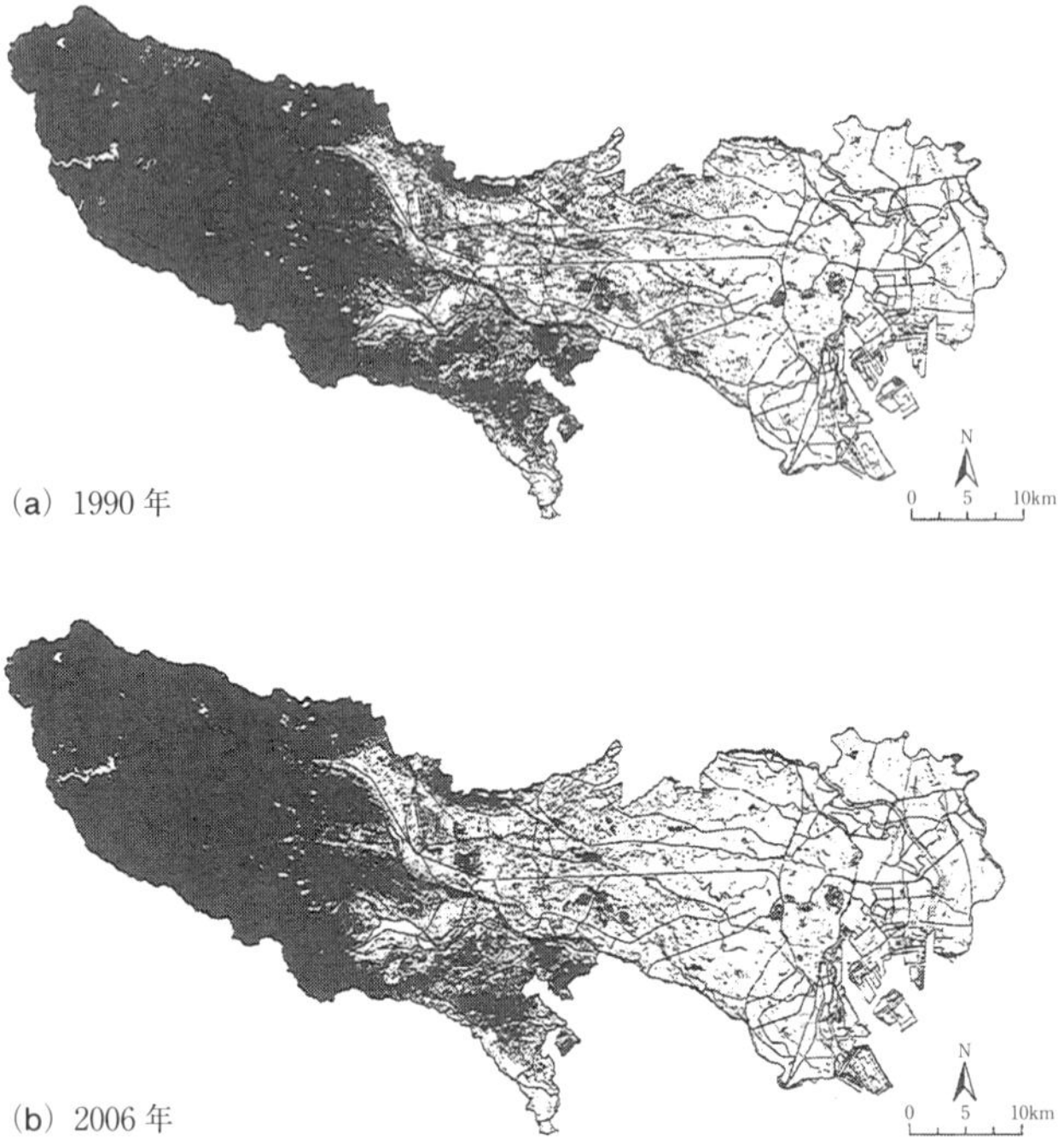

(a) 1990年

(b) 2006年

図 1·2　緑被地の分布［田畑貞寿他：都市ランドスケープの再生による都市気象の緩和(2009)、イフラ韓国大会報告集 105-10］

国分寺市（103ヘクタール減）で顕著である。緑被地は高度経済成長期の開発により著しい減少を見たが、現在においてもその減少率は小さくなっているとはいえ、依然として減少し続けている。

なお、2006年時点のデータは1990年時点のデータより撮影時期が2ヶ月遅いため、樹冠が広がっていることと地上解析度の違い（1990年が30メートル、2006年が10メートル）がある。

緑被地率と人口密度の変化を示したのが**図1·3**である。この図から、人口密度が増加した区市町では、緑被地率の増減に非常にばらつきがある。

●ヒートアイランド現象

都市の中の緑が減少してアスファルトやコンクリートで覆われると、ヒートアイランド現象が起きる。アスファルトやコンクリートは太陽の熱を吸収しやすく、その熱で周囲の空気が暖められるからである。**図１・４**に示すように１９５５年に比べ２００３年には、東京２３区で大気を暖めている熱が広範囲に分布していることがわかる。夏の暑い日、長時間アスファルトの道を歩くと、靴の底が熱くなってくることからも、アスファルトが熱を吸収しやすいことが

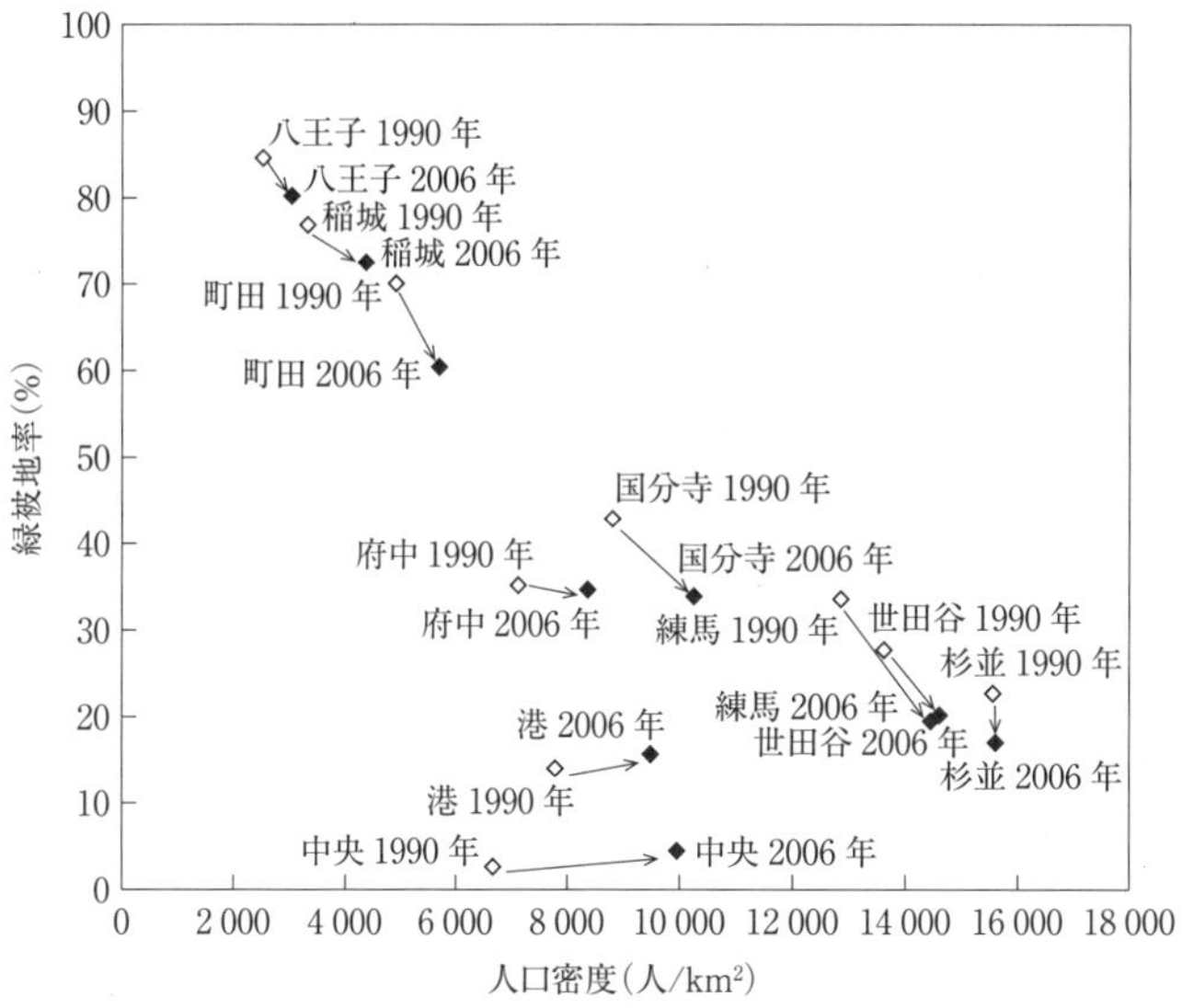

図 1·3　緑被地率と人口密度の変化[田畑貞寿他：都市ランドスケープの再生による都市気象の緩和(2009)、イフラ韓国大会報告集 105-10]

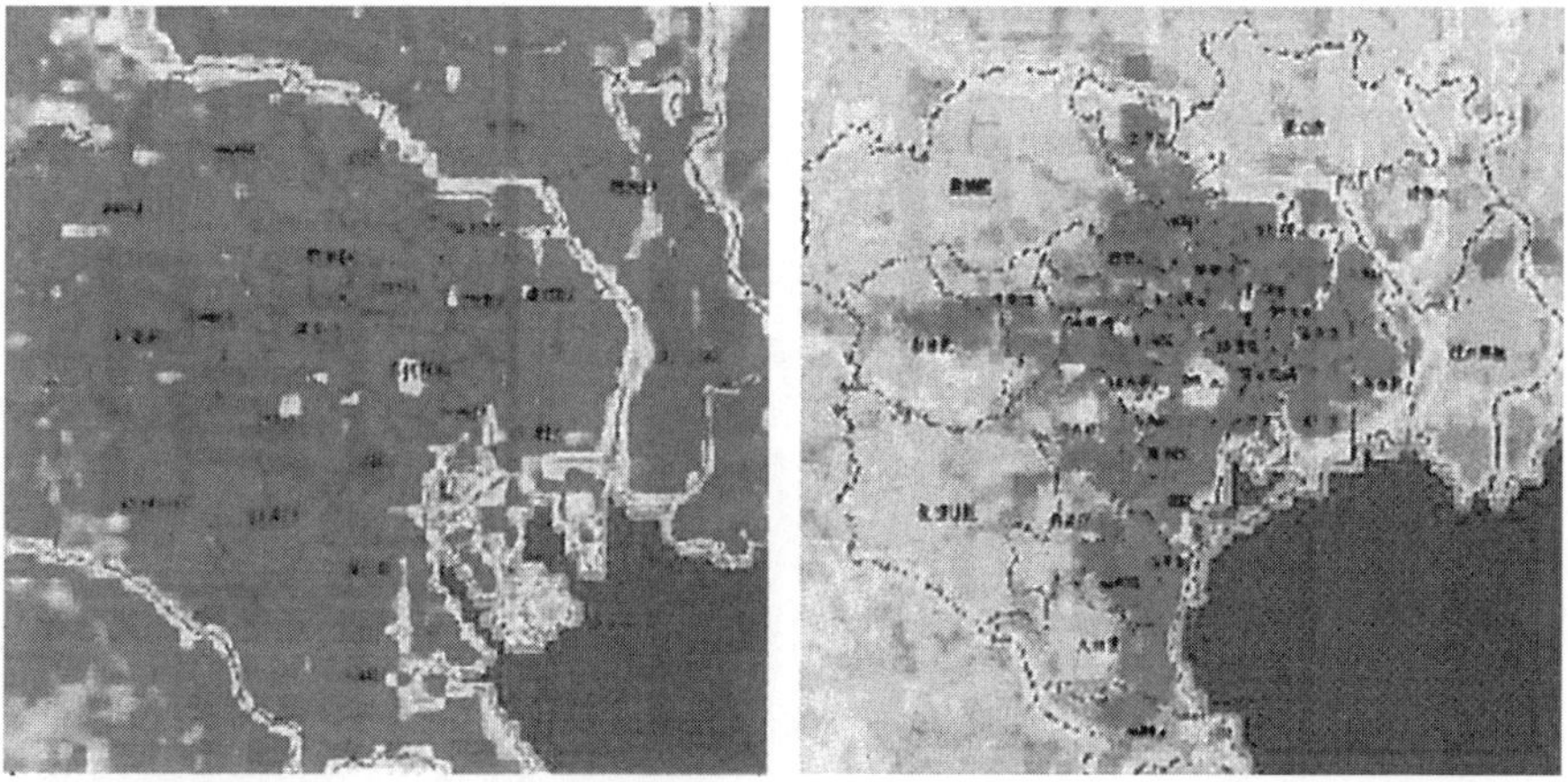

(上)1955 年の東京 23 区。午後 2 時の大気を暖めている熱の分布。(下)2003 年の東京 23 区、午後 2 時。ほぼ全域の熱が高く、濃く染まっている(環境省提供)

図 1·4　ヒートアイランド現象

わかる。また、アスファルトの道路では、蒸発や蒸散が減少し、地表面から熱が奪われにくくなる。アスファルトの道路やコンクリートの建物で覆われている都市部は、周辺の地域と比べて気温の上昇が見られることになる。ヒートアイランド現象の要因の一つが緑の減少と考えられる。

ヒートアイランド現象は、日中の気温上昇に影響を及ぼしているとともに、昼間暖められた熱が夜になっても冷めず、熱帯夜という現象をも引き起こしている。**図1・5**は、東京都の緑被地の推移を示したものである。また、**図1・6**は気温変化と緑被地率を示したものである。これらから緑被地率が８０％以上の奥多摩、青梅、八王子では熱帯夜の日数はここ３０年あまり変化せず、０に近い状態である。それに対して緑被地率が４０％台の府中（データは府中市および周辺９市平均）、１０％台の練馬（データは練馬区および周辺5区2市平均）、東京（データは中央区および周辺7区平均）では熱帯夜の日数が増加している。緑が多い地域ではヒートアイランド現象が起こらないため熱帯夜も少なく、緑の少ない地域ではヒートアイランド現象により起こる熱帯夜の日数が多いと考えられる。

東京の六本木ヒルズには、お洒落なレストランやショップが集まっている。その中のシネマコンプレックスの上には、都心では珍しい田んぼが造られている。春に田植えをし、秋に稲刈りをするが、その生育は驚くほど早かったという。田んぼがビルの間にあるため、コンクリートから放出される熱の影響によるものらしく、ヒートアイランド現象の事例ともいえる。

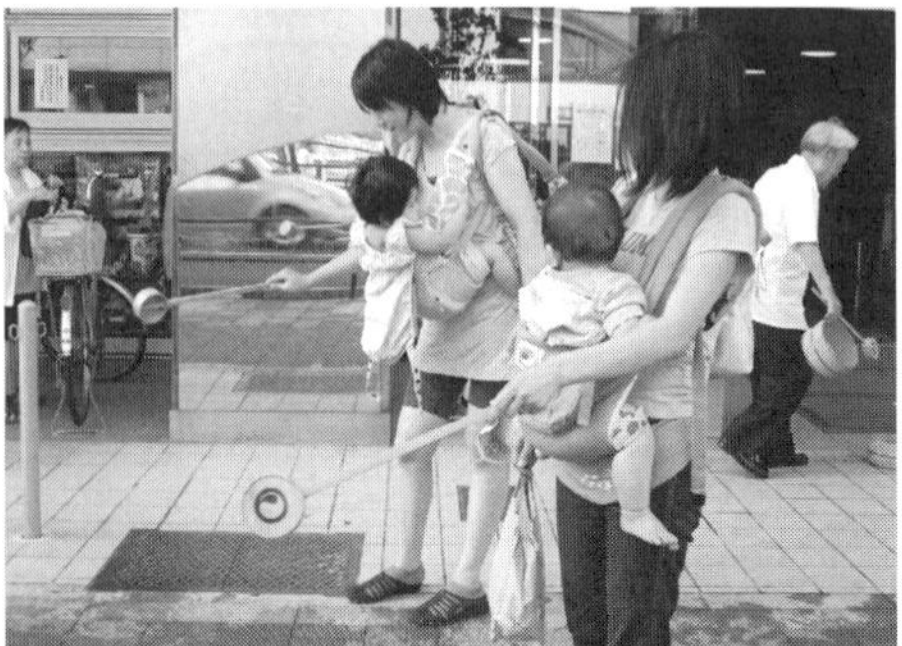
写1・8　打ち水

ヒートアイランド現象の対策として、最近は建物の壁面緑化・屋上緑化などが盛んに行われ、路面の被覆材料の改良も進められている。また、夏になると、日本のあちらこちらで「打ち水大作戦」と称して散水をする運動が広がっている。水の気化熱を利用した対策で、効果を発揮している。

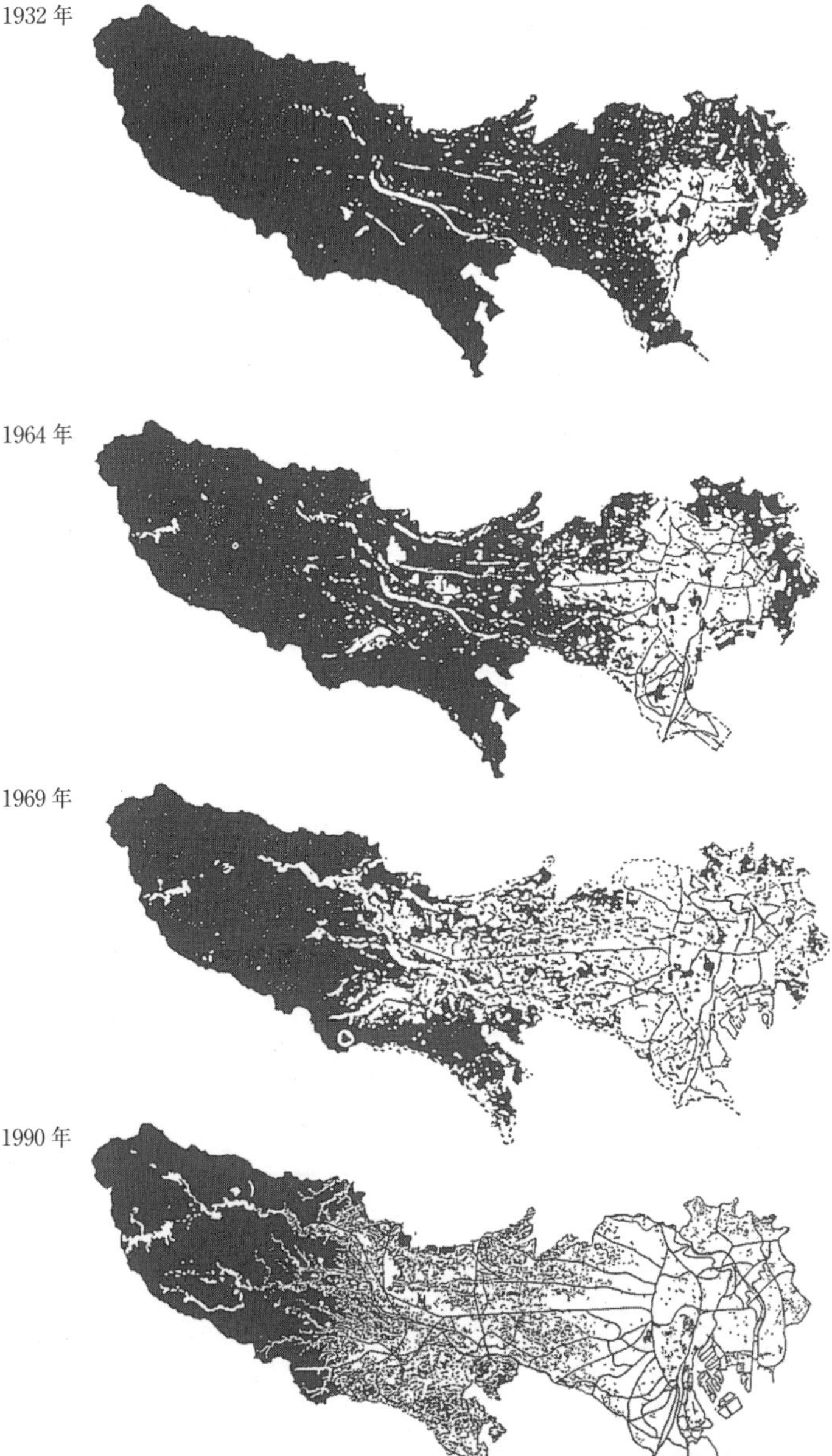

図 1·5　東京都における緑被地の推移（緑と地域計画—都市化と緑被地構造、田畑貞寿、古今書院、2000.8）

しかし、このような人工的な対症療法に頼るのではなく、もっと根本から緑環境を考え直していく時が来ているのではないだろうか。

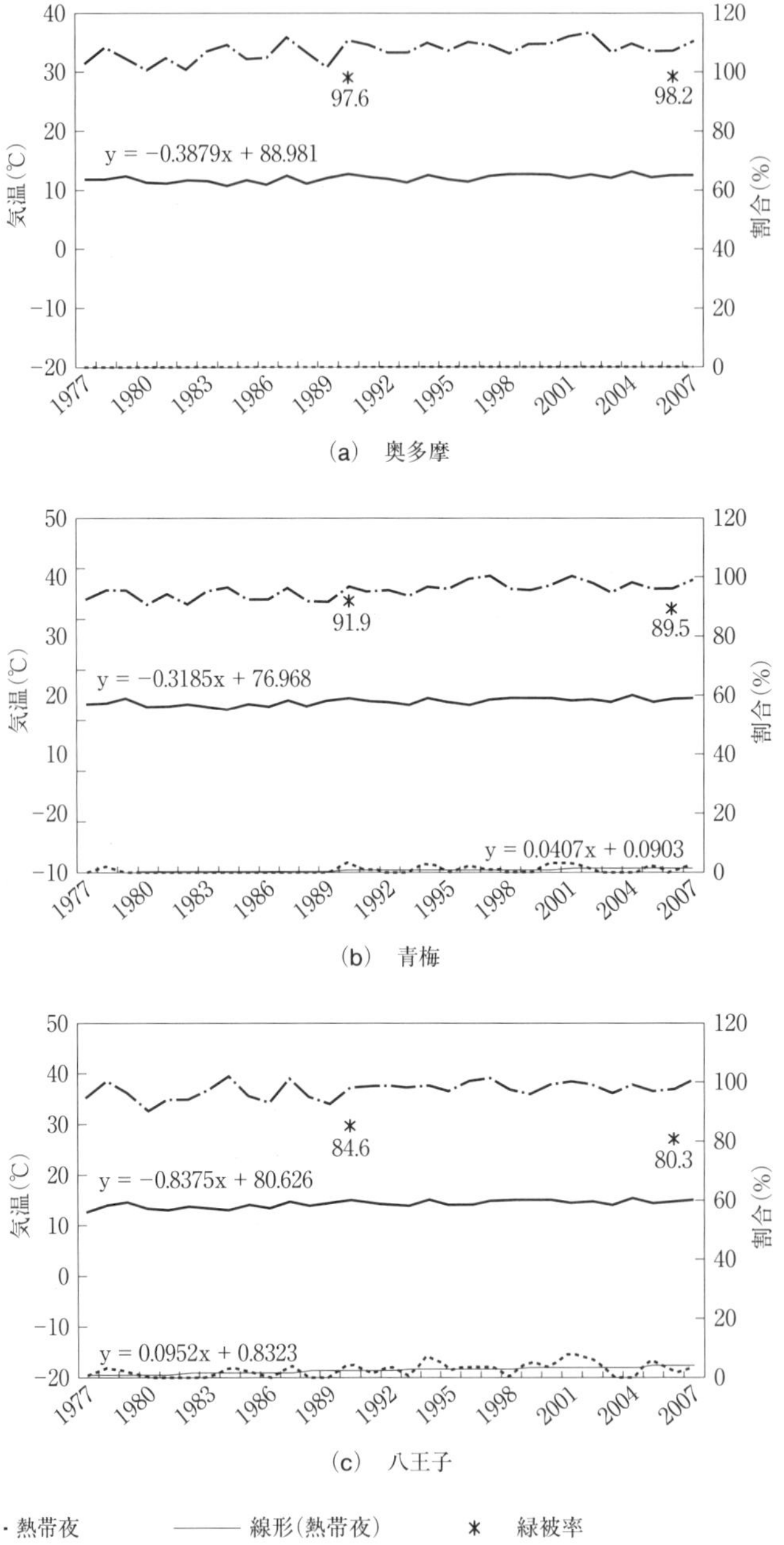

再生による都市気象の緩和(2009)、イフラ韓国大会報告集 105-10]

●緑の効果

では、都市の中に緑があるとなぜ良いのだろうか。緑を緑地と捉えると、その効果は、景観構成効果、環境保全効果、防災効果、レクリエーションの場を提供する効果、の4つに分類される。

① 景観構成効果というのは、審美的、季節感享受効果といわれるもので、いわゆる心理的効果である。

② 環境保全効果は、生物の多様性の保全、土壌浸食防止や地下水涵養といった地域生態系の保全効果と温度・湿度調節や大気浄化、騒音緩和といった都市環境の調節・保護効果である。

③ 防災効果は、洪水調節や延焼防止、避難路としての緑地効果である。

④ レクリエーションの場を提供する効果は、心身と

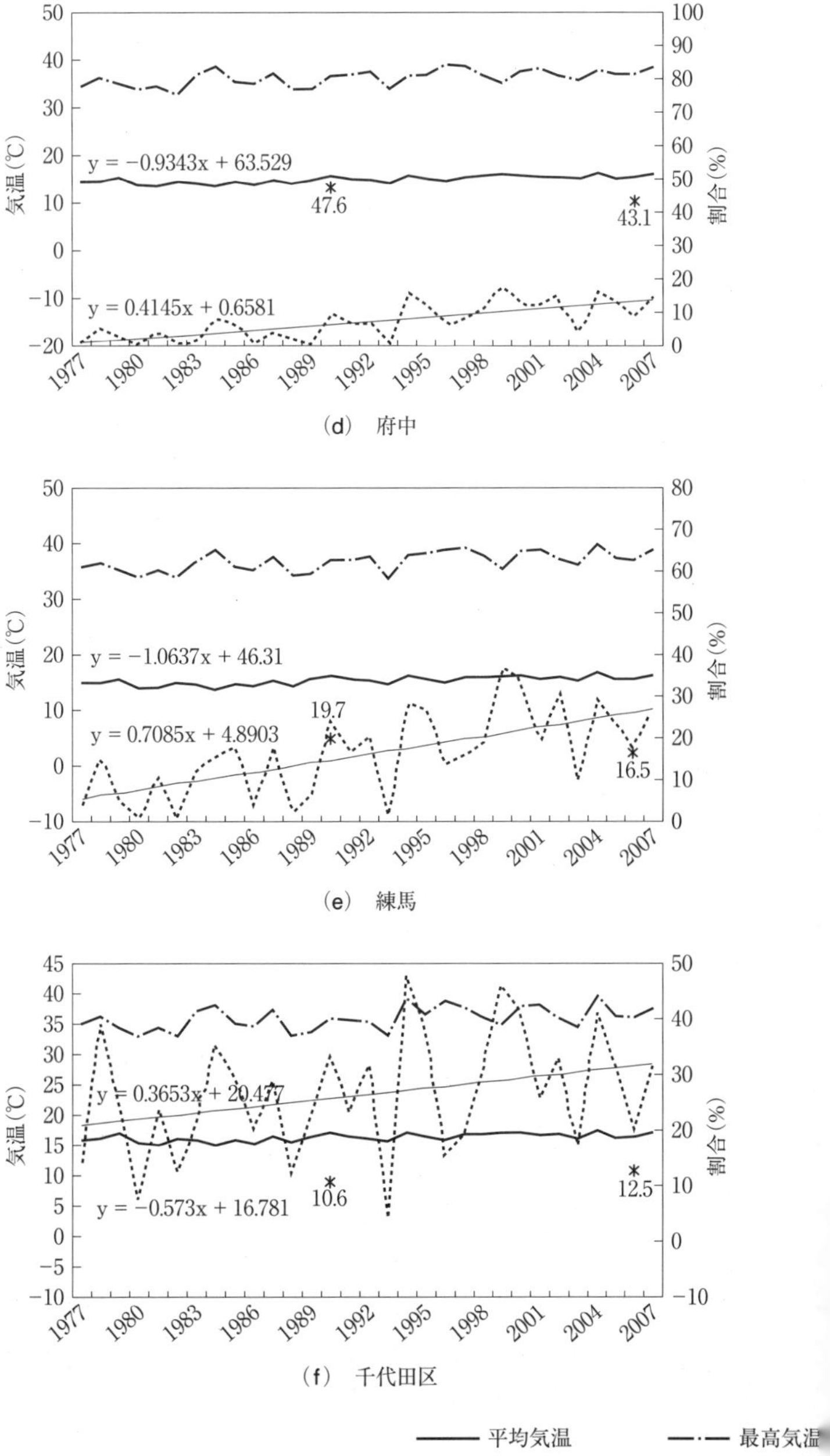

図 1·6　気温変化と緑被地率［田畑貞寿他：都市ランドスケープの

もに健康・レクリエーションに役立てようというものである。

これらはどれも大切な緑の効果であるが、特に景観構成効果である心理的効果が緑特有の効果を持っているのである。

例えば、騒音緩和を考えてみよう。車の騒音を緩和するという場合、街路樹で騒音を緩和するよりも防音壁を設置する方が緩和効果はもちろん大きい。それなのにあえて街路樹を用いるということは、物理的な効果だけでなく、緑の持つ心理的効果を期待しているからである。

筆者らは、車の騒音が沿道植栽地の緑によって緩和されるという心理的効果を持つかどうかという実験を行ったことがある。屋内および屋外で騒音感と緑量との関係を調べたところ、緑があることによって騒音感が緩和され、心理的には2～5デシベルの効果があった。さらに、沿道植栽地の緑によって騒音感が緩和され、リラックスした状態であるかどうかについて客観的に実証するために、脳波を用いた実験を行った。緑視率0%、32・4%、89・4%の画像とともに72デシベル(A)の騒音を呈示し、被

表 1·3　緑地の効果

景観構成効果	・審美的、季節感享受といった心理的効果
環境保全効果	・土壌浸食防止や地下水涵養といった地域生態系の保全効果 ・都市環境の調節、保護効果
防災効果	・洪水調節、延焼防止、避難路としての効果
レクリエーション効果	・レクリエーションの場としての効果

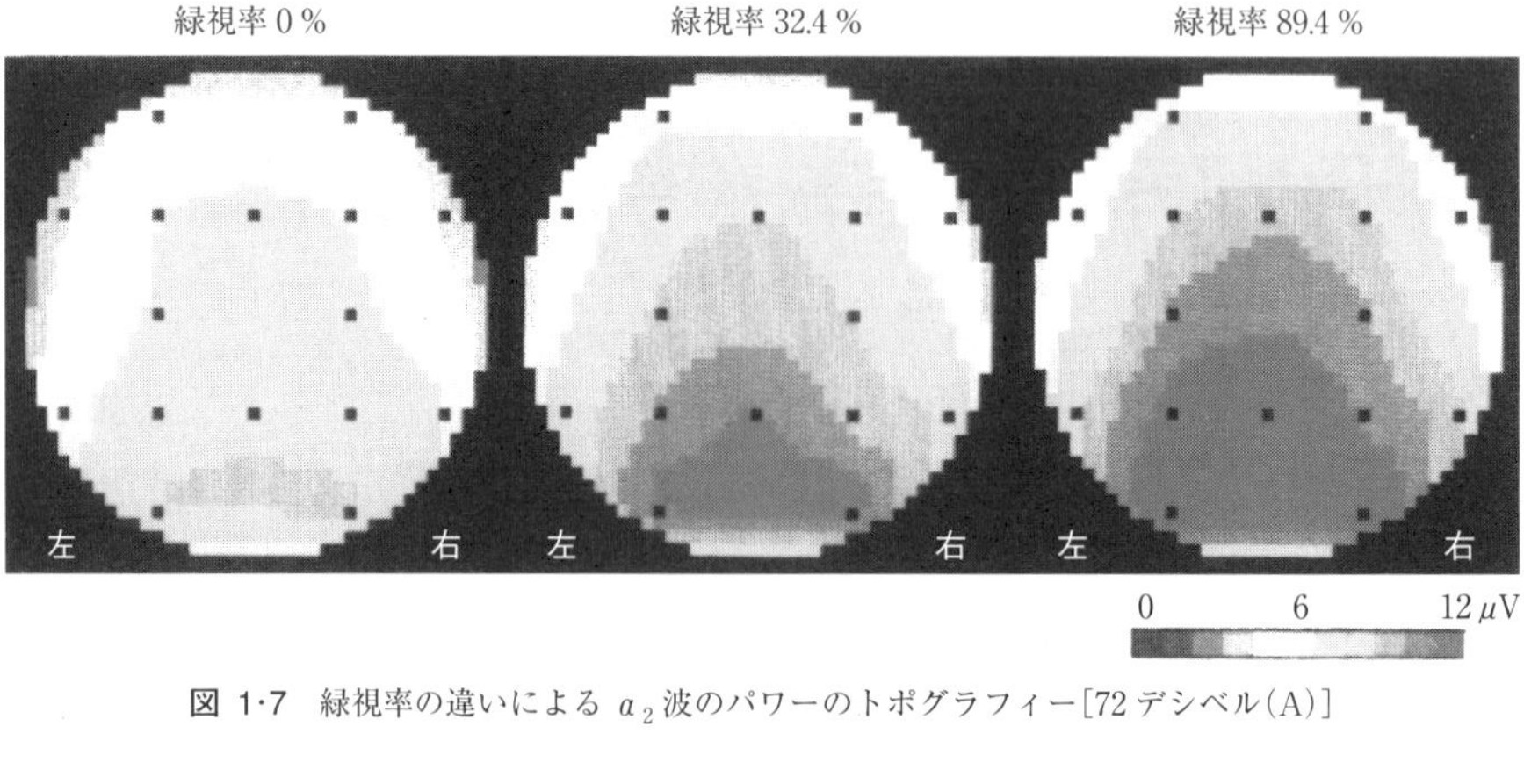

図 1·7　緑視率の違いによる α_2 波のパワーのトポグラフィー[72 デシベル(A)]

験者の脳波を測定した。人はリラックスした時に周波数8～13ヘルツの α 波が出現するが、α 波のうち、ここでは特に9～13ヘルツの α^2 波に着目している。結果は**図1・7**に示すように、緑視率0％の時に比べて緑視率89・4％の時の α^2 波のパワーが後頭部において顕著に現れている。つまり、緑には騒音を緩和する心理的効果があることが実証された。

緑には、物理的効果だけでなく、心理的効果もあるということが他のものとは大きく違う点である。人間にとって、緑は心理的な部分に大きく関わってくる。

●緑のプラス面とマイナス面

都市の中の身近な緑としては、庭の緑、街路樹、公園の緑、大規模な緑地があげられる。それらは、都市環境の調節を行ったり、防災の機能を有したり、レクリエーションの場になると共に、人に安らぎや季節感を与えている。これは緑のプラス面と考えられる。一方、緑にはマイナス面もある。例えば、毒性を持つ緑もある。トリカブトは、人を殺すことも可能なほどの毒を持つ。毒茸を食べて亡くなる人もいるし、漆の葉に触れるとかぶれ

表 1·4　緑のプラス面とマイナス面

緑の種類	プラス面	マイナス面
庭の緑	・人に安らぎを与える ・季節感を与える	・落葉などによる管理 ・病害虫の発生
街路樹	・都市環境の調節（温度、湿度、大気浄化、騒音緩和） ・防災	・落葉などによる管理 ・病害虫の発生
公園の緑	・人に安らぎを与える ・季節感を与える ・環境保全 ・防災	・落葉などによる管理 ・病害虫の発生 ・犯罪の場となる
大規模な緑地	・レクリエーションの場	・毒性を持つ緑 ・危険な生物の生息地となる ・花粉症の原因 ・経済性を遅らせる

を起こす人も多い。緑には病害虫の発生も免れない。日本人の約5人に1人と言われている花粉症もスギやヒノキが原因である。

また緑の持つ遮蔽効果が、逆に犯罪の格好の場となることもある。落葉の時季の清掃も手間のかかるものであり、マイナス面とも考えられる。プラス面とマイナス面を**表1・4**に示した。

日常生活の中でちょっと緑に目を向けてみよう。そんなゆとりが緑の存在価値を再認識することにもなるし、環境を良くする第一歩にもなることだろう。緑は昆虫・鳥類などの生息場所になったりするので、緑の大きなプラス面になっている。

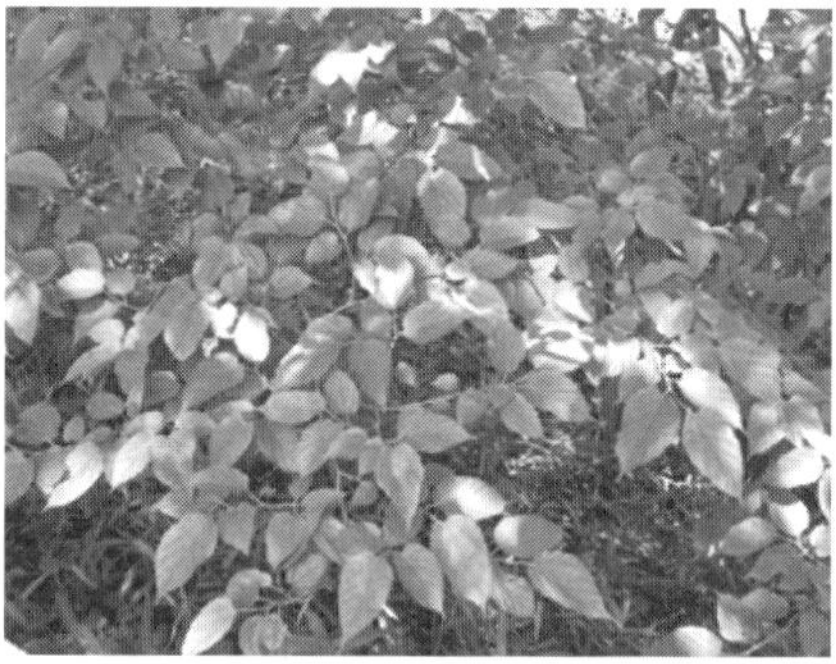

写 1·9 ヌルデ

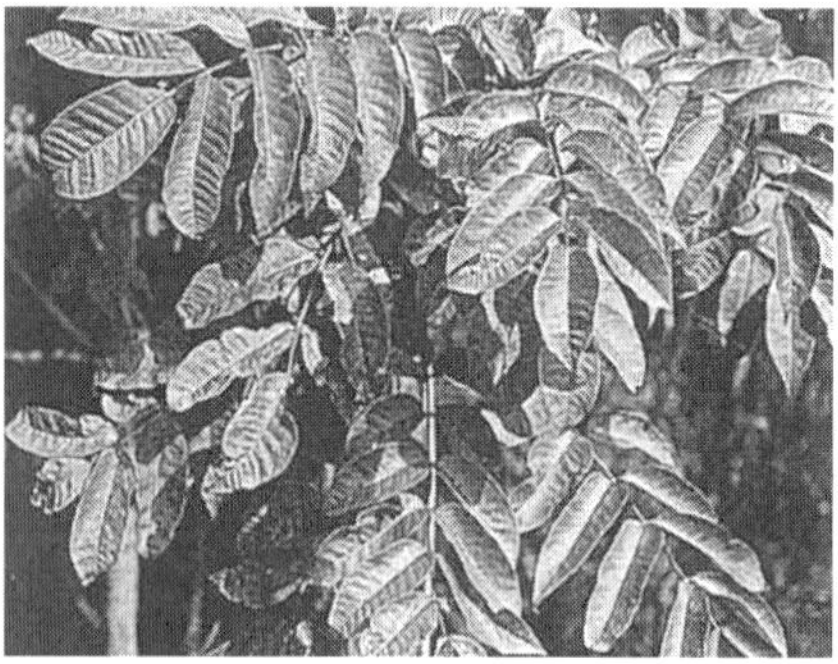

写 1·10 ウルシ

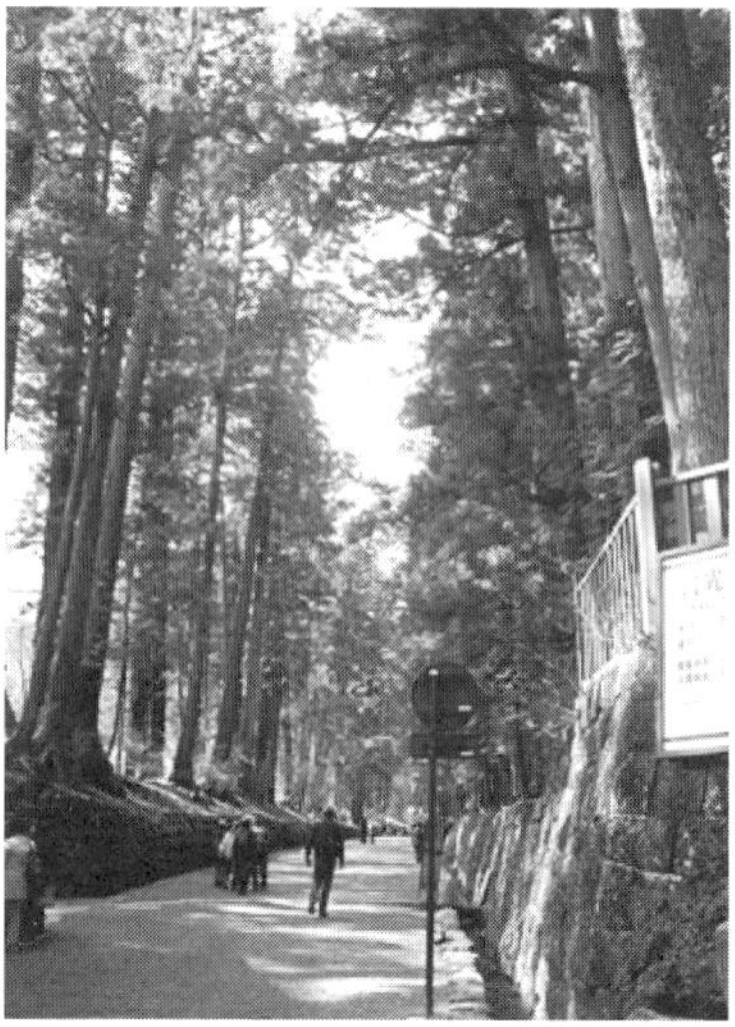

写 1·11 杉並木

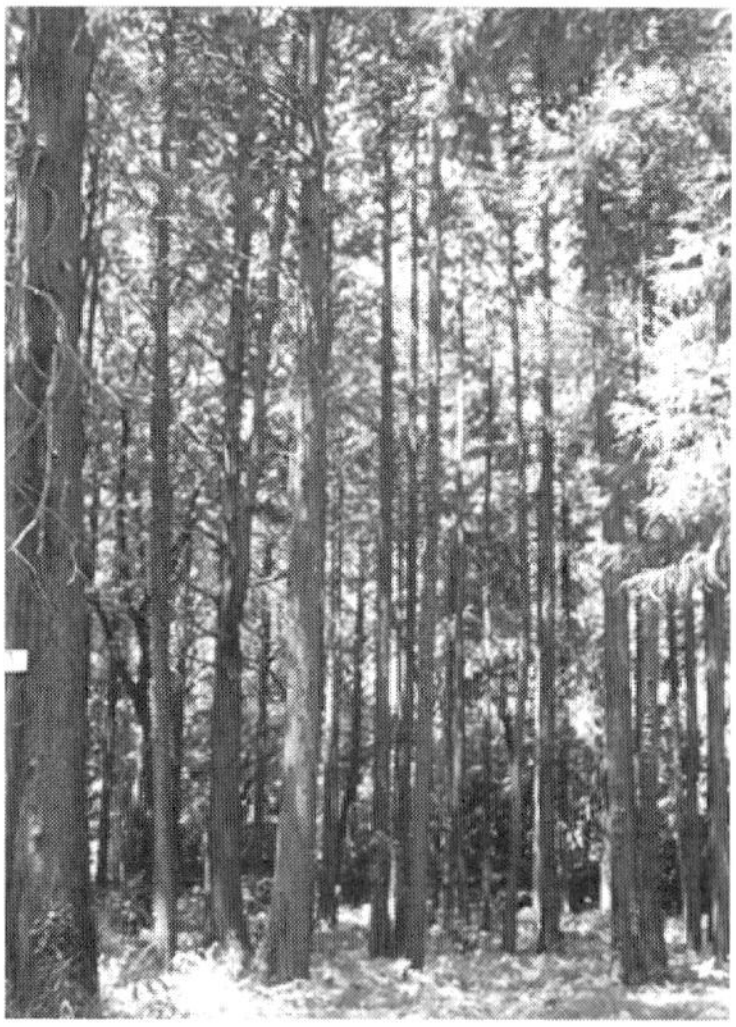

写 1·12 ヒノキ

1・3　緑の話あれこれ

そもそも人間は、自分で何かを作り出すことができず、自然が作ったものを利用して生きている。それなのに人間は、自分たちのためだけに自然を破壊してきた。これまでの反省から人間は自然の一部であると考え、人間の利益を優先させるだけでなく、本来の生態系が機能する自然を復元しようという試みがなされている。その一つがビオトープである。ビオトープは、人の手によって人工的に作られた自然ではあるが、何年か後には、小鳥や昆虫が生息する空間として私たちの身近な緑の一つとなる。

ここでは、ビオトープのように、最近話題になっている緑について述べることとする。

●屋上緑化

今日の温暖化対処の一方法として、屋上緑化が挙げられる。ビルの屋上は、諸物が置かれるか、設備関係の施設が所狭しと置かれているなど、その存在はあまり重視されていなかったが、ヒートアイランド現象を緩和する効果、緑地面積の増加、集中豪雨による水害の抑制、大気汚染物質の吸収・吸着、街の美観といった観点から、あちらこちらで屋上緑化を推進する声が出ている。実際、東京都狛江市和泉小学校では、新校舎の屋上縦20メートル×横15メートルに、芝生や植込みを造り、屋上緑化を行った。そして6月の教室の温度を10日間調べたところ、新校舎の方が旧校舎よりも平均1～2℃低かったという。このように屋上緑化がヒートアイランド現象の解消に一役かっていることが実証されている。

東京都環境科学研究所では『屋上緑化のヒートアイランド緩和効果調査』を実施している。屋上緑化区（土厚130ミリメートル区、200ミリメートル区）と緑化しない区の屋上表面温度と階下天井の表面温度などを2003年9月に測定した。緑化区のうち土厚200ミリメートルと緑化しない区の結果は、**図1・8**に示すように、12

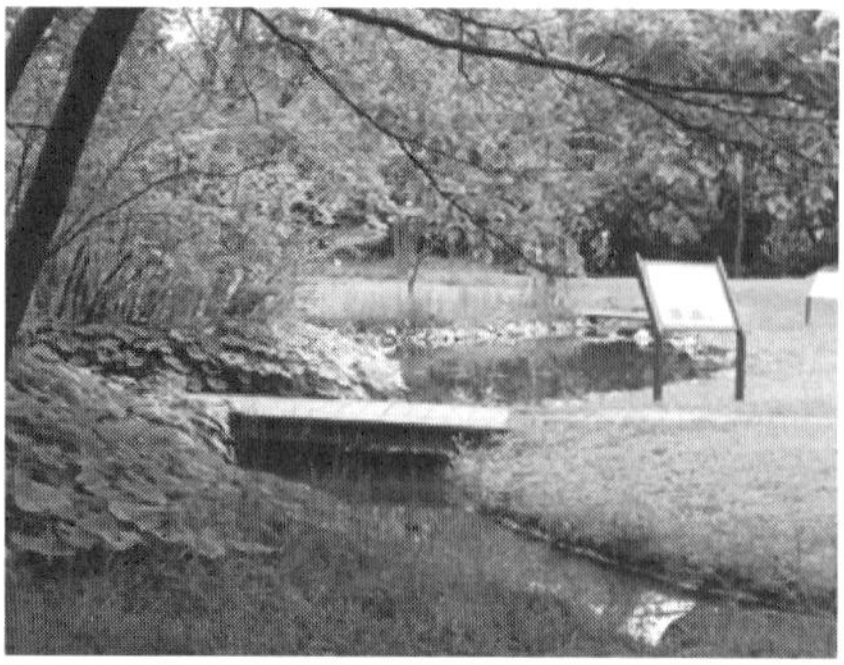

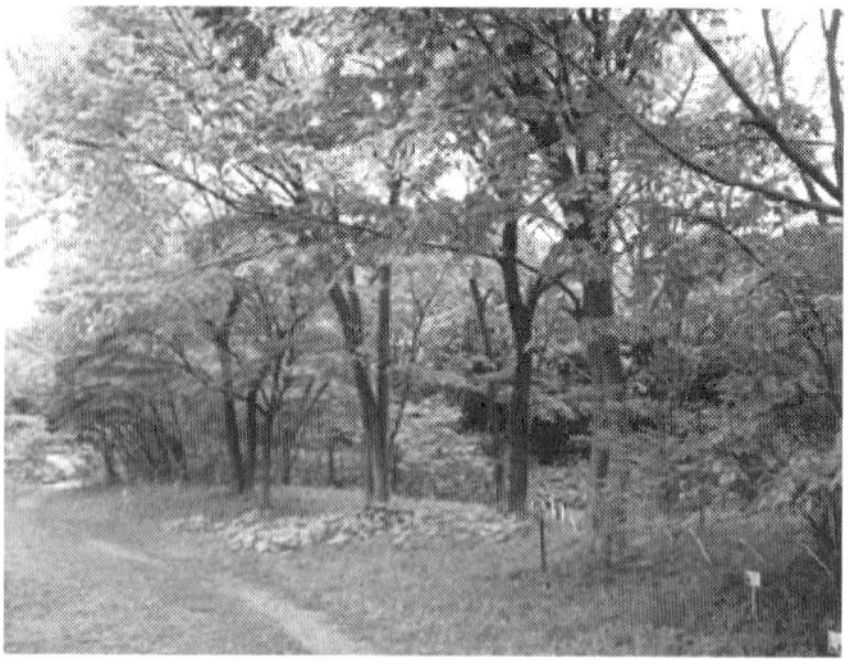

写 1･13　ビオトープ(大規模な例:東京都立東京湾野鳥公園)

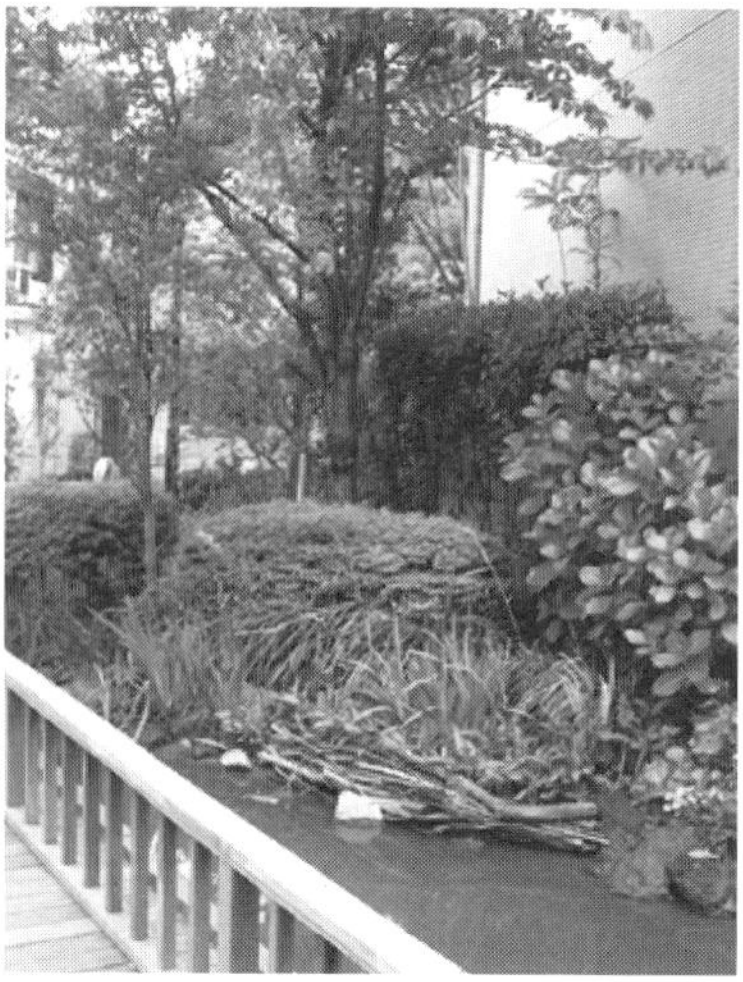

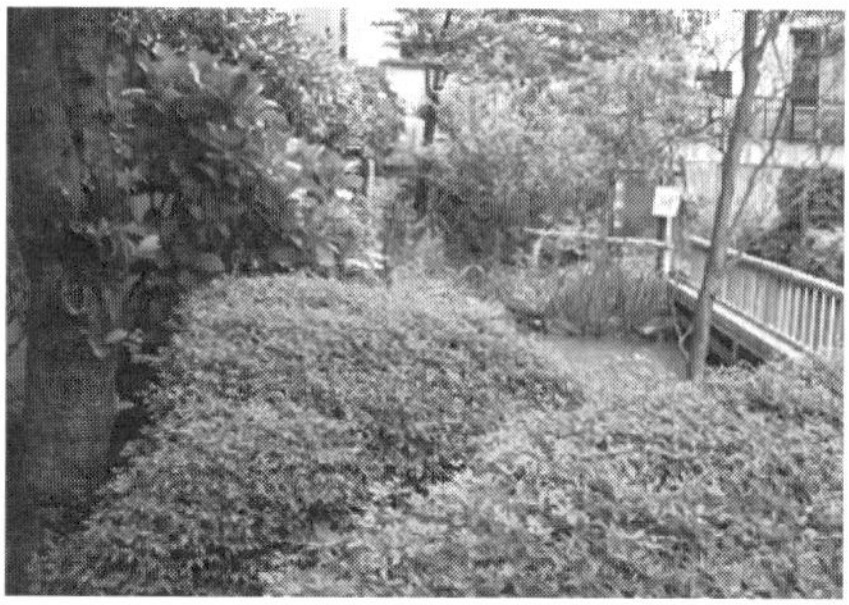

写 1･14　ビオトープ(小規模な例:東京都港区麻布 3 丁目緑地)

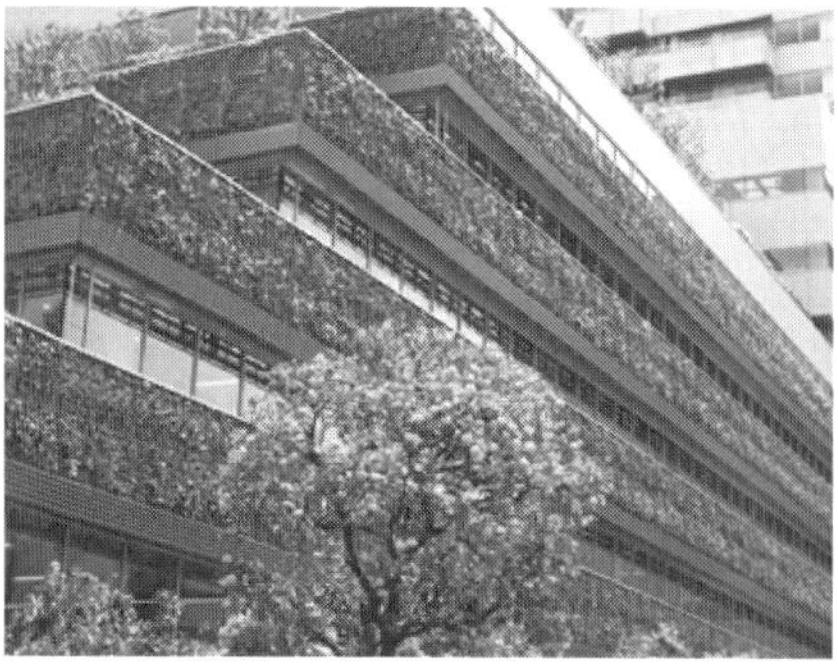

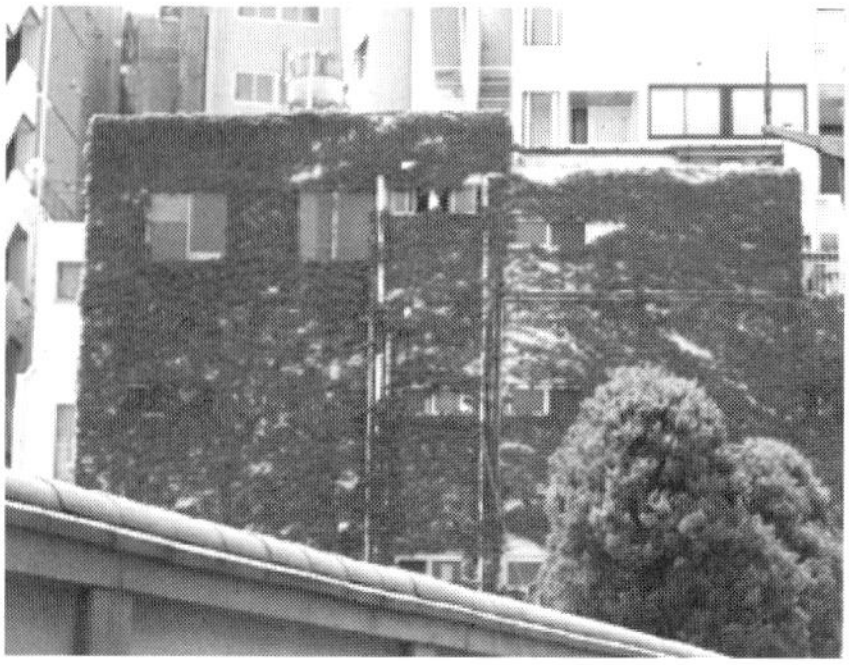

写 1･15　壁面緑化(東京都千代田区)

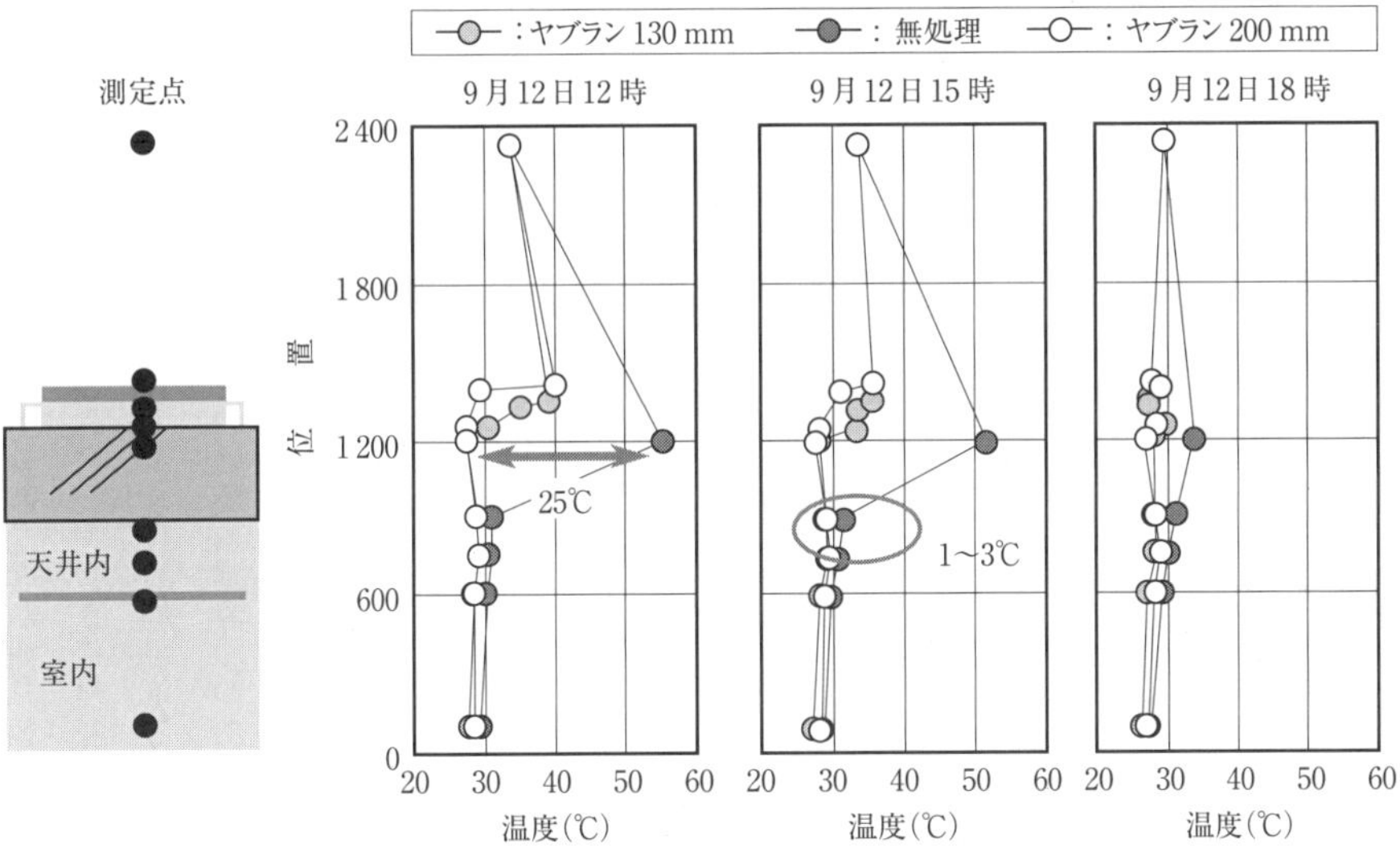

図 1・8　温度の測定断面と断面温度分布（東京都環境科学研究所・横山仁氏提供）

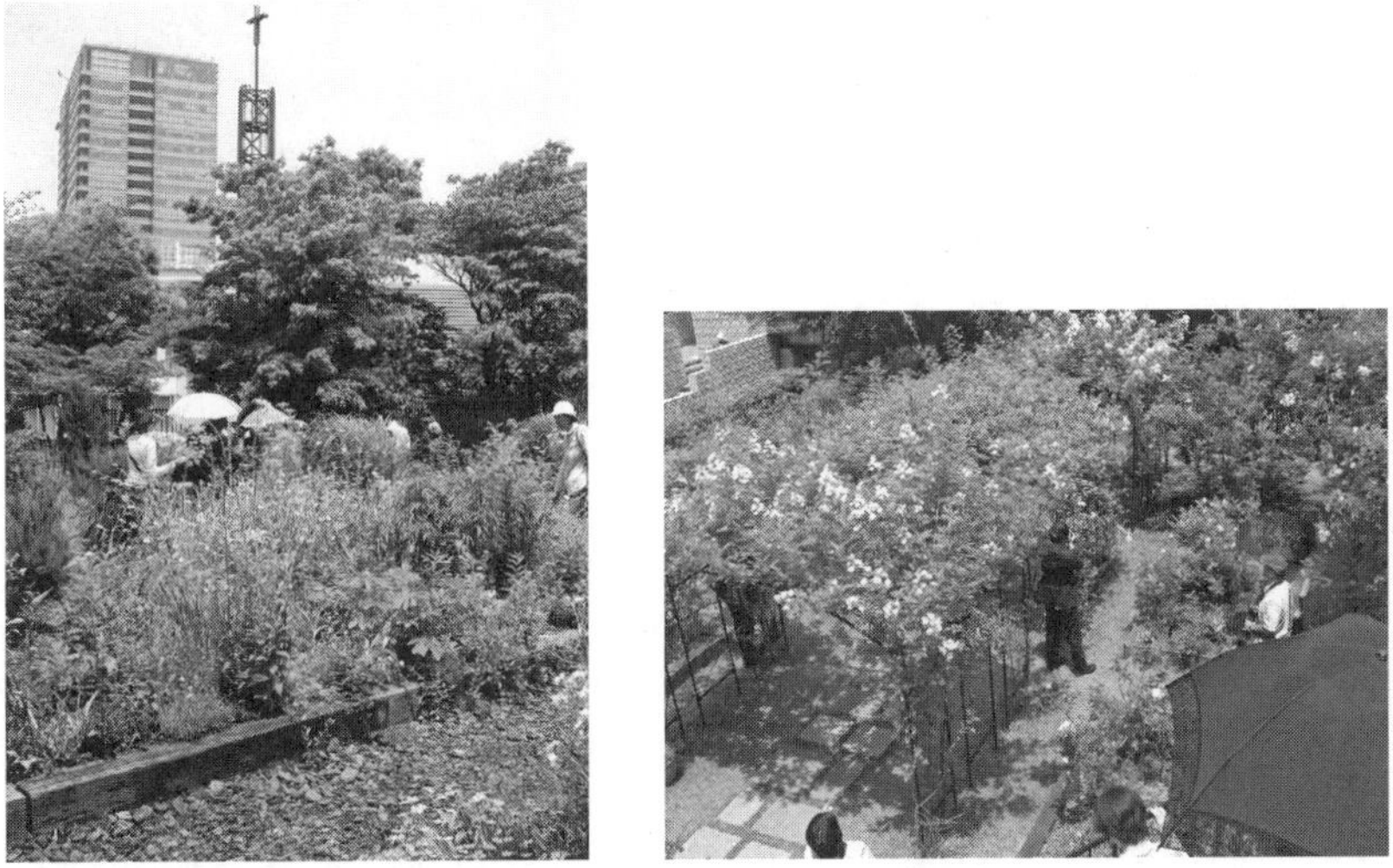

写 1・16　屋上庭園（六本木アークヒルズ）

時おいて緑化しない区の屋上表面温度が約55℃であったのに対し、緑化区は約30℃と、25℃程度の差が見られた。階下天井温度でも1～3℃の差が見られた。このように近年では屋上緑化の研究も進みつつあり、その効果も期待されている。

●二酸化炭素の吸収

車の排気ガスなどに含まれる二酸化炭素は温室効果があり、これを削減して地球温暖化防止に取り組もうというのが京都議定書の趣旨である。日本では排出量削減分のうち、3分の2を森林の吸収量で計算しようとしている。2004年に発表された国学院大学が行った神社50社の調査によれば、神社境内の森、いわゆる鎮守の森には、山林に比べて5倍の二酸化炭素の吸収があることがわかった。これは、神社がシイ、クスノキ、ケヤキなど二酸化炭素をより吸収する広葉樹を中心とし、手入れが行き届いていること、巨木が多いことによるものと考えられている。神社本庁によると、2002年だけで全国で74ヘクタール、明治神宮1個分の鎮守の森が姿を消しているという。昔から地域の核として存在価値の大きかった鎮守の森が今日では環境を護る核として働いている。

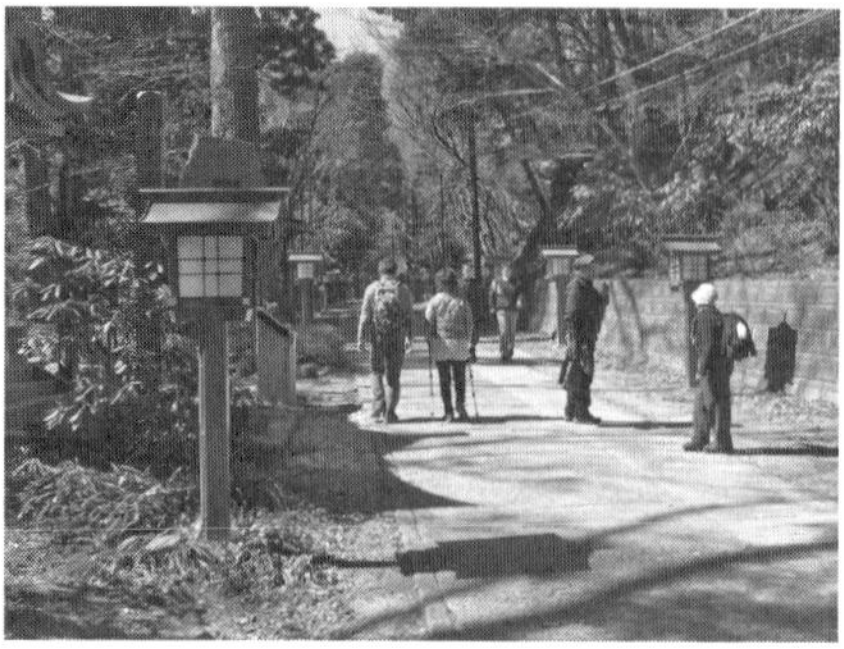

写 1·17　寺社の緑

二酸化炭素の吸収については、建築の分野においても新しい動きが見られる。2000年頃から若手の建築家による高層木造研究会なるものが結成され、木造ビルの実現に向けて活動している。

現存する最大の木造建築は奈良・東大寺の大仏殿であり、高さは48メートル。京都・東寺五重塔の高さは55メートル。日本では、以前から木造の高い建物が建てられてきた。まだ木造高層建築物が実存するわけではないが、2000年の『建築基準法』改正により木造の耐火建築物が建築可能になった。2010年5月に開催された「ティンバライズ建築展」では**写1・18**にあるような模型が並び、かなり現実味を帯びてきているようである。二酸化

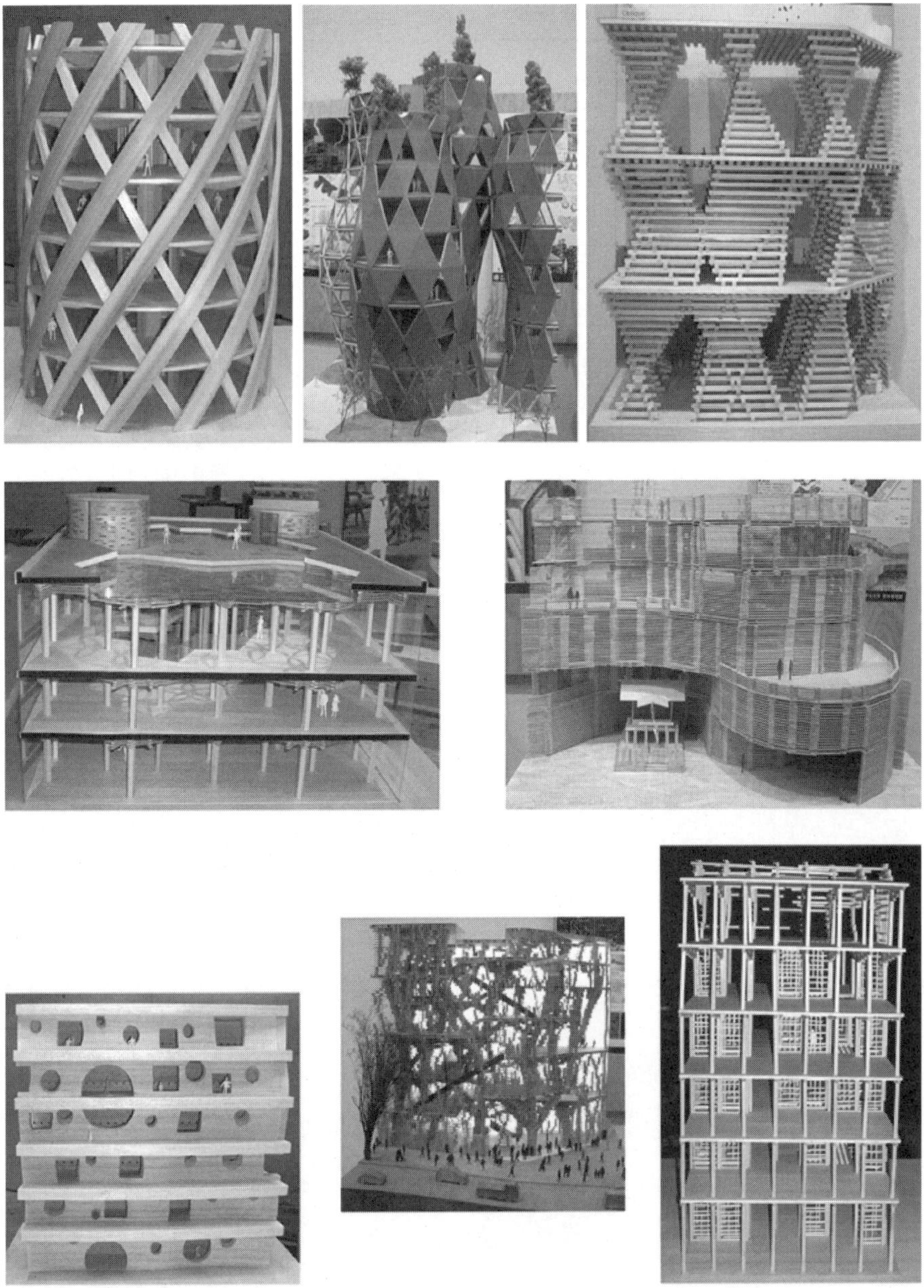

写 1·18 木造高層建築(ティンバライズ建築展)

表 1·5　大気汚染に強い植物、弱い植物

大気汚染に強い植物
クスノキ　ヤマモモ　タブノキ　モッコク　サンゴジュ　イヌツゲ　ネズミモチ　ヤツデ　キョウチクトウ　オオムラサキツツジ　プラタナス　エンジュ　イチョウ　アキニレ　レンギョウ　ネムノキ　カイズカイブキ　リュウゼツラン
大気汚染に弱い植物
シラカシ　シイノキ　モクセイ　ケヤキ　ヤマモミジ　アカマツ　タケ　ササ類

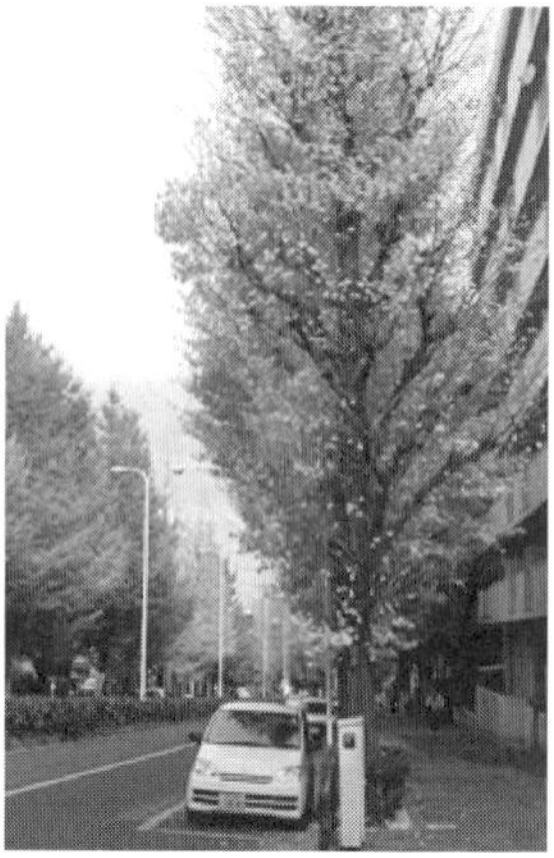
写 1·19　イチョウ

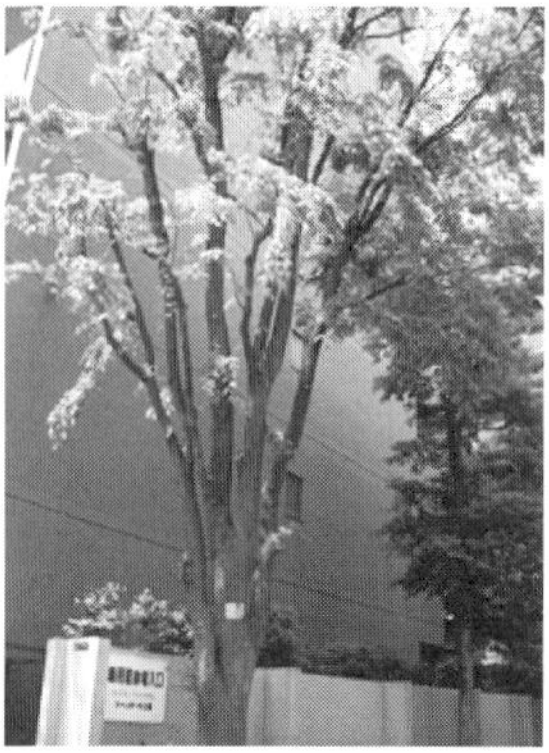
写 1·22　ケヤキ

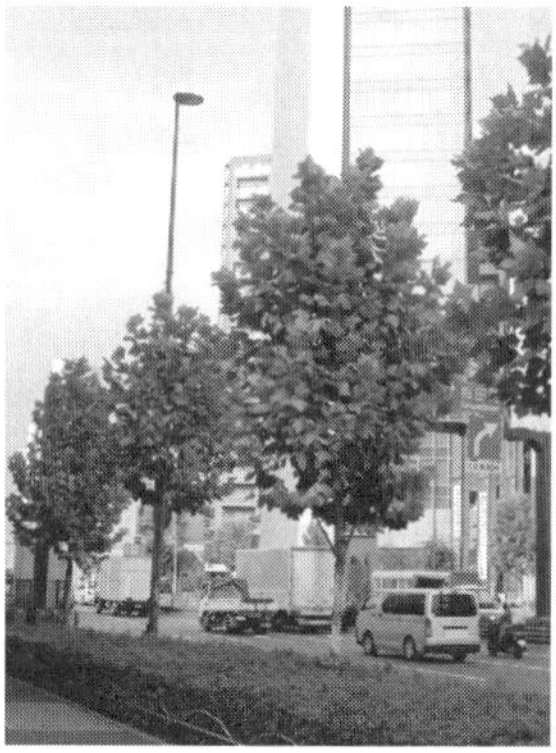
写 1·21　プラタナス

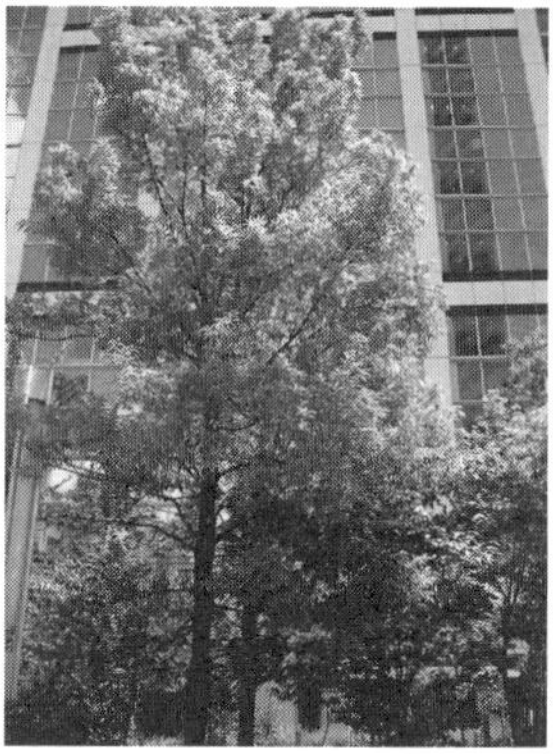
写 1·20　シラカシ

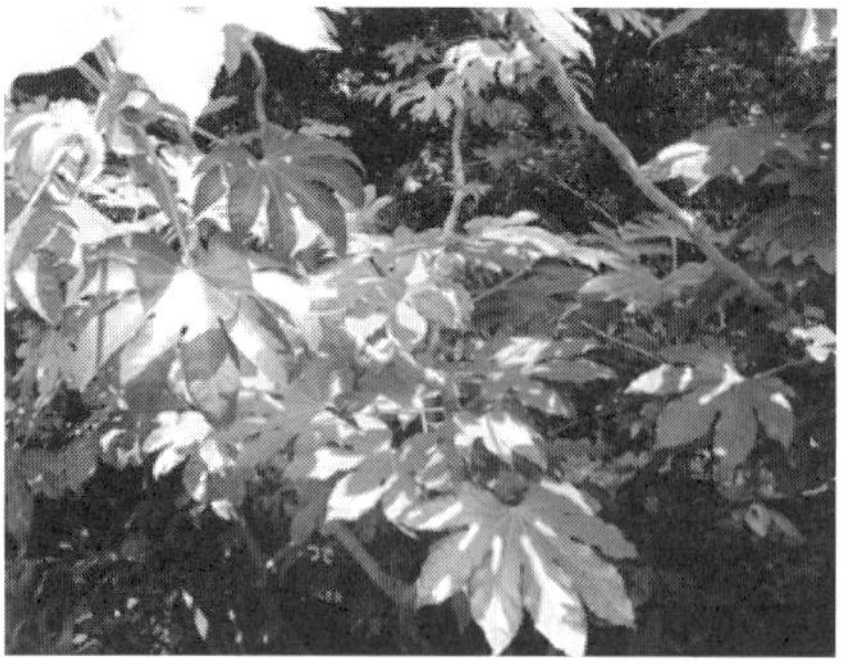
写 1·24　ヤツデ

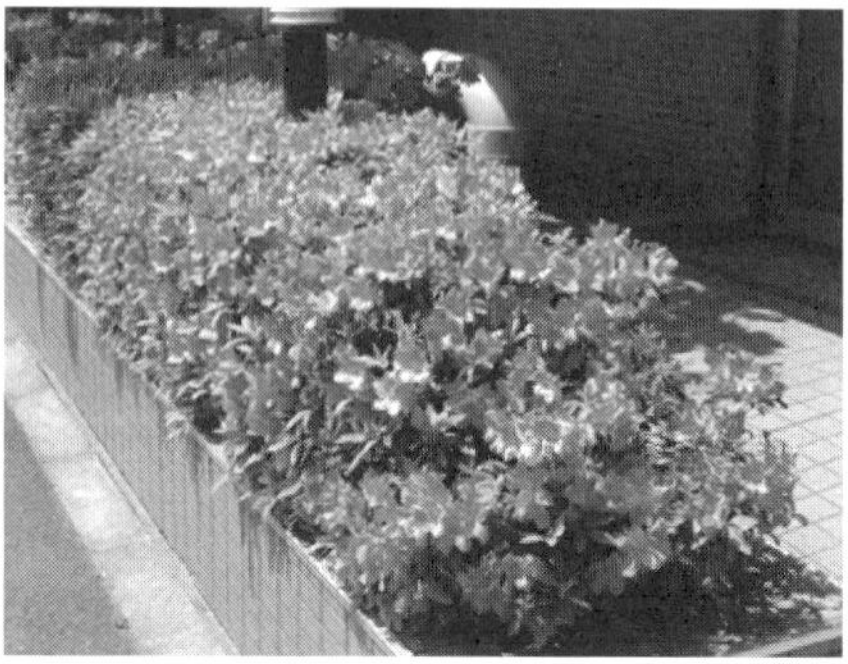
写 1·23　オオムラサキツツジ

炭素を吸収した木を使って建物を建てても、吸収された二酸化炭素が放出されることはないという。伐採後に植樹された木が大きくなり、また二酸化炭素を吸収することになれば、二重の形で環境に貢献できるというのが木造建築物を勧める建築家の弁である。さらに、建てる時、鉄筋コンクリートでは製造、加工などの過程で二酸化炭素を放出するが、木造ではその量が半分である。このように環境に配慮した建築も考えられている。

●指標としての植物

道路脇の街路樹には、車から排気される汚染物質を吸着、吸収するという機能がある。緑が減少した場合には、汚染物質が直接体内に入ってくることになり、人の健康にも影響を及ぼすことになる。そこで大気汚染に強い植物を植えて人体への影響を少しでも少なくするというのが一般的な考え方である。しかし、大気汚染に弱い植物を用いた場合には、植物が汚染の指標となり、汚染源を少なくしようとする動きにもつながる。

大気汚染のみならず、土壌汚染についても植物を指標とする方法が考えられている。

遺伝子組換え技術が発達し、土壌の有害物質に反応して色を変える花が研究されている。これは、企業と大学が共同で研究開発しているもので、バーベナという高さ20センチメートルほどの夏から秋に赤、白、ピンクの花をつける植物である。ブラジル原産であるが、大正時代に日本に入ってきたといわれており、この研究ではピンクの花を用いている。

チョウマメの色を変える遺伝子とタバコの汚染物質を見つける遺伝子を一緒にして、これを植物につく細菌から病原性を除いたものに入れる。この菌をバーベナの茎の切片に入れれば、遺伝子組換えのバーベナの出来上が

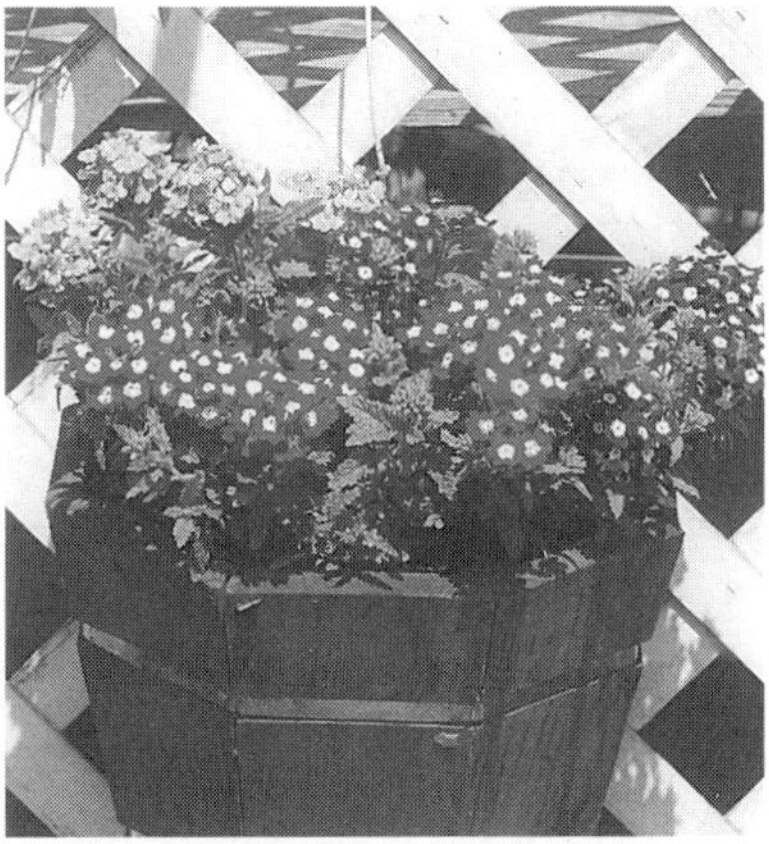

写 1·25　バーベナ［色・季節でひける花の事典820種、金田初代（文）・金田洋一郎（写真）、西東社、2010］

りである。このバーベナを植えれば、土壌に有害物質のない時には花の色はピンクのまま変わらないが、有害物質があれば花の色が紫に変化するというものである。

このように、私たちの周りでは少しずつではあるが、緑の回復や活用によって環境を良くしようとする試みがなされている。

1･4　緑とともに

２００４年1月初めの朝日新聞に『自然と向き合う達人たち』というタイトルの広告特集があった。その中で筆者らが印象に残った樹木医とインタープリターについて紹介してみよう。

樹木医という職業がある。いわゆる木のお医者さんで、樹木の健康診断や治療を行っている。樹木医の一人で、国営昭和記念公園の山本三郎氏は、「木の声を聞き、樹木の気持ちになることで見えてくるものは多い。……都会から緑が減れば、その分、人の心も荒廃する」と述べている。彼は樹木医という立場で木と会話をしているのだが、普通の人であっても木と接することによって得るものがあるような気がする。

中国・上海の人民公園では、樹齢３０～５０年の樹木を抱いたり、樹木を背に筋肉トレーニングをしている人を見かける。実際にそれをやってみると、木から気を貰うという気分になるという。木をただ見るというだけでなく、触れて、感じることによってまた別のものが見えて

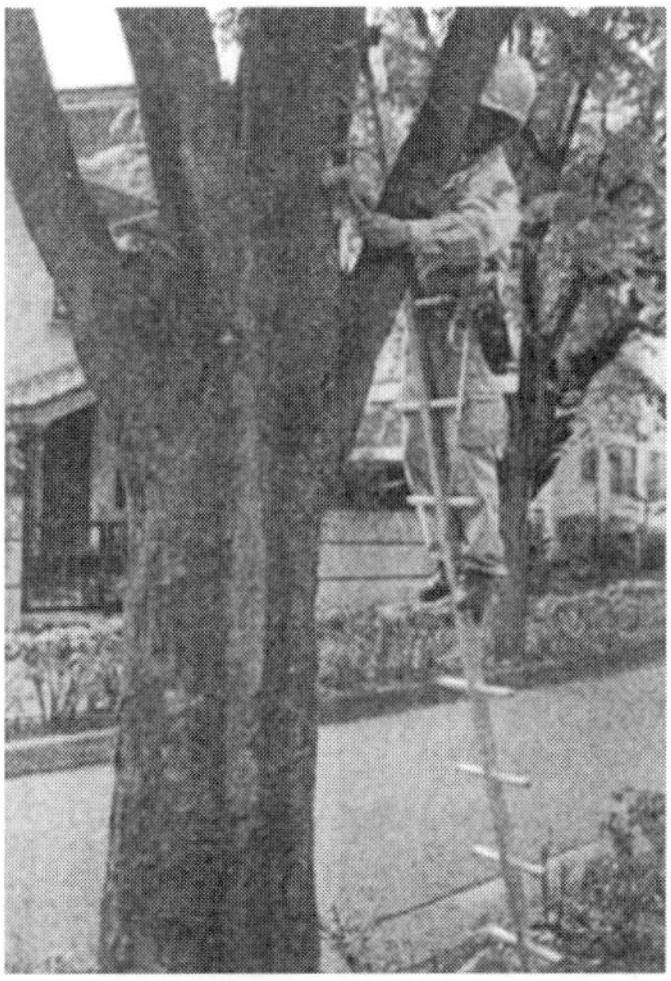
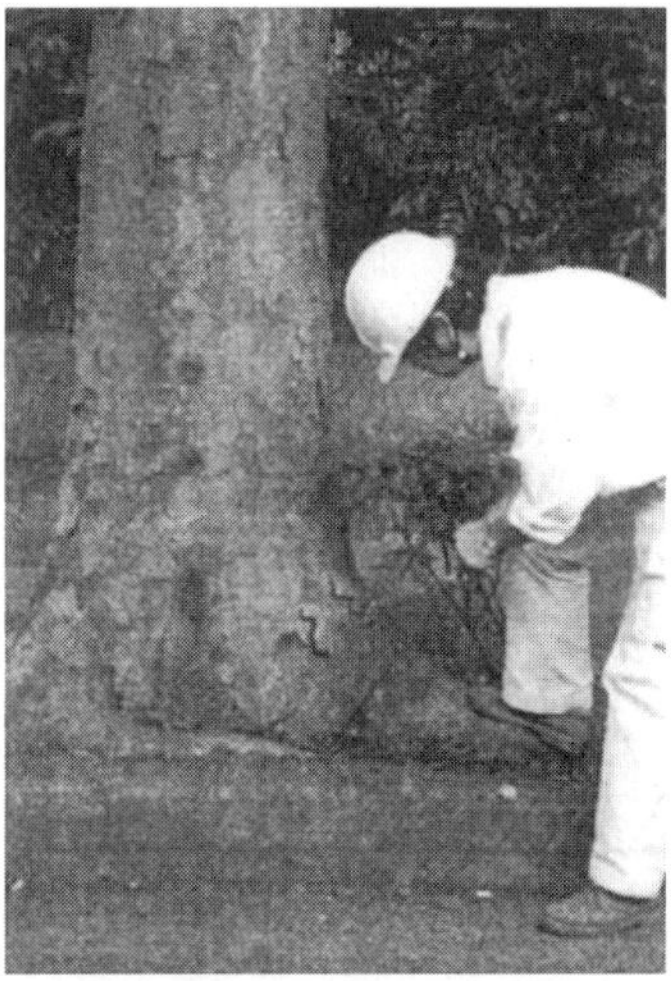

写 1･26　樹木診断風景（まちの樹クリニック、神庭正則、林業改良普及双書、No.151、全国林業改良普及協会、2006）

くるのかもしれない。

インタープリターという人をご存じだろうか。直訳すると、「通訳」だが、一般的には、自然公園や自然教室でガイドや自然教育を行う人のことである。インタープリターの第一人者である小林毅氏は、「森の中で子どもたちが自然体験をすることは、自分の力で様々な問題を解決していく『生きる力』を養うことにつながる」と述べている。

また、「レイチェル・カーソン（作家、海洋学者）は『知ることは感じることの半分も重要ではない』という言葉を残している」という。つまり、知識としていろいろなことを知ることはもちろん大事なことではあるが、人は緑と接して、その中で自分の五感を十分に働かせて何かを感じ取ることが最も大事なことになってくる。そして自分で感じたことから幅広い考え方ができるようになり、そこから心の安らぎも得られるようになるのだろう。

一方、沼田眞先生と緑の景観について筆者らが対談した時、「landscape」は「景観」と訳し、目に映る風景や景色を指している方が多いが、これに対し五感に対応する景観として「景相」（omniscape）という言葉を使うことを話し合ったことがある。一本の木がある。人はまずそれを眺める。視覚を通して木の様子を知る。これは景観だ。そして次に、そっと木に触れてみる。触覚を通して木の温もりを感じる。あるいは、生物多様性を論じる中で生態学的な捉え方を含め、五感で捉える生態学的発想、これが景相生態学なのである。このように人と緑との関わりは、視覚のみならず、五感で接することによって人の心にも影響を及ぼしていくものと考えられる。

人間は五感を持っているし、緑は生きている。緑に接すると、五感を通して緑から何かを感じることができる。それが人間の心にしみわたって安らぎとなるのだろう。つまり、緑は、人に安らぎを与えるという特別な要素を持っているものだと思う。

私たちの生活は、緑と切り離すことはできない。よって、人間主体で、人間に都合の良いようにだけ考えるのではなく、広い意味での生命を持った生物を含めた環境としての緑とともに生きていくことが大事で、緑を大事にすることによって私たちの生活も潤いのあるものになる。

2 療法について

2・1　療法とは

今まで、病気にならないためには予防医学が大事だといわれてきた。

日野原重明先生によれば、予防医学には2つの方法があるという。一つは、生活習慣を改め、病気の発生を押さえることで、これを一次予防という。もう一つは、病気の早期発見、早期治療に効果がある定期健診で、これを二次予防という。

この予防医学が世の中にかなり浸透していったことにより、平均寿命も伸びた。厚生労働省が発表した1998年簡易生命表によると、平均寿命は男77・16年、女84・01年で、2009年には男79・59年、女86・44年、日本は長寿国となっている。

しかし、昨今では、この長寿という状態を良しとせずに、心身ともに元気で、高い健康状態を維持するという、もう一歩進んだ状態が求められている。厚生労働省は2003年春に、『健康増進法』に基づく施行規則を定め、国民の健康を維持・向上させる「健康日本21」と称する運動が始まった。正式には、「21世紀における国民健康づくり運動」で、多くの民間活動団体の連絡協議会を発足させ、積極的に心身ともに健康になることを進めている。

人の幸せの原点は、心身ともの健康である。健康な時は病気にならないように予防し、いざ病気になったり、怪我をした時には治療を施すことになる。この治療の方法の省略形が「療法」で、英語では「cure」、「therapy」といわれている。薬物を使ったり、手術をすることによって病気や怪我の症状を治したり軽減したりすることである。「療法」には広義と狭義があり、一般的に使われている病気や怪我の治療は狭義にあたる。これは対象を医療や福祉の領域の人とし、きちんとしたプログラムや評価が必要になってくる。これに対し、広義では、医療や福祉の領域の人だけでなく、健康な人も含めてすべての人を対象に、治療のみならず、保健や予防をも含めている。つまり、すべての人が心身ともに健康でいられる状態を作るための手法を、療法と考えているのである。

私たちの身近にある食事療法は、食事によって病気を改善させる方法を言い、薬物を使った時に起こるかもしれない副作用の心配もなく、日常において安心して行える療法の一つと考えられている。これは、病人を対象にして行えば狭義だし、健康な人を対象にして行えば広義として捉えることができる。

園芸療法は、１７世紀末にイギリスで行われていた園芸が療法的効果を発揮したことにより、療法として確立され、今日まで続いているものである。

その園芸療法について、松尾英輔先生は、療法というには、①専門的訓練を受けた人（療法士、セラピスト）が、②医療と福祉の領域において被対象者、すなわち何らかのハンディキャップを持つ人に対して、③その対象者の性格を把握して、④目標となる症状を理解し、⑤その改善あるいは改良のために、⑥何らかの手段を媒介として手続きを行うとともに、⑦その成果を記録し、かつ評価しながら、⑧次の手続きを選択することが要求される、としている。つまり、狭義の療法である。

厳密には療法を狭義に捉えるのが正しいが、「健康日本２１」でも示されているように、心身ともに健康であることが求められている今日においては、療法を広義に捉えることも可能ではないかと考える。

そこで、本書では、すべての人を対象として、療法を広義に捉えることとする。

2・2　療法と癒し

最近の世の中は癒しブームである。癒されたいという人が多く、癒しの音楽、癒し系ペットなど様々なものが目に入ってくる。癒す、癒されるということは、ただ単に身体的に元気になるということとは少し趣を異にしている。身体的に元気になるだけならば、ドリンク剤の一つも飲めばよい。しかし、人はそれだけでは本当の元気とはいえない。心も元気でなければ、健康ではないのである。そして、この心の元気を回復するために、癒しを求めるのである。

日本では昔から「病は気から」と言われている。これは、病気は気の持ち方一つで悪くもなり、良くもなるということである。気持ちが萎えていると、病気というものはそこから入り込み、増幅していく。私たちも日頃、気が張っている時には病気をしない。大切な仕事の期限が迫っている時、試験が間近にある時、人は気が張っていてとことん頑張れる。ところが、それぞれの山を越えるとほっとして急に気が緩み、風邪をひくということを経験した人もあるだろう。たまに試験の間近に倒れてしまう人もいるけれど……。人の心と身体は別々に存在するものではなく、とても密接に結びついているものである。

「heal」(癒す)という言葉の語源は「whole」(全部)である。これはまた「health」(健康)の語源になった言葉でもある。語源の「whole」という意味を考え合わせると、「癒す」とは、部分的に健康であることではなく、全体的に健康であることを指しているといえる。つまり、心も身体も健康である状態を指すことにほかならない。

現在、病気や怪我で病院に通院していたり、入院している方は健康ではないと思っている人が多いようである。では、現在病院にかかっていない人は健康かというと、決して健康であるとはいいきれない状態が多い。一見健康に見えても、肩が凝る、頭が痛い、膝が痛い……など、医者にかかるほどではないにしても、身体のどこかが不調という人は多いのではないだろうか。というよりも、ほとんどの人がこういう状態なのではないだろうか。

現代人には、健康な人はいないといわれている。では、肩凝りや頭痛の人がなぜ病院に行かないのか。肩凝りや頭痛の程度にもよるが、「命に別状がないから」、「我慢ができるから」、「時間がないから」……といろいろ理由が挙げられよう。ともかく、病院には行かなくても何とか日々暮らすことはできる、とそのうち治ってしまうものもある。人間の身体は神秘なのだ。人間の身体は、自然治癒力という摩訶不思議な、とても立派な力を持っていて、それが時と場合によりうまく働くのである。

例えば、胃潰瘍ができたとしよう。胃の調子が悪く、やっとの思いで病院に行くと、さあ手術ということになる。医療事故の多い昨今、大丈夫かしらと思いつつ、手術を受ける。とまあ何とか無事潰瘍を除去され、病気も治って万万歳となり、元の生活に戻ることになる。これは、病気になり、治療し、治ったということである。病気自体は手術という現代の高度な技によって治ったのである。しかし、この人がまた術前と同じ環境に身を置くことになったら、どうなるだろうか。もう二度と胃潰瘍に悩まされることはないと言い切ることはできない。同じ環境であれば、またストレスが溜まり、いつ再発するとも限らないのである。そこで、その人の病気だけに注目するのではなく、病気が起こる背景をも考えあわせ、その人を取り巻く環境とともに人間全体を見て、病気にならない方法を考えていかなければならない。つまり、胃潰瘍になった原因が仕事の悩みでたまったストレスであったなら、そのストレスを発散する方法を身につけなければならない。ストレスが発散できると、人間の持つ自然治癒力が高まり、病気になりにくくなるのである。

もちろん発病した時には、それをまず治療することが先決であり、大事なことではある。だから医者は患者の病気の部分を診て、治療するのは当たり前だが、病気の部分だけを見るのではなく、患者を生活する環境の中で捉え、人間として包括的に理解していくことが求められる。

病気の人はもちろん、一見健康そうに見える人も、健康な人も、皆それぞれ健康には気を使っているはずである。食事に注意を払って、食べ過ぎない、野菜を多く取る、1日30品目とる、などいろいろある。紅茶茸、カスピ海ヨーグルトなど、様々な食のブームが到来しては消えていく。熱しやすく冷めやすいという人々も多い。しかし、健康でいたいという万人の望みはいつの時代でも変わらない。身体的には、食というものが健康と密接な結び付きを持っている。

これに対して精神的にはストレスを解消し、心が穏やかであることが健康に関わってくる。特にストレスの発散は、自然治癒力の増大に関与し健康の維持、増進になるものと考えられる。ストレスを発散し、心が安定するのが癒しである。

「癒す」には、自分の好きなことをするのが一番だと思うが、自然の中に身を委ねたり、自然と接することによって癒されることがある。澄みきった青空、真っ赤に染まった夕焼け、果てしなく続く草原……。詩人、加島祥造氏は、「自然の中に何か『大きなもの』が働いていると感じ、その働きに自分をゆだねると、心が平安になる」と言っている。多くの人にとって簡単に癒されるものの一つが自然といっても過言ではないだろう。

中国の拳法の一種である太極拳は、身体鍛錬・精神修養を目的としており、健康の維持に一役かっている。呼吸法により、体内に酸素を取り入れて血液の循環を良くし、ゆったりした動きで筋肉をほぐす太極拳は、激しい運動ではないので、中高年には適した健康法の一つだと思う。といっても中高年に限らず、若い方にも効き目はあるようで、室内での太極拳教室もあるが、森の中でのトレーニングがよりベターである。中国ではよく街中の公園で大勢の人が太極拳をやっている姿が見られるが、木々の間を渡ってくる新鮮な空気の中で太極拳をすると、室内で行った時の何倍もの効果が期待できそうである。

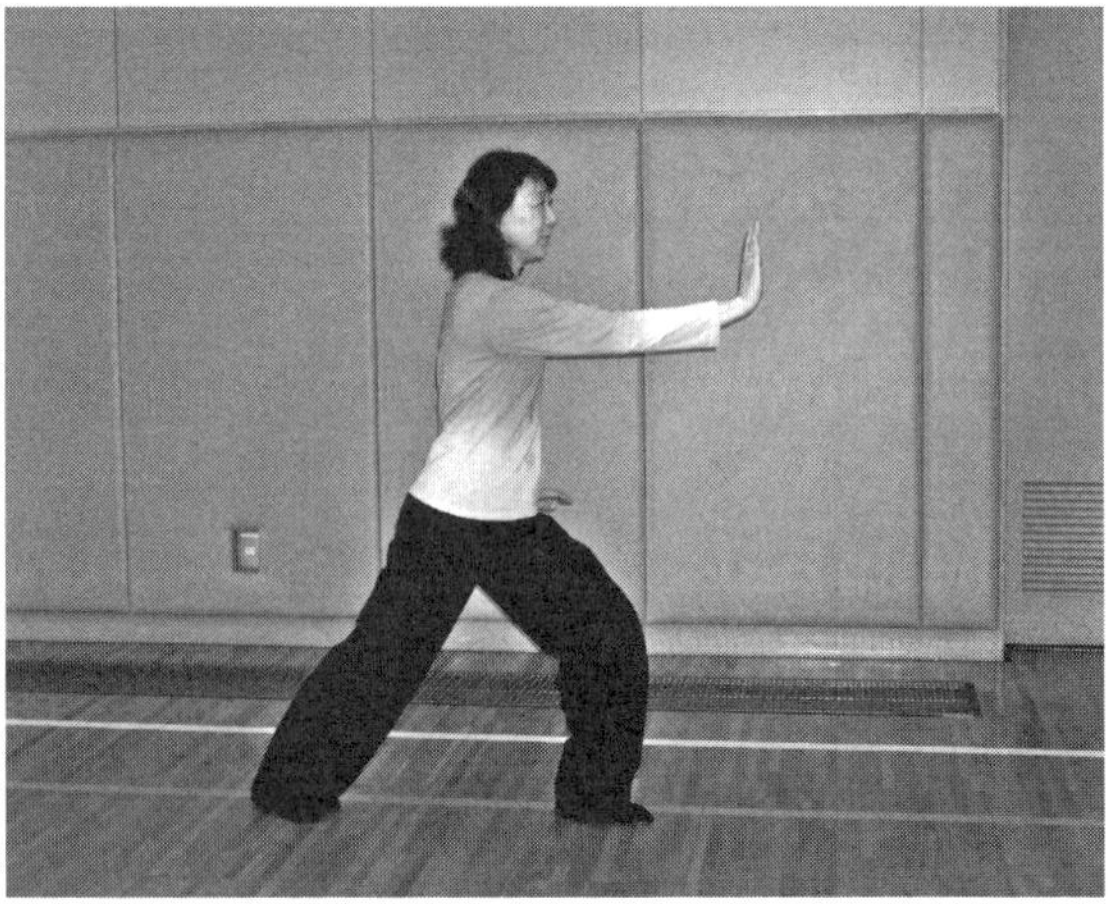

写 2·1　太極拳

2·1でも触れたように、療法は厳密には治療法であって、病人や怪我人、あるいは障害を持つ人が対象になる。これに対し、健康人を対象に、病気になる前に予防をしたり、今の健康を維持、増進するために行うものは健康法であり、癒しやヒーリングと言われるものである。しかし、心身ともに健康であるという目的においては、療法も健康法も同じ直線上にあると考えられる。療法と癒しとの線引きは、対象者の違いやセラピストによるプログラムの作成、評価である。

しかし、実生活においてはその線引きをするのが難しい場合もある。例えば、病気を持っている人が土いじりをすることによって病気が治るとすれば、それは療法である。健康な人が同じ行為によって心が安らぐとなれば、それは癒しである。しかし、土いじりによって病気が治ったのは、土いじりが直接病気に効いたのではなく、まず心が癒され、そのことによって病気が治ったと考えることができる。よって、療法を広義に捉え、療法の中に癒しも含まれると考えてもよいのではないだろうか。

2・3 いろいろな療法

世の中には、昔からあるもの、最近になって脚光を浴びてきたものなどいろいろな療法がある。音楽療法、絵画療法、アロマテラピー、足裏ツボ療法など、療法として確立されているもの、ちょっと不安に駆られてしまうものと様々である。ここでは、その中から私たちの周りでよく耳にする療法について簡単に述べてみる。

●音楽療法

人間は、音楽を神や人間同士との交流手段として用いてきた。古代においては、人が病に罹るのは神の怒りに触れたからだと考えられ、病を癒すためには神に祈りを捧げて許しを乞うたのである。その時必ず音楽が奏でられたといわれている。生活体験の中で、音楽には癒す力があることを感じたり、医療があまり発達していない時代には療法としての効果も見出したりしていた。

現代の音楽療法は、アメリカの初代大統領ジョージ・ワ

表 2・1　療法の分類

療　法	方　法	効　果
音楽療法	・音楽を用いる	・うつ状態の治療 ・病気になりにくくする ・快眠、食欲増進
温泉療法	・入浴、飲泉	・病気に対する抵抗力を高める ・腎臓病に効果
アロマテラピー	・植物から抽出した精油を塗る、吸引する	・心身のくつろぎ ・リラックス効果
森林療法	・森林の中で散策や運動をする	・健康の維持、回復 ・コミュニケーション能力の回復
園芸療法	・園芸活動を行う	・心身の健康の維持、回復
アニマルセラピー	・動物と触れる	・血圧の降下 ・ストレス・孤独感を癒す ・自閉症・うつ病の治療

シントン(George Washington)が独立戦争の傷病兵たちに対して試みたのが始まりとされている。アメリカに於いては、1944年にミシガン州立大学で音楽を臨床に活かすために必要な技術を習得するためのカリキュラムが設定された。その後、1950年には全米音楽療法協会が設立され発展を遂げる。一方、イギリスでは有名なチェリストであったジュリエット・アルバン(J.Alvin)女史が音楽療法の教科書を出版するとともに定義を示している。音楽療法治療音楽協会(ほどなくイギリス音楽療法協会と改称)が1958年に設立され、1976年には職業音楽療法士協会が設立された。日本では、1970年にアルバンの書が邦訳紹介されて以降、研究実践が始まった。そして、2001年に日本音楽療法学会が発足している。

奈良市にある老人福祉センターでは、60代~80代の高齢者を対象に、合唱や歌いながらのお手玉や手遊び、合奏を行っている。その結果、病気になりにくくなったり、よく眠れる、食欲増進といった効果があった。参加者は、懐かしい時代に戻れたり、心が安らぎ、すっきりする、といった感想を持っていた。ある病院の看護士さんは、病院の待合室で始めたカラオケがきっかけで、声を出すことによって表情が明るくなったり、更年期症状がおさまったりという効果を実感して看護士をやめ、健康のためにカラオケ教室を開いた。また、日野原重明先生によれば、病院で音楽を流しながら最後のお別れをするのは、当人にとっても、また家族にとっても最高の儀式であり、後に遺族の悲しみを癒すものとなると述べている。

様々なジャンルの音楽があるが、世界中の多くの人に愛され続けている音楽の一つにモーツァルトの音楽がある。モーツァルトの音楽が世界中の多くの人に愛され続けている理由は、モーツァルトの音楽に含まれる高周波や「1/fゆらぎ」が人に優しく働きかけるからだと考えられている。そしてモーツァルトの音楽は人間だけではなく、植物やキノコの生育にも影響を与えているのではないかという研究もされている。また、おいしいお酒ができるということから、神奈川県や福島県の醸造所では麹やもろみにモーツァルトの音楽を聞かせている所がある。

●温泉療法

寒い季節、温かい温泉に入るのはこの上ない幸せである。多くの日本人は温泉好き。旅行であちらこちらの温泉に入って、お肌ツルツル、肘や肩の痛みも治ったという方も多いと聞く。それも温泉療法の一端であるが、治療目的には長期間の滞在が必要である。温泉療法は、天然の化学物質が溶け込んでいる水を利用した水治療法の一つで、鉱泉（鉱物質またはガスを多量に含む泉）のうち、特に病気の治療目的に使うものを療養泉といい、源泉（温泉湧出口）での温度が25℃以上で、**表2・2**に示した化学物質のうち、いずれか1つは含有するものと定義されている。日本の温泉は、外国の温泉に比べて温度が高く、泉質が豊富であるため入浴という方法で利用されている。これに対し、外国では、温度が低く、含有成分の量が多く、濃厚であるため入浴より飲泉としての利用が多い。

日本には古くから湯治という民間療法があったが、近代医学の目で見直したのは、1876年に来日したドイツの内科学者ベルツ（Erwin Baelz）であった。ベルツは、草津、伊香保、熱海、箱根の温泉を研究し、ヨーロッパに広めた。その後研究が進み、療養施設などが造られるようになった。近年では、温泉を利用して治療を行う施設は、登別厚生年金病院や湯布院厚生年金病院をはじめ全国に数多く存在する。また、環境大臣が指定する「国民保養温泉地」は、2008年3月時点で、全国91箇所、総面積166554ヘクタールを数える。クアハウスという厚生大臣認定温泉利用型健康増進施設もあり、199

表 2·2　療養泉に含まれる化学物質と含有量

物質名	含有量（1kg 中）
溶存物質（ガス性のものを除く）	総量 1,000 mg 以上
遊離二酸化炭素（CO_2）	1,000 mg 以上
銅イオン（Cu^{2+}）	1 mg 以上
総鉄イオン（Fe^{2+}+Fe^{3+}）	20 mg 以上
アルミニウムイオン（Al^{3+}）	100 mg 以上
水素イオン（H^{+}）	1 mg 以上
総硫黄（S） （HS^{-}+$S_2O_3^{2-}$+H_2S に対応するもの）	2mg 以上
ラドン（Rn）	30×10-10 キュリー単位以上 （8.25 マッヘ単位以上）

注）療養泉には上記物質のうち、いずれか一つ以上が含まれている
出典：日本大百科全書、小学館、1985

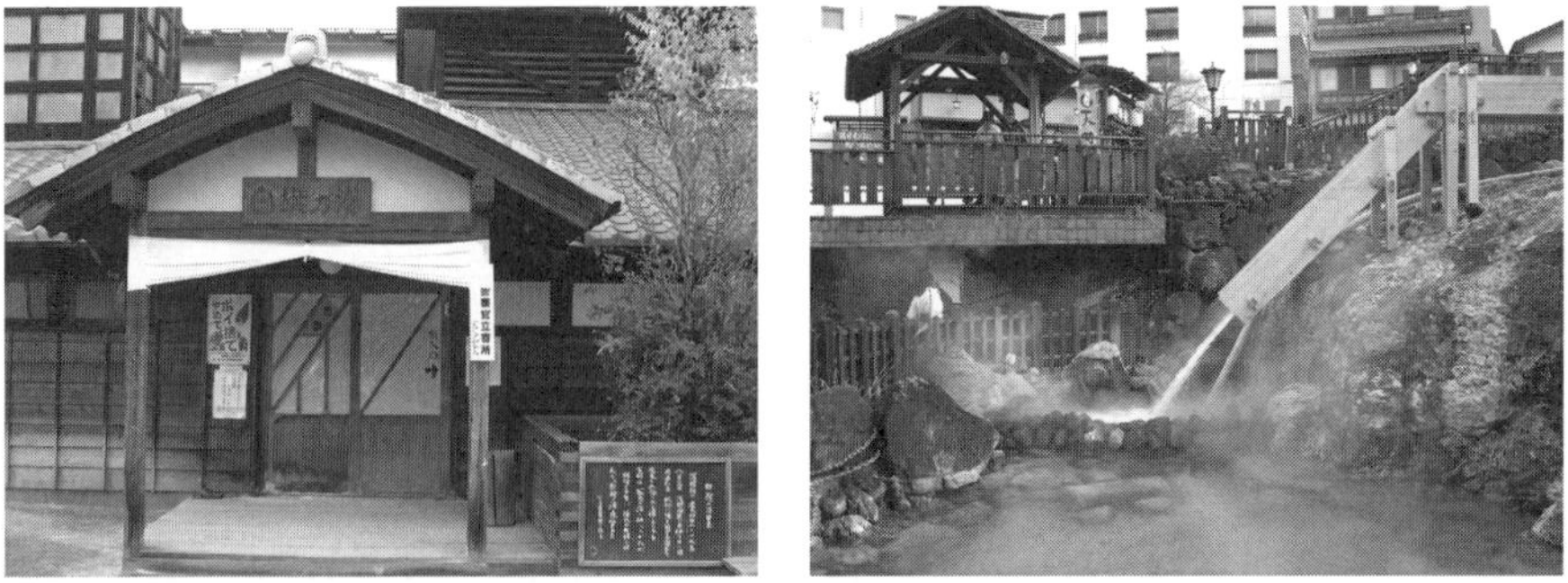

写 2·2　温泉利用(草津)

3年12月時点で、15箇所になっている。

ドイツは、欧州屈指の温泉国で、医師の処方があれば温泉療法の旅費や宿泊費が保険で賄われる。フランスは、100箇所前後の温泉治療施設があり、飲用療法も盛んである。飲料水で馴染が深いエビアンは、フランスの温泉保養地の一つであり、腎臓病に効果があるといわれている。外国の温泉療法を行っている所では、病院や温水プールはもとより、野外劇場やコンサートホールなどのある保養公園、スポーツ施設、図書館といった長期療養に必要な施設が整っている所もある。

温泉療法には、入浴すると水の浮力が体重を軽くするので、運動が楽になるといった物理的効果がある。また、温泉の中に含まれている化学物質が皮膚に付着したり、体内に入ったりすることによる化学的作用もある。例えば、皮膚に付着する塩化ナトリウムは、水分の蒸発を妨げて保温作用を促すため、入浴後も体がポカポカしているのである。つまり、温泉療法は、薬や手術といった直接的な働きかけではなく、患者の身体に間接的に働きかけて病気に対する抵抗力を高め、生活活動を整えることによって治療効果を現す。そのため、ある程度のまとまった日数が必要になってくる。また、温泉療法が一般的に普段の都会の生活から離れた自然の中で行われることは、日常から解き放たれるといった解放感や自然から受ける効果も含まれることになると思う。

●アロマテラピー

アロマテラピーとかアロマセラピーとかいわれるが、芳香療法のことである。植物から抽出した精油を療法として用いたものがアロマテラピーである。「アロマ」とは、「芳香」のことであり、芳香によって心身の調整を行うものである。古代エジプトでは、ミイラを作る時に防腐効果のある植物を使ったという記録があり、クレオパトラはバラを好み、風呂や香水に使用していたといわれている。中世では、ローズマリーに鎮痛や若返りの効果を見出している。アロマテラピーという言葉が誕生したのは、1930年頃、フランス人の化学者が研究室で火傷を負う事故に合い、その治療にラベンダーの精油を用いたところ治ったことに端を発している。1960年代、フランスの生化学者が「精油で心身を美しく健やかにする」という考えを提唱し、以後イギリスへと広まっていった。日本には、奈良時代以来、香木を素材として聞香(ぶんこう・もんこう)を行う香道という独自の文化があった。成立は室町時代末期で、白檀や伽羅などが使われることが多かった。このように植物の香りと日本人とは長い付き合いがあるが、日本でアロマテラピーが広まったのは、1980年代にアロマテラピーに関する書籍が翻訳されてからのことである。

精油の抽出には、水蒸気蒸留法、溶剤抽出法、圧搾法の3つの方法がある。精油というと、油のような印象を受けるが、油脂ではなく、高級アルコール類(分子量の大きいアルコール)を主成分とするものが多く、お湯や水に溶けにくく、様々な芳香成分を含んだ揮発性の高い物質である。精油成分が体内に入り、その効果を発揮するには、3つの方法がある。一つ目は、鼻から入った精油成分が鼻の奥の嗅上皮にある嗅毛に取り込まれ、脳に伝わるという方法である。精油成分が自律神経・内分泌・免疫の働きを調整する視床下部に伝えられ、全身に様々な影響を及ぼす。二つ目は、呼吸と一緒に鼻や口から喉を通り肺に入った精油成分が肺の粘膜や血液に入り、身体の各器官に送られ、全身の働きを活性化させるという方法である。気管支から肺に入った精油成分は痰や咳が出る

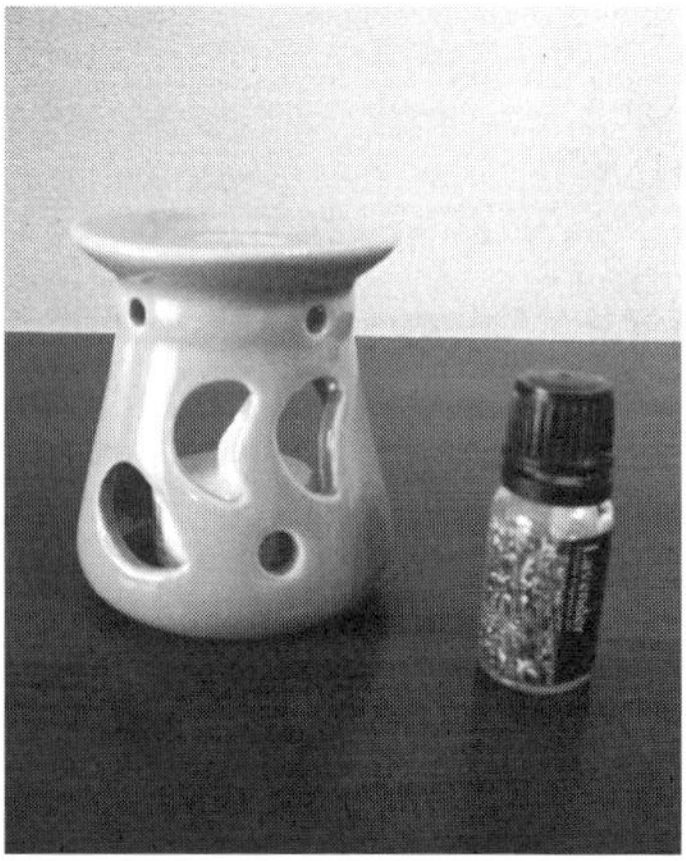

写 2·3　アロマテラピー

といった症状に効果的である。三つ目は、皮膚から血管に入った精油成分が全身の組織に広がるという方法である。精油成分は大変小さい成分なので、普通の化粧品では通過することができない皮膚表面のバリアゾーンを通過することができる。肌荒れ、筋肉痛、むくみなどに効果的である。私たちに馴染みの深い精油は、**表2・3**に示すとおりである。

帝京大学でモルモットを使って水虫に対する精油の効果について実験を行ったことがある。モルモットの足に水虫菌を付けてガーゼでくるむ。そこに、ハーブと紫蘇の精油を付けた直径8ミリメートルの紙片を1枚載せてアルミホイルでくるむグループと、精油を何も付けないグループとに分けた。これを3日間続けた結果、精油を付けたグループは、水虫の症状がきわめて弱く、菌の量も少なかった。それに対し、精油を付けなかったグループは、足全体が水虫になった。

実際に治療に用いている病院もある。大阪府池田市に

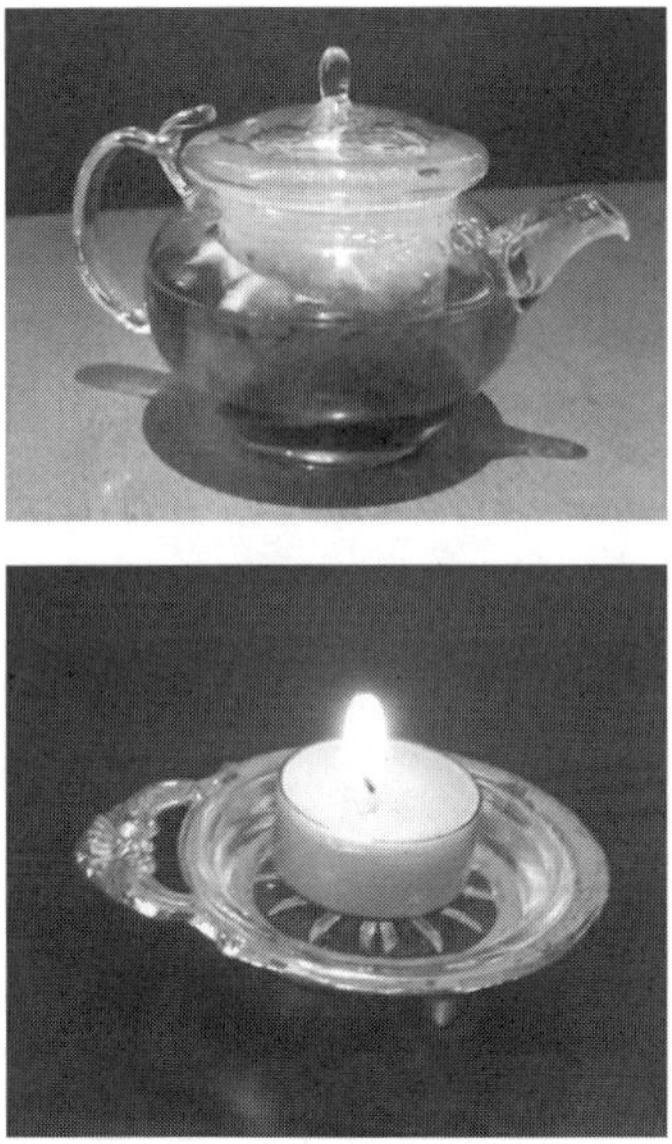

写 2·4　アロマテラピーの利用法

表 2·3　精油と主な効用

精　油	主な効用
オレンジスイート	健胃、抗うつ、消化促進、鎮静、解熱、消毒
カモミール・ジャーマン	健胃、抗うつ、消化促進、鎮静、解熱、鎮痛
レモン	免疫促進、抗うつ、血圧降下、利尿、鎮静
イランイラン	抗うつ、血圧降下、鎮静、消毒、抗炎症
シナモン・リーフ	健胃、鎮痛、鎮痙、消毒
ジンジャー	健胃、鎮静、鎮痛、消毒、血行促進、去痰
グレープフルーツ	抗うつ、利尿、食欲増進、消化促進、解毒
タイム	去痰、利尿、食欲増進、強心、鎮痛、抗ウイルス
バジル	健胃、抗うつ、去痰、解熱、発汗、抗ウイルス
ブラックペッパー	健胃、消化促進、利尿、強心、血行促進、解熱
ペパーミント	健胃、去痰、解熱、発汗、強心、解毒、消炎
ユーカリ	去痰、消炎、解熱、利尿、免疫促進、抗真菌
ラベンダー	抗うつ、鎮静、血圧降下、消炎、利尿、発汗
ローズマリー	健胃、抗うつ、鎮痛、消化促進、去痰、発汗

ある池田回生病院では、アトピー性皮膚炎の3歳の男の子にステロイド剤とともに殺菌効果のある精油や痒みを抑える精油を混ぜて使ったところ、3ヵ月後にはアトピー性皮膚炎が治ったという。精油が直接皮膚に影響を及ぼしたということとともに、精油を塗っている時にその香りで母子ともにリラックスでき、このリラックスが病気の改善につながったとも考えられている。また、大阪府吹田市では、アロマ外来を開いている医院もある。そこでは、レモンやスイートオレンジなどの精油を足から背中に塗る。すると、身体がだんだん暖かくなってくるという。大阪市西区の日生病院では、お産の陣痛時の痛みや恐怖心を和らげる目的で、足や腰に精油を塗っている。

アロマテラピーも、治療として用いるだけでなく、日常生活の中で自分の好きな香りを楽しむことで、気持ちが癒されるという使い方が広まっている。使用方法を間違えさえしなければ、使いやすい療法の一つといえるだろう。

●森林療法

森林療法とは、「森林を総合的に使いながら健康を増進していくセラピーのこと」と上原巌先生は考えている。森林療法は、ドイツで盛んに行われ、児童のコミュニケーション能力の回復、高齢者の健康維持や回復に効果があることが知られている。もともと日本では森林浴と言って、森林の中で散策や運動をすることによって健康の維持や回復に役立てていた。森林がなぜ健康の維持や回復に役立つのかというと、森林の中にはフィトンチッドという物質が多く存在しているからである。フィトンチッドは、植物が傷つけられたときに放出する殺菌力を持つ揮発性物質で、森林の中に入ると爽やかな香気に包まれるが、あれがフィトンチッドである。フィトンチッドの香りは、リラックス効果を生むといわれている。これが森林療法、森林浴の主な要因で

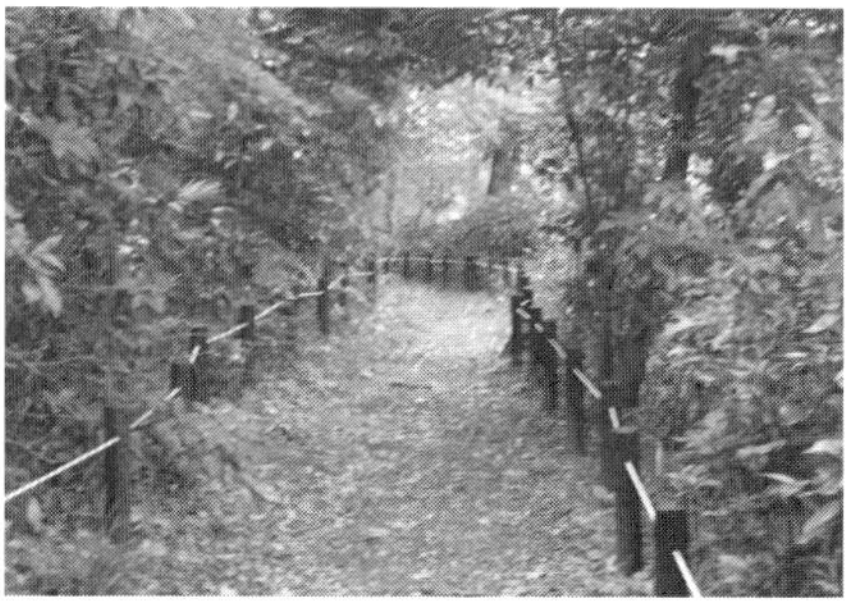

写 2·5　森林浴

あるが、日本では科学的な解明はあまり進んでいない。

　そこで、２００４年、森林の持つ生理的、心理的効果を研究し、健康増進に活用するため、厚生労働省や林野庁、民間企業が共同で、『森林セラピー研究会』を立ち上げた。どのような樹種の森で、どのような運動をどれくらいすると健康に効果があるかという研究を行い、森林療法を確立していこうというのがこの研究会の目的である。

　２００７年には、森林セラピー基地・セラピーロードの認定事業も始まった。この認定には、生理、心理、物理、化学実験の総合的な検証が必要となり、(独)森林総合研究所が中心になって行っている。２００５年度には全国で１０箇所、２００６年度には１４箇所など、２０１０年４月現在、４２箇所が森林セラピー基地、セラピーロードに認定されている。最終的には１００箇所を目標としている。

　森林の環境は人に良い影響を与えるものが多い。例えば、樹木を通して吹く爽やかな風、目にやさしい樹木の緑、鳥のさえずりなどである。今までの経験則の上に科学的な根拠を加味し、森林療法だけでなく、森林療法と

表 2·4　森林セラピー基地・ロード(2010 年 4 月現在)(年月は認定された日時)

森林セラピー基地		
北海道	鶴居村	2007 年 3 月
秋田県	鹿角市	2008 年 4 月
山形県	小国町	2006 年 4 月
宮城県	登米市	2008 年 4 月
群馬県	草津町	2010 年 4 月
東京都	奥多摩町	2008 年 4 月
神奈川県	厚木市	2007 年 3 月
新潟県	津南町	2008 年 4 月
	妙高市	2008 年 4 月
山梨県	山梨市	2007 年 3 月
長野県	上松町	2006 年 3 月
	木島平村	2007 年 3 月
	飯山市	2006 年 4 月
	信濃町	2006 年 4 月
	佐久市	2006 年 10 月
	小谷村	2007 年 3 月
	山ノ内町	2008 年 4 月
富山県	富山市	2009 年 3 月
三重県	津市	2008 年 4 月
滋賀県	高島市	2008 年 4 月
和歌山県	高野町	2007 年 3 月
岡山県	新庄村	2008 年 4 月

森林セラピー基地		
島根県	飯南町	2007 年 3 月
鳥取県	智頭町	2010 年 4 月
山口県	山口市	2006 年 4 月
高知県	梼原町	2007 年 3 月
	津野町	2008 年 4 月
福岡県	八女市	2008 年 4 月
	うきは市	2008 年 4 月
	篠栗町	2009 年 3 月
熊本県	水上村	2010 年 4 月
宮崎県	日之影町	2006 年 4 月
	綾町	2007 年 3 月
	日南市	2008 年 4 月
鹿児島県	霧島町	2007 年 3 月
沖縄県	国頭村	2007 年 3 月

森林セラピーロード		
岩手県	岩泉町	2006 年 4 月
東京都	桧原村	2007 年 3 月
長野県	南箕輪村	2006 年 4 月
	阿智村	2010 年 4 月
静岡県	河津町	2007 年 3 月
新潟県	上野村	2009 年 3 月

温泉療法とを合わせて健康の維持、回復に役立つことを期待している。

●園芸療法

園芸療法は、植物という緑を扱うという点から考えると、森林療法と似通っている部分もあるし、また、生き物を扱うという点ではアニマルセラピーとも共通する部分がある。

松尾英輔先生は、園芸療法を「専門的な訓練を受けた人（園芸療法士）が、①被対象者の性質を把握して、②目標となる症状をよく理解し、③その改善、あるいは改良のための手続きがわかったうえで働きかける一連の手法」と定義している。また、藤原茂先生は、『園芸療法のすすめ』の中で、環境療法を「植物それ自体のそばに身をおくことによって精神的安定、攻撃性の発散、気分の高揚、意欲の再生、思考を深める等々といったさまざまの効能を得る療法」と定義している。そして、環境療法と作業療法の２つを合わせて園芸療法とみなしている。

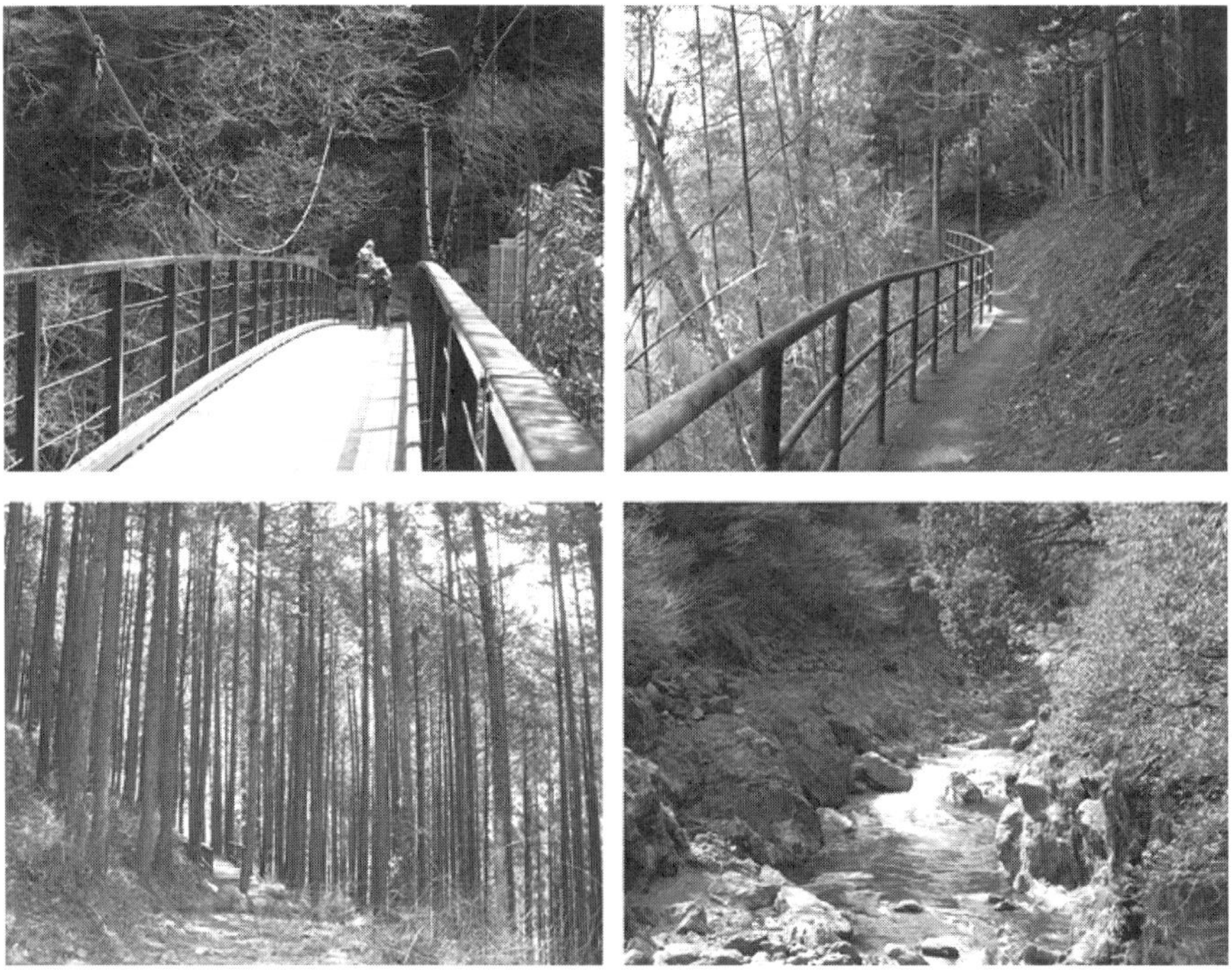

写 2･6　森林セラピー基地（東京都奥多摩町･鳩ノ巣渓谷）

一方、アメリカ園芸療法協会では、植物や園芸作業を身体および精神の改善に必要な人々の社会的、教育的、心理的および身体的調整に利用するプロセスであると定義している。つまり、園芸療法とは、室内、庭、ベランダ、温室などの施設をはじめとする身近な場所で、植物を育てるという園芸活動を行うことによって、心身の健康を維持、回復させる療法であるということができる。

植物を育てるという過程が大事で、扱うものが生き物であることから、こちらの思惑どおりにことが運ぶとは限らない。つまり、一生懸命育てても、植物が枯れてしまうことも十分考えられる。

園芸療法の歴史を見てみると、1699年、レナード・ミーガー(Leonard Maeger)は、『イングリッシュ・ガーデナー』というイギリスの農業関係の定期刊行物の中で、「暇な時間があったら庭に出て穴を掘ったり、座ったり、草取りをしなさい。これほど健康を保つのに良い方法はない」と言っている。これが園芸療法の最初とみられ、実生活の中の経験によって効果が認められたのである。

園芸療法の効果が科学的に解明されないことと、医学の進歩により化学的治療法が主体となり、一時、園芸療法は下火となる。その後、1940年代になって各国とも本格的な取り組みをするようになった。イギリスは、予防にも役立つものと捉え、障害を持つ人の生きがいの一環として園芸療法を位置付けている。アメリカでは、第二次大戦後、傷痍軍人のリハビリ治療として用いられている。日本では、1978年に『園芸の時代』(塚本洋太郎著)の中で「園芸による治療」という言葉があり、これが最初と言われている。園芸療法は病院や老人ホームなどで行われることが多い。しかし、個人的にガーデニングを楽しむ人も多くなり、ガーデニングによって心身の健康を維持している昨今の状況を見ると、ガーデニングも広い意味での園芸療法と捉えることができるのではないだろうか。また、地域で行われている園芸活動は、園芸に親しむ良い機会となっている。

●アニマルセラピー

日本では、このところペットブームである。最近の賃貸住宅では「ペットも可」という所も多くなってきている。それだけペットを飼っている人が多くなってきていることがわかる。筆者らの周りでもここ4～5年のうちに犬を飼い始めた友人が何人かいる。TV画面に映し出される動物の表情を見ていると、こちらもつい微笑んでしまう。そして何だかほっとする。これもアニマルセラピーの一種なのだろうか。

アニマルセラピーとは、医療、教育、スポーツの3領域において社会的障害を持つ人々を対象に動物を用いて身体的、精神的治療を施すことである。1980年代初め、アメリカではアニマルセラピーを動物介在活動（AAA：Animal Assisted Activity）と動物介在療法（AAT：Animal Assisted Therapy）に区別した。動物介在活動が治療上のゴールを定めず、動物とのふれあいを主な目的とする慰問活動であるのに対し、動物介在療法は治療上のゴールを設定して観察記録をとる治療行為である。

日本でのアニマルセラピーの初めは、1920年頃に慈恵医大の森田教授が考案した森田療法に動物の世話を取り入れたことである。そして、日本動物病院福祉協会が1986年に人と動物のふれあい活動［CAPP（Companion Animal Partnership Program）活動］を始めている。

アニマルセラピーには、①血圧が下がるといった生理的効果、②ストレスや孤独感を癒したり、ペットに頼られているという責任感や必要とされている気持ち、自立心といった精神的効果、③動物による話題提供や会話の促進といった社会的効果がある。

東京都杉並区の特別養護老人ホーム第二南陽園では、毎月1回動物との触れ合いの時間が設けられている。日本動物病院福祉協会の会員がボランティアで犬、猫、インコなどを連れてくる。このようなペットと触れ合ったり、犬の輪くぐりなどを見ることによって、認知症などの治療に役立てている。その結果、今まで呼び掛けに無反応だったお年寄りが車イスから身を乗り出して動物に触ろうとするといった効果がでている。

また最近では感染症や噛み付きの心配のない動物のロボットが開発されている。ソニーの犬型ロボット『アイボ』や独法産業技術総合研究所のアザラシ型ロボット『パロ』などである。実際、富山県の特別養護老人ホームでは、2003年頃にパロを導入した。パロがいると雰囲気が穏やかになったり、話すきっかけになったりするという。また介護者の癒しにも寄与しているという。デンマークでは、2011年中にパロ1000体を用いてその効果を研究することになっている。

アニマルセラピーとしては、身近な動物である犬や猫が一般的であるが、その他にイルカや馬を用いた療法が

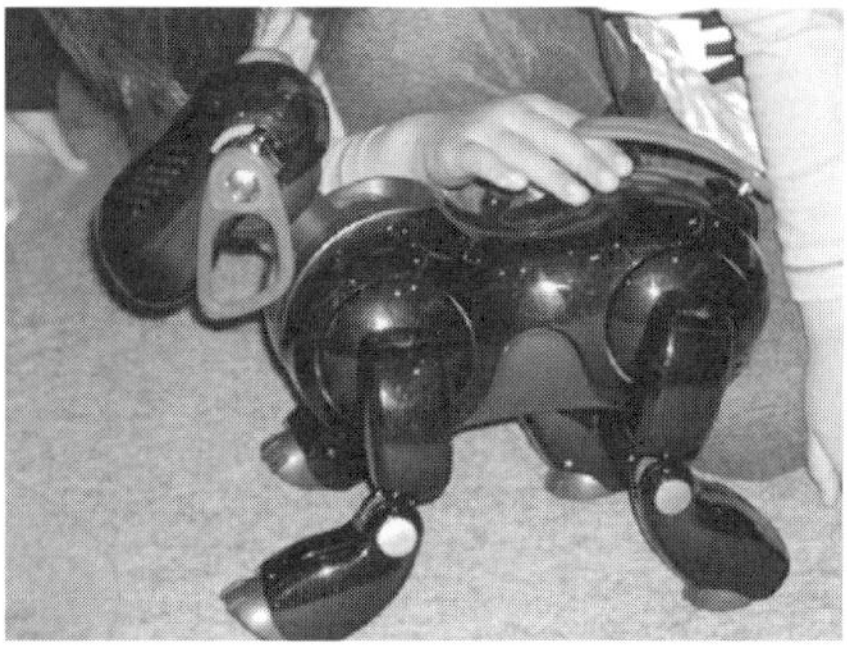

写 2·8　ロボット犬・アイボ（日本未来館）

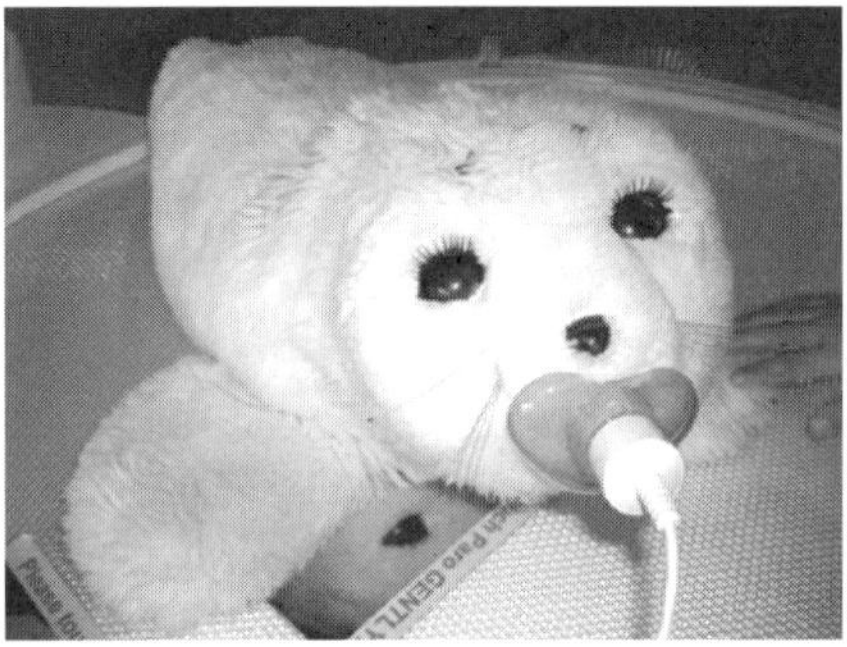

写 2·9　アザラシ型ロボット・パロ（日本未来館）

知られている。イルカ療法は、アメリカで1970年代後半に始まった。日本では、1996年、昭和大医学部がアトピー治療の一環として始めている。効果についての科学的解明はまだあまり進んでいないが、イルカと一緒に泳ぐことによって自閉症や鬱病に効果があるという。

　イルカと一緒に泳いだということによって、コミュニケーションのきっかけになることは十分に考えられる。イルカだけが効果に寄与しているというよりも、広い海の中に身を置くこと、太陽に当たること、多くの人に接することなどが相乗的に作用して、効果を発揮しているとも考えられている。

　乗馬療法は、古代ギリシャで戦場で負傷した兵士の身体機能回復のために勧められていたという古い歴史があるが、効果について研究し、麻痺を伴う神経障害に乗馬が有効であることを発見したのは、1870年、フランス人のシャシーニュである。馬の背から伝わる運動によって脳幹が刺激され、機能回復訓練を促進させる。また、落馬しないように身体を支えるため筋肉を回復させる。身体の回復は精神にも良い影響を与え、無表情だった人が笑顔を見せるようになったという報告もある。

　アニマルセラピーは、動物を介在しているため触覚を通して感じることが多く、生きているものの温かさに触れることによって自分の周りの人に目を向けるきっかけにもなる。

3　グリーンセラピー

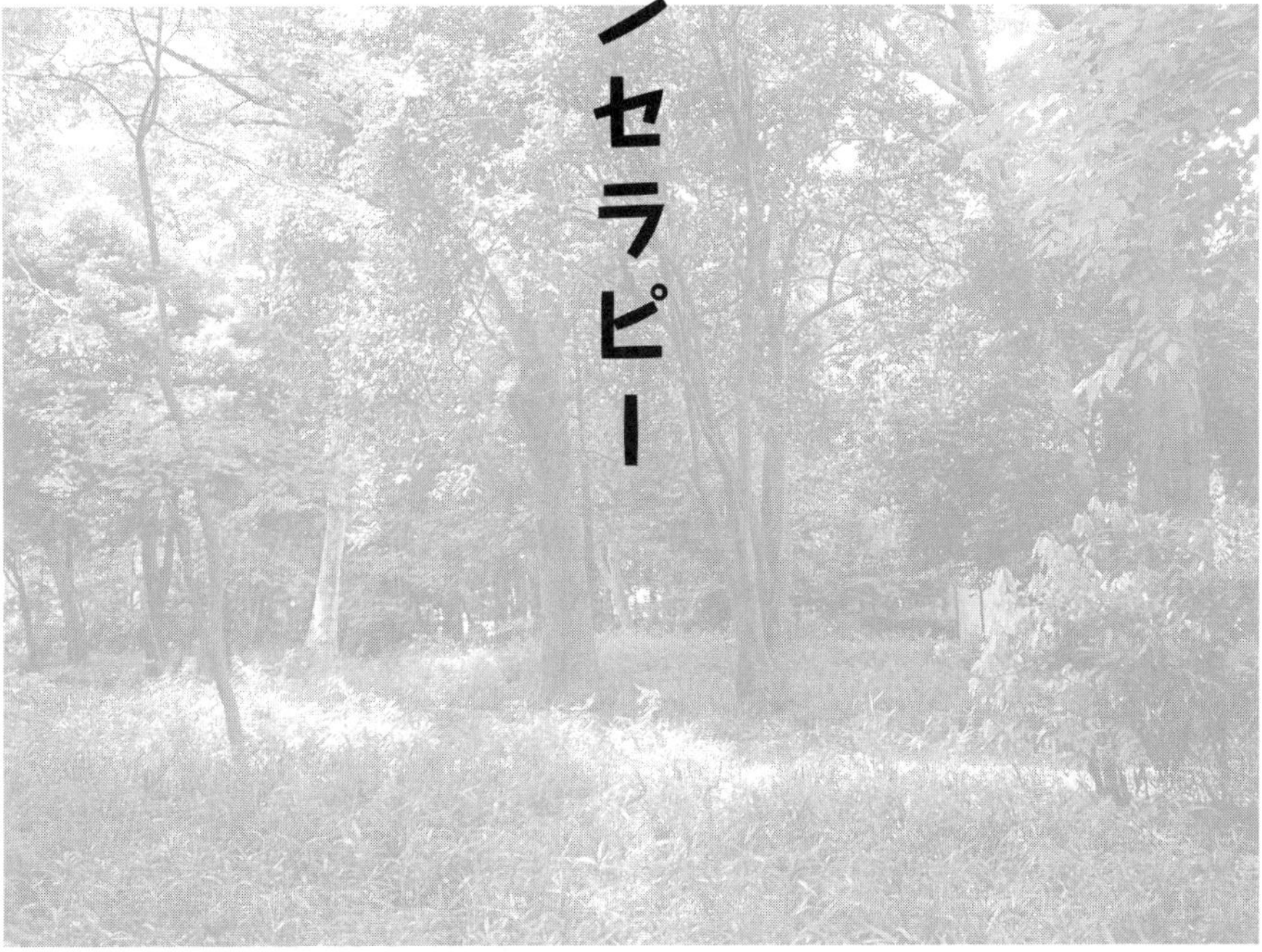

3・1　幸せを求めて

総務省統計局によると、2010年7月1日現在、日本の人口は約1億2742万人であり、65歳以上の割合は23・0％である。

今後、高齢者の割合は増加し、2050年には人口の35・7％が65歳以上という時代がやってくる。就職者1・5人で1人の高齢者を養っていかなくてはならなくなる。国民が安心して幸せに暮らすことができる国家が福祉国家といわれる形態である。スウェーデンやノルウェーは、1960年代に福祉国家を実現し、その後、保守化の傾向も見られるが、福祉国家として名高い国々である。

例えば、スウェーデンでは、高齢者は「自立して生活できる住居があること」、「意義深い活動ができて社会参加ができること」が保障されていて、現在、高齢者住宅の建築が進められている。虚弱な高齢者や認知症の人が中心のグループホームでは、1人当り30平方メートル（日本の特養の3倍）の広さの個室と共用スペースがある。このようなホームに入居できるだけの年金も支給され、高齢者にとって安心して暮らせる国となっている。

そもそも福祉とは何なのだろうか。『広辞苑』によれば、広義には、①「幸福」、②「公的扶助による生活の安定、充足」ということである。つまり、し・あ・わ・せ、ということになる。誰もが生活が安定し、不安なく暮らしていけることが、すなわち、幸せということにつながる。

そのためには何が必要なのだろうか。まず健康であることが挙げられよう。

松尾英輔先生は、「福祉は医療、狭

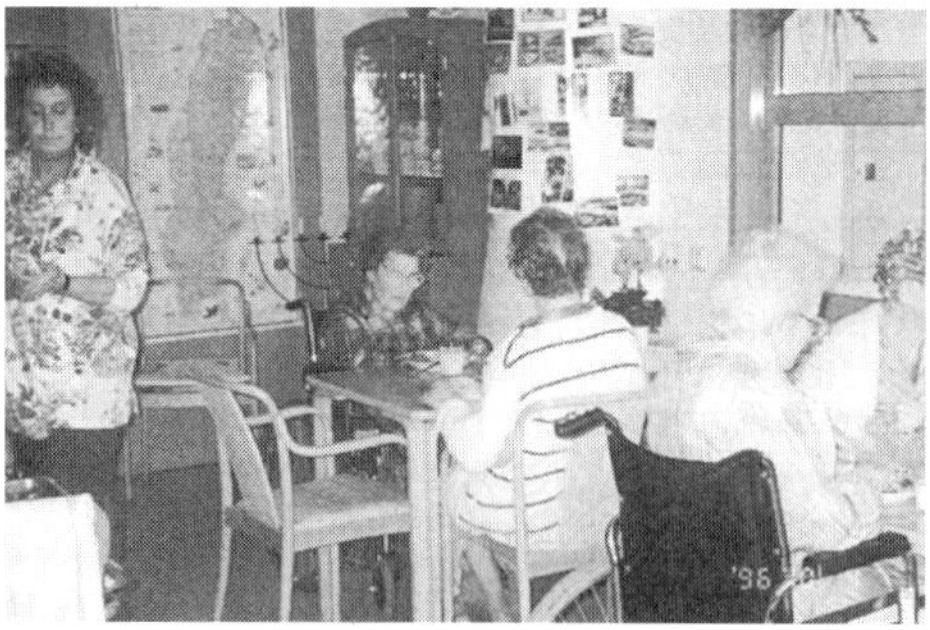

写 3・1　高齢者の生活風景（スウェーデン）（新スウェーデンの高齢者福祉最前線、奥村芳孝、筒井書房、2000）

義の福祉，保健という3つの分野から成り立っている」と述べている。つまり，医療，福祉，保健が確立され，保障されていれば，人間はある程度は幸せに暮らせるということである。健康を害した場合，医療が必要になる。もしも障害を持った場合，あるいは高齢になって他の人の手助けが必要になった場合，介護という福祉が必要になってくる。衣食住が足りない人々を手助けすることも福祉の一つである。また，健常者にとっては，病気にならないための予防や健康の維持，増進，もしくは生活の質QOL(quality of life)の向上が必要になる。これは保健といわれる分野である。

衣食住が足りることが人間にとって必要最低限のことである。人間は欲深いものなので，足るということを知らないのだが，毎日食べることができ，着飾らないまでも着る物があり，そして雨露をしのぐ住まいがある，ということが生活の基本である。人それぞれ価値観が違うように，幸せとはどういうものかということも違ってくる。

衣食住の安定が生活の基礎であるが，まず人間は健康であることが幸せの根本である。健康であれば，衣食住を満たすこともできるが，健康でなければ，何もするこ

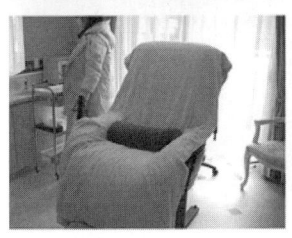

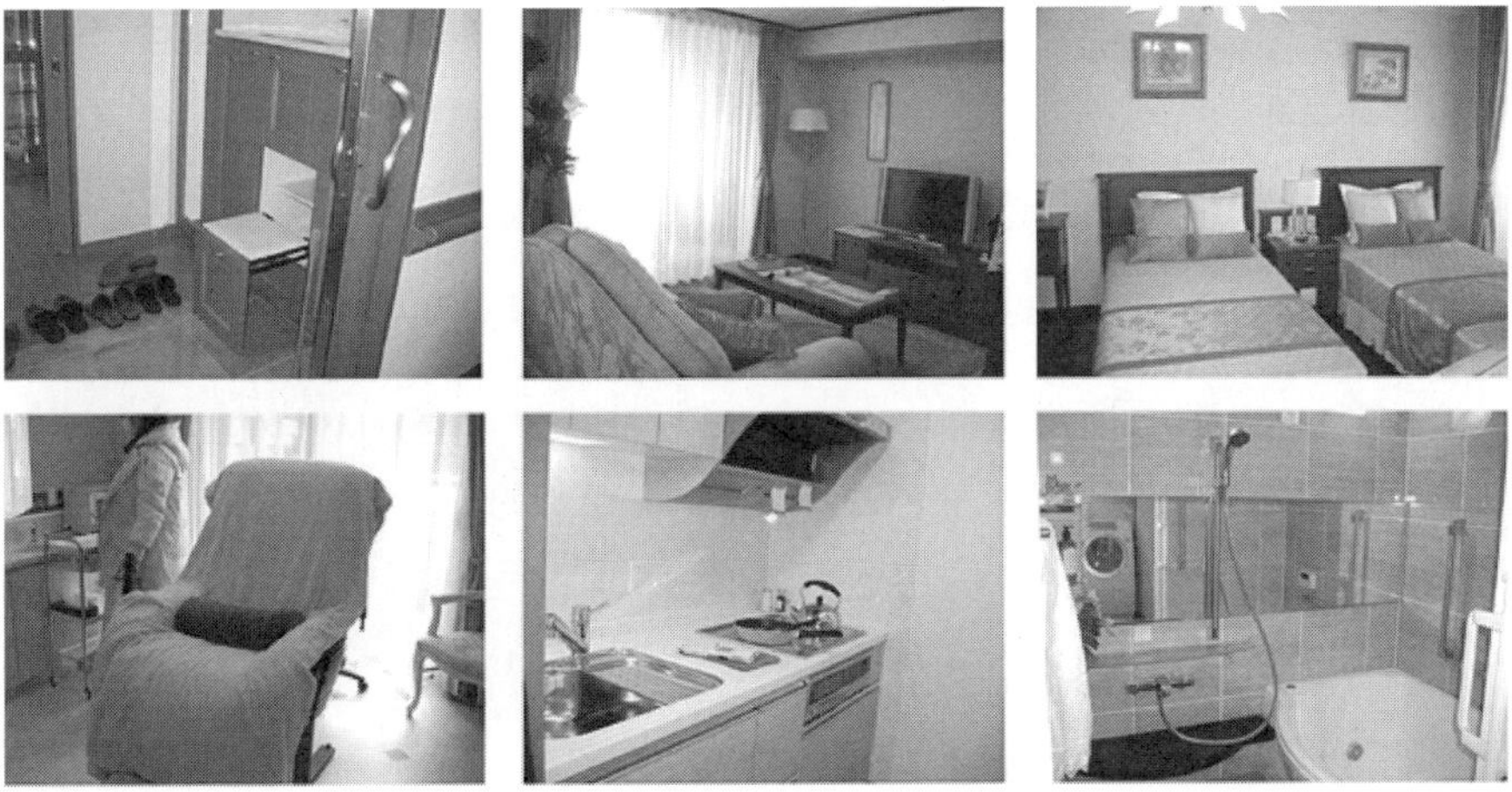

写 3·2　高齢者住宅の例(日本)

とができない。ここでの健康とは、肉体のみならず、精神面をも含め、心身ともに健康であることを指している。

　心身ともに健康であるためには、日頃の生活において注意を払わなくてはならない。予防や健康法といわれる手法を駆使して病気にならない心身を作らなければならない。そして日頃から健康でいられるための訓練をしていれば、たとえ病気になっても軽くてすむのではないだろうか。健康であるためには日頃から様々なものに興味を持って生活することを筆者は勧めたい。

　2003年1月の朝日新聞の『声』欄に、兵庫県に住む38歳の主婦からこんな投書があった。この女性（仮にSさんとしておこう）は、主婦として、妻として、母として、嫁として、また社会の一員として精いっぱい生きてきた。趣味は、情報を得る手段としての読書でしかなく、特に遊びとは縁の薄い生き方をしてきた。Sさんが心の病に侵され、医師から「趣味を持ちましょう」と告げられるが、どうしていいかわからない、というものである。

　Sさんのように日々の生活に追われ、自分の時間が持てず暮らしている人は決して珍しいことではない。趣味を持ちたくても何をしてよいかわからない。物理的、経済的に難しい人だっているに違いない。Sさんは、自分のゆとりのなさから心を病んでしまったと分析している。そして友人の「小さな草花を育ててみたら」というアドバイスで彼女は黄花のマーガレットを1鉢求めた。この小さな花がきっかけとなり、四季折々に花を植える楽しみを見つけることになる。周囲の人、薬、そして花のおかげで元気を取り戻しつつある、という投書であった。

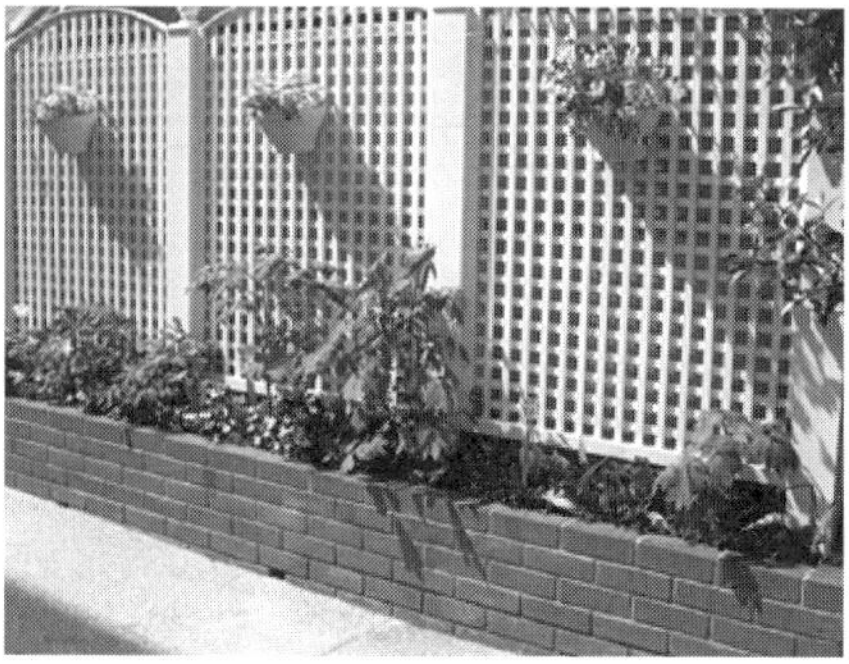

写 3·3　趣味の園芸

　人間は失ってみて初めて気づくものがたくさんある。健康もその一つであるが、日頃からいろいろなものに興味を持ち、アンテナを立てて情報をキャッチする技を持つことは大事である。心が病んだ時に自分が好きな読書をする。それでもだめなら、花を見る。それでもだめなら歌を歌う。それでもだめなら……。というようにいろいろなものとの接点を持つことが良い。病気になってから始めるのでもよいけれど、日頃から接していればそこに入り込むのも容易なのではないだろうか。常にいろいろなことをやっていれば、病気になりにくいのかもしれない。

そしてもう一つ、人間が本来持っている自然治癒力、免疫力というものを高めておくことも病気にならない方法である。日頃、乾布摩擦をしているおじいさんは、風邪をひきにくいし、裸足で外を駆け回っている園児は健康であるといった話をよく耳にする。これらは、日頃から病気にならないために自然治癒力を高めているのである。自然治癒力があれば、外から侵入してきた病原菌をはねのけることができるし、たとえ病気になっても化学療法に頼らずに自分の力で治すことができる。

看護士として著名なイギリスのフローレンス・ナイチンゲールは、「看護とは健康を回復し、また保持し病気や傷を予防しそれを癒そうとする自然の働きに対して、できる限り条件の満たされた最良の状態に私たち人間を置くことである」と述べている。上原巌先生は、ナイチンゲールのいう「自然」という言葉を「自然治癒力」と解しているが、まさしく健康は、本人の持つ自然治癒力によって保たれていると言える。医療や看護は、その自然治癒力を発揮するための手助けをしているにすぎないと先生たちは言う。

自然治癒力を高める有効な方法の一つに五感を養うことが挙げられる。五感は、自然と接することで養われるものと考えられる。森林という自然の中での活動や保養が人間にどの程度五感を働かせ、自然治癒力を高めるかということはいまだ明らかではないが、経験から自然には自然治癒力を高める何かがあるのではないかと感じているのである。それがグリーンセラピーと言えるであろう。

3・2 グリーンセラピーの定義

花を見て怒り出す人はいない。自然の中に身を置いた時にフッと心が軽くなることを経験した人もいるだろう。アメリカで造園家・都市計画家・ランドスケープアーキテクトとして活躍したフレデリック・オルムステッド（Frederick L. Olmsted）は、「都市の植物や自然が心に落ち着きと安らぎをもたらす」と記している。

浜田久美子氏は、体調を崩した時、木に出会うことによって身体にエネルギーが満ちてきて気持ちがよくなり、その結果、きちんと考えられるようになったと言っている。まさに健康な肉体に健全な精神が宿るのである。身体が健康になった時に心も良くなる。心が穏やかになったときに身体もよくなる。人間は肉体と精神が別々のものではなく、双方が関係しあって成り立っているので、身体が健康であれば心も良くなるだろうし、心が穏やかなら身体も良くなるのであろう。もっとも１００％ということはないけれど。

心が、あるいは身体が気持ち良いと感じるもの、それは何だろうか。それは個人個人違うもので、必ずしもこれだというものがあるわけではない。自分の好きなものが心身に良い影響を及ぼし、それがその人にとっての癒しになるのである。癒されるものは千差万別ではあるのだが、多くの人が癒されるものの一つに緑が挙げられる。緑は癒されるもの、癒される空間であるということができる。それは花を見て怒り出す人はいないという冒頭の言葉からもうなずける。

森の中でカウンセリングをすると、会話が弾むと言われている。実際、北海道苫小牧にある病院で、精神科の瀧澤紫織先生は、患者さんと一緒に森の中を散歩し、カウンセリングを行っている。また、高校生のカウンセリングも森の中で行っている。室内で行うよりも数段良い結果を招いているという。これは緑という空間が私たちの心に何かを働きかけているのだろう。

人間と緑との関わり方には様々なものがある。庭に植物を植え始めた頃の緑は、薬草という重要な役割を持っ

表 3·1　園芸療法の年表

年	国　名	事　柄
1699	イギリス	障害を有する人の生きがいの一環として園芸療法が始まる
1798	アメリカ	精神病患者に土いじりが効果的
1800 初期	北スコットランド	精神病患者に農場で働くことが効果的
1806 頃	スペイン	精神病患者に農耕活動の有効性
1817	アメリカ	精神病院で野菜づくりが効果的
1867	ドイツ	癲癇病患者、貧窮者などを収容する施設で農業を行う
1879	アメリカ	フィラデルフィア州のフレンズ病院で精神病患者用グリーンハウス誕生
1920 年代	アメリカ	作業療法の分野で園芸が治療的効果をもたらす
1940 年代	アメリカ イギリス	本格的取り組み 作業療法の中の一つ
1948	アメリカ	傷痍軍人のために理学療法や社会復帰をめざした職業訓練、生きがいを目的として園芸療法が行われた
1953 頃	アメリカ	マサチューセッツ州のアーノルド森林植物園が地域に生活する障害者や高齢者のために園芸療法の出前を始める
1955	アメリカ	ミシガン州立大が学士の称号授与
1959	アメリカ	園芸を脳卒中、脊椎損傷などの身体障害者のための治療に用いた
1960	イギリス	レジャー、職業訓練として用いた
1960 年代	アメリカ	園芸療法に関する講義が大学で始まる
1970 年代	イギリス	園芸促進連盟設立
1971	アメリカ	大学院レベルの教育開始
1973	アメリカ	園芸療法協会設立
1978	日本 イギリス	園芸による治療 園芸療法協会設立
1979	オランダ	職業訓練センター
1980	アメリカ	PTSD(心的外傷後ストレス障害)にも有効
1984	ベルギー	養護学校に視覚障害者、精神障害者用庭園設置
1985	ベルギー	視覚障害者用庭園設置
1987	カナダ	園芸療法協会設立
1988	オランダ	身体障害者用庭園設置
1991	日本	「園芸治療」という論文発表、障害者作業所で実践
1993	日本	ダイアン·レルフによる初の園芸療法の講演会開催
1995	日本	日本園芸療法研修会設立、園芸セラピー研究会発足
1996	日本	「園芸療法」、「園芸治療」の名称で大学での講義が始まる
1999	日本	県立淡路景観園芸学校で園芸療法の専門科目ができた

注）園芸療法のすすめ(吉長元孝·塩谷哲夫·近藤龍良編、創森社、2001)、園芸療法を探る—癒しと人間らしさを求めて、松尾英輔、グリーン情報、2000)、園芸療法(田崎史江、錺堂、2006)を参考に作成。

ていた。つまり、昔は植物を病気の治療薬の一つとして使っていたわけである。薬草は直接人体に働きかけるものであるが、今日の化学的な薬剤とは趣を異にしている。今日の薬剤には即効性があるが、薬草は、漢方でもわかるように、その効き目が緩やかである。即効性がないかわりに、副作用も少ないものが多い。長時間かけてゆっくり効き目を現していくのである。人間と緑との関わり方は、植物自体を薬草として用いる場合の他に、緑を育てる、収穫した緑を使う、緑をながめる、緑の中に身を置く……というように多種多様である。緑に接することは、治療という部分とともに癒しという部分があり、その割合がかなり大きいのではないだろうか。

　緑を用いた療法の一つに既に述べたように園芸療法がある。その定義は、日本では現在のところ明確でない観もあるが、もともとイギリスにおいて、土いじりが健康に良いという実生活の中から生まれたものである。アメリカにおける園芸療法は、１８００年代初めにフィラデルフィア州のフレンズ精神病院で患者自身が食する野菜を作り始め、後に土との接触が治療効果となって現れたことに気付いたのが始まりといわれている。また、リハビリのための作業療法の一環として取り組まれていることも多い。例えば、種を蒔いて植物を育てるという一連の行為がある。作業療法として療法士が目標を設定し、患者が植物を育て、その結果を評価するとすれば、これは立派な園芸療法とみなされる。

　実際に行うことは、土を掘り起こし、種を蒔き、水をあげるという行為であって、それは確かに作業療法としての一つの訓練である。しかしその内面を考えると、花が咲いた時の喜びは心の癒しとなる。花が咲くまでの作業は、つらく苦しい時もあったであろう。挫けそうになったこともあるだろう。しかし、花が咲いた時、それまでの苦労は吹き飛び、また次の種を蒔いてみようかな、という気持ちも湧いてくるだろう。そしてまた重いものを持ち上げたり、水をあげたりという試練にも立ち向かっていく勇気が湧いてくる。

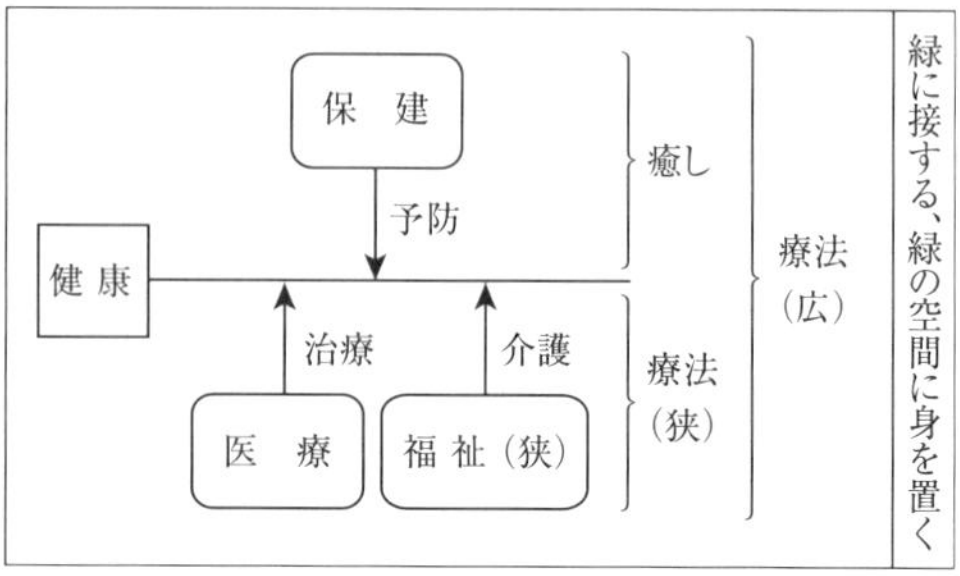

図 3·1　グリーンセラピーの概念

つまり、園芸療法には、身体の訓練と心の癒しが相乗的に働いて、より大きな効果を現したものと考えることができる。一方、この植物を育てるという同じ行為を健康な人が行った場合には、いわゆる今流行のガーデニングと呼ばれる。そして行為の中で気分が良くなったり、心が落ち着くと感じれば、それは癒されるということになる。

仮に心身ともに健康な人が森の中を散策し、そして気分が良くなったとしよう。これは、何かの治療を施したというものではなく、心が癒されたということになる。つまり、ヒーリングである。これは狭義には療法とはいえない。しかし、人間だれもが心身ともに健康でありたいと願う目標・原点に一歩でも近づくという観点に立てば、広い意味での療法と考えても悪くはないだろう。落ち込んだ心が治る、つまり癒されることは、心の治療を受けたのと同じことである。植物を育て

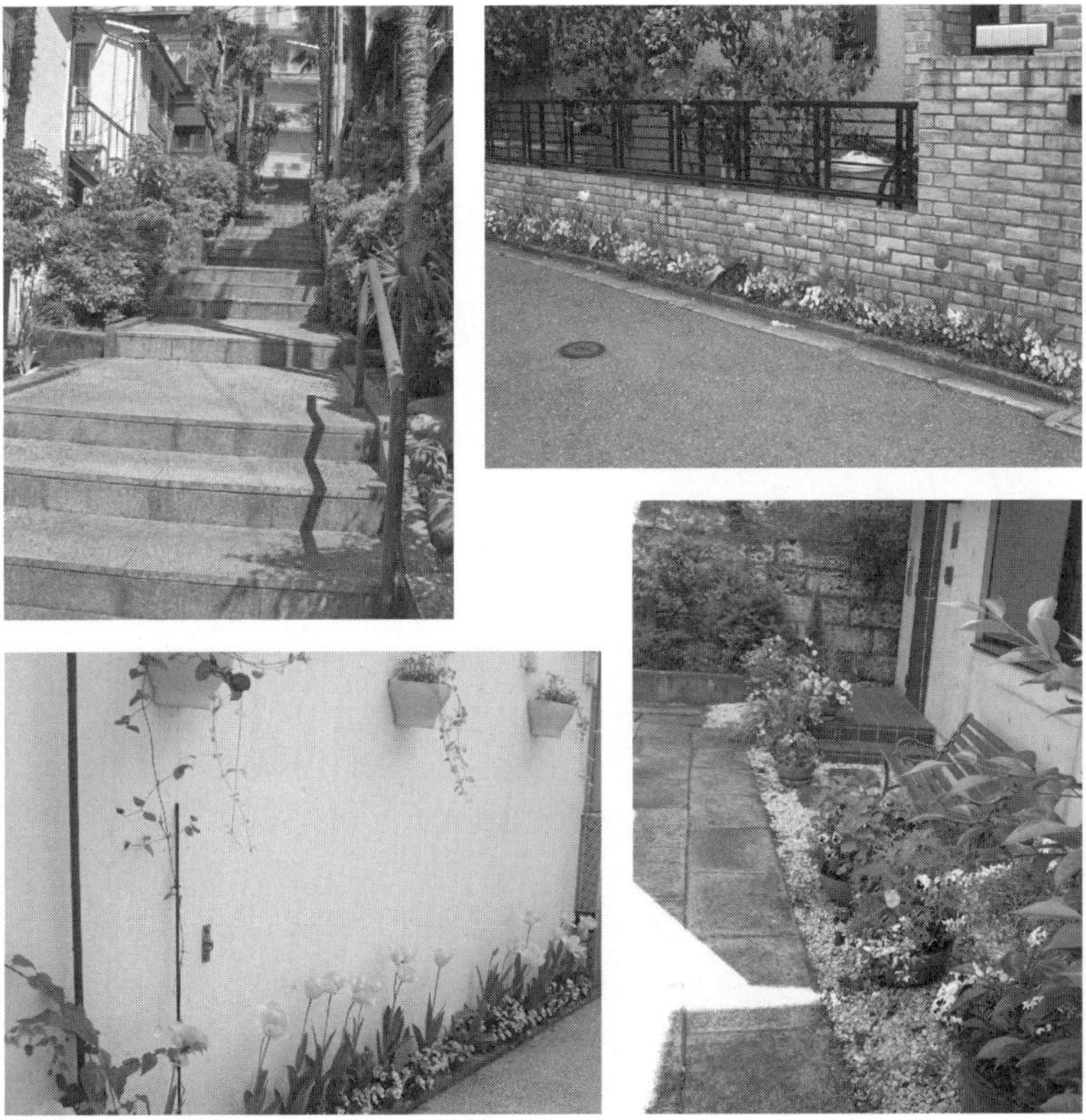

写 3·4　花のある風景（路地）

るという園芸活動も大事だが、緑と接するだけでも癒されるということからすべての緑を癒しの対象とすることができると思う。

大部分の人は福祉(広義)という観点から見ると、医療、福祉(狭義)、保健の3つの領域に分類される。療法を狭義に捉えれば、医療、福祉(狭義)の領域の人が対象となる。しかし、現代人はほとんどが健常者ではないと言われているし、今健康な人であっても、翌日には病気になる人もあり、どこに属するかは流動的である。そしてすべての人にとって、心身ともに健康でいられることが幸福であり、これが目標でもあり、原点でもある。そこで、本書では、すべての人を対象に、心身ともに健康になる方法として、実際に緑に接すること、緑の空間に身を置くことなど、緑を媒体あるいは素材として用いる療法および癒しをグリーンセラピーと定義する。

グリーンセラピーを行える空間、場が身近に存在することが今後ますます必要になってくることだろう。

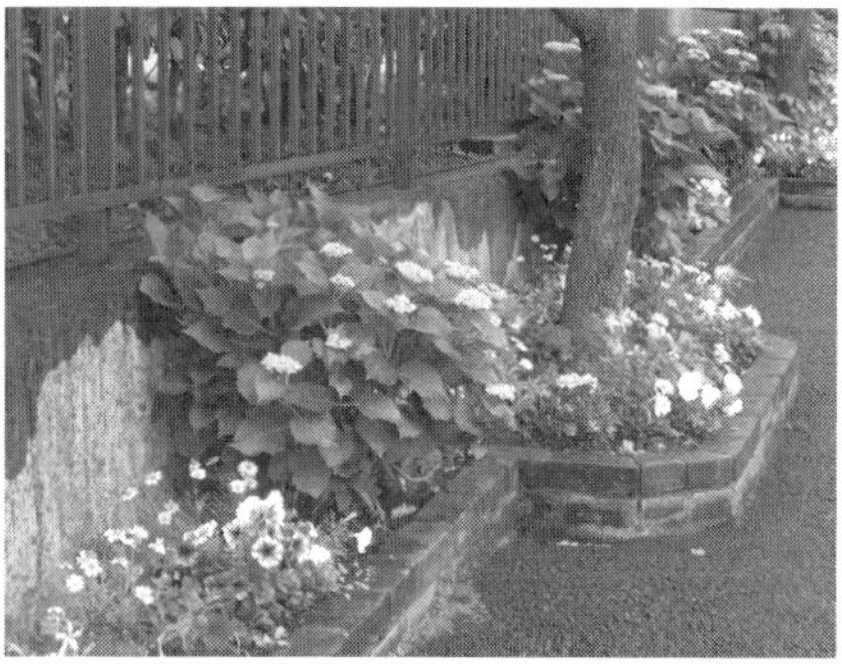

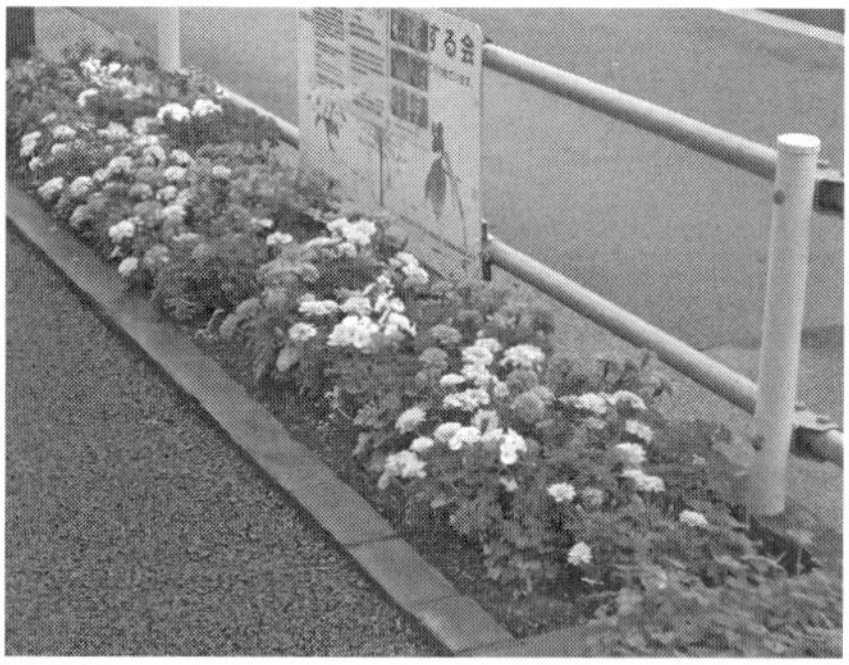

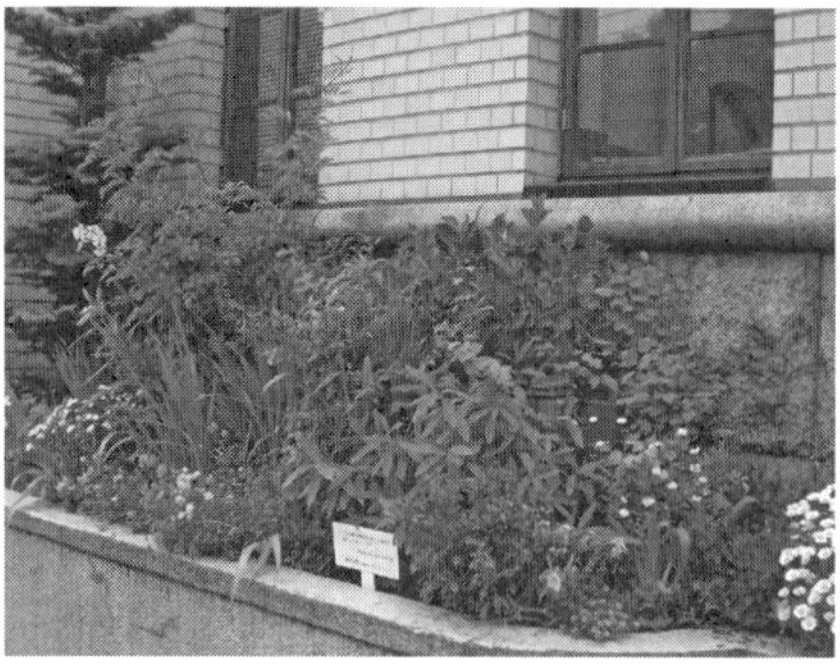

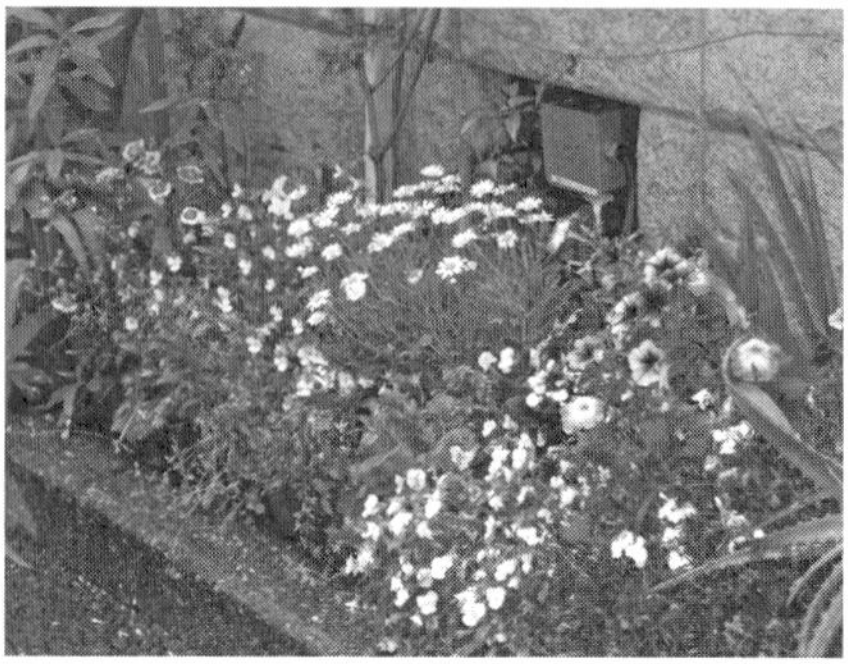

写 3·5 花のある風景(園芸活動)

3・3 グリーンセラピーが役に立つ

人は、心身ともに健康で過ごしたいといつも思っている。そのためには様々な方法があるが、身近で誰にでも手に届くものとしてグリーンセラピーが挙げられる。グリーンセラピーは、人と緑との触れ合いである。人と緑との関わり方には様々な方法がある。ある人は、種を蒔いて毎日水をやり、立派な花を咲かせる。またある人は、日頃の都会の喧騒から離れて、森林の中を散策する。ある人は、窓から見える公園の樹木に季節の変化を感じる。ある人は、いつもの道を歩いていてどこからともなく漂ってくる金木犀の甘い香りに秋を感じる。ここに挙げた例はどれも人が緑と関わっている行為である。そして、いずれの行為においても癒される。

しかし、これらの行為を詳しく見ると、実際に自分から行動を起こして緑と接しているものと、緑の中に身を置くことによって緑と関わっているものとがあることに気付く。自分の手足を動かして緑と接することによって得られる効用は、能動的効用である。これに対し、自分では土いじりをすることはなく、緑の中に身を置くことによって緑と接し、その結果、緑から何らかの効用を得るものは、受動的効用である。そこで次にグリーンセラピーの能動的効用と受動的効用について説明してみる。

●能動的効用

園芸療法は、自分の手足を動かして園芸活動を行うことで、まさにグリーンセラピーにおける能動的効用といえる。これには、身体的効用、精神的効用、社会的効用がある。例えば、朝顔の種を蒔くとしよう。朝顔の種とスコップを持って種を植える場所まで行く。そして、スコップで土を掘り、そこに種を蒔き、上から土をかぶせる。次にじょうろを持ってきて水をかける。これが、園芸活動の最初である。これら一連の行為は、健常者にとってはそれほど大変なものとは思えない。しかし、身体的に障害を持っている人にとっては重労働となる。1時間の草取りは、約300カロリーの消費に値すると言われている。よって、健常者にとっては日頃の運動不足の解消になるし、筋力や体力の衰えの予防にもなる。一方、身体に障害のある人にとっては、身体を動かすことから、機能の回復にもつながる。つまり、種を蒔いたり、草取りといった活動は、身体的効用があるということができる。今まで動かなかった腕が動くようになったり、握ることができなかった手に握力がついて握れるようになったりする。他の効用が目に見えないものであるのに対し、この身体的効用は唯一目に見える結果として現れる。

朝顔の種を蒔くと、その日から毎日せっせと世話をすることになる。水をあげ、早く芽が出てこないかと待ち遠しい。数日後、かわいい双葉が土の中から顔を出す。待ちに待った瞬間だ。そうすると、ますます愛情を注ぐことになり、本葉が出てくるのを楽しみに待つ。本葉も開き、蔓もどんどん伸びてくる。この頃になると、朝顔に対する愛着と同時に責任感も感じるようになる。そして、いよいよつぼみが膨らんでくる。愛情たっぷりに育てられた朝顔は、どんな花を咲かせるのだろう。紫か、ピンクか、白か、それとも……。夢が膨らんでいく。そして立派な花が咲いた。この時の満足感、達成感はとても大きいものだと思う。満足感や達成感とともに自分に対する自信も持てるようになる。これが精神的効用である。

このような前向きな考え方は、自然治癒力を高め、健康増進に一役かうことになる。緑と接することは良いことづくしのように感じられるが、植物は生き物なので、常に良い結果ばかりが出るわけではない。どんなに一生懸命育てても、こちらの思うように育たないことだって十分考えられる。そうなると自信をなくす人もいるし、もう二度と土に触れようとしない人もいるかもしれない。しかし、植物がうまく育たない時、自然の偉大さに気付くかもしれない。そして、人間の力が自然の前ではいかに小さいかということを思い

表 3·2　グリーンセラピーの効用

	身体的効用	精神的効用	社会的効用
能動的効用（環境を自ら創造する）	植物を育てるために身体を動かす	開花した時の満足感、達成感	植物を通してコミュニケーションが始まる
受動的効用（環境を利用する）	緑の空間を歩くことにより身体を動かす	緑の空間に身を置くことにより心が癒される	心身の安定により社会性が身につく

知らされるかもしれない。が、ここでもう一度チャレンジしてみようという前向きな気持ちが出てくることもある。そうすれば植物を育てることによって精神的強さ、忍耐力が養われていくことにもなる。

もう一度朝顔の種を蒔くことを想像してみよう。種はいつ蒔けばいいのだろうか、道具は何が必要だろうか、どこにどうやって種を蒔けばいいのだろうか、蒔いた後は何をすればいいのだろうか、といろいろ考えをめぐらす。その時に計画性、創造性、思考力、判断力、決断力が必要になってくる。自分の頭で考え、行動することは、活力の源になる。そして、きれいな花が咲いたとしよう。それが道行く人の目にとまり、「きれいですね」と声をかけられたら、どんなにうれしいだろう。

家の前に公園がある。そこには桜の木があり、春には見事な花を咲かせ、とても美しいのだが、花が散る時季と落ち葉の時季は掃除にとても時間がかかる。公園の中は役所の人が掃除をしてくれるが、道路までは掃いてはくれない。そこで住民が掃除をすることになる。

時々落ち葉を掃いていると、見ず知らずの人に「たいへんですね」とか「ごくろうさま」と声をかけられることがある。すると、今までたとえ「もう、大変なんだから……」と思いながら掃いていたとしても、自分の行動を認めてもらえたことに対する喜びを感じ、皆さんのために少しだけお役に立てるかしらという、やさしい気持ちも湧いてくる。そして、声をかけてくれた見ず知らずの人と、「もう少しで落ち葉も終わりですね」とか「いいお天気ですね」などと会話をすることになる。単に掃除をすることで始まったコミュニケーションですら、心が和むのである。これが自分が丹精こめて育ててあげた花を褒められたなら、どんなにうれしいことであろうか。このようなコミュニケーションが社会的効用である。

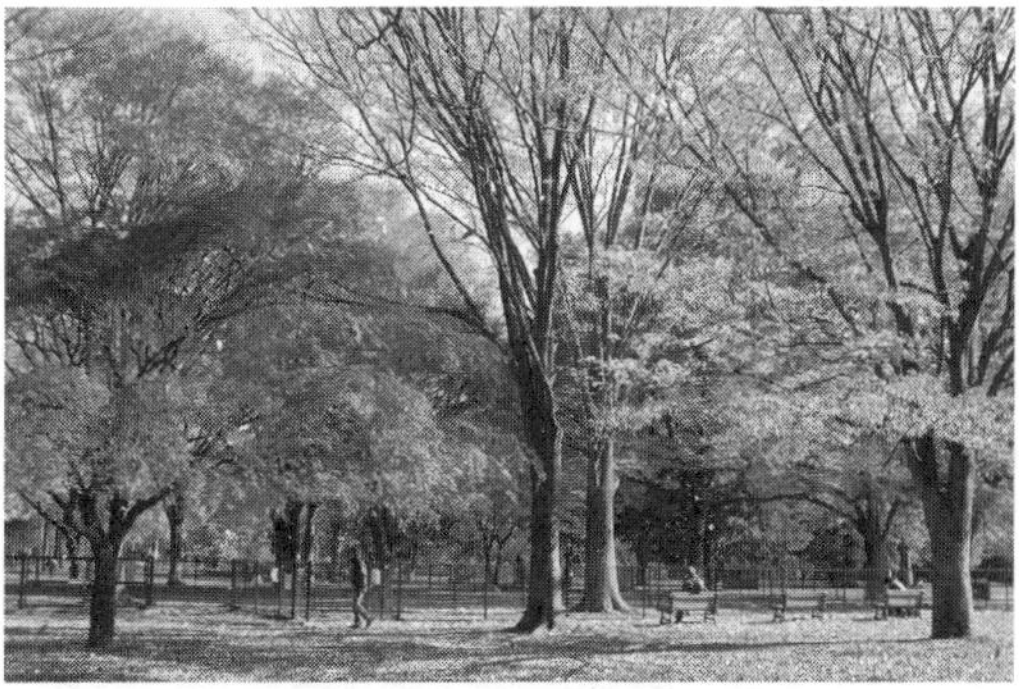

写 3·6　秋の公園風景

●受動的効用

受動的効用とは、緑の空間に身を置くことによって心が癒されることである。この場合、自分では特に何も手を出すわけではないが、空間から五感を通して入ってくる刺激によってその効用を現す。例えば、庭に咲いているバラをきれいだなと思うし、暑い夏に木陰を涼しいと感じるし、森林の中の散歩は街中の排気ガスを吸いながらの散歩とは違って爽やかだなと感じるし空気もおいしい。緑の空間は、レクリエーションの場として存在することも多く、緑の空間に行くことによって気分転換や気力の回復がなされる。そうすると、心が癒され、安らぎを覚える。

これが受動的効用であるが、その評価はなかなか難しい。動かなかった腕が動くようになるといった身体的効用のように目に見える形で評価することができない。受動的効用の評価には、言葉による主観的評価が多いが、脳波、心拍数、血圧などの生理反応を指標とした客観的、科学的な評価もわずかながら見られる。

人間の脳の電気活動を記録したものが脳波で、人間がリラックスしている時に α 波という脳波が出ることはよく知られている。逆に緊張状態の時には β 波が出現する。つまり、人間の脳波を記録することによって、その人の心の状態がわかる。

ロジャー・S・アルリッチ（Roger S. Ulrich）らは、『園芸社会学』の中で、スウェーデンで行われた実験で、植物で覆われた自然環境のスライドを見ている時に α 波が多く出現した、と記している。また、アルリッチとシモンズ（Ulrich & Simons,1986）は、自然環境と都市環境のビデオを音響付きで呈示したところ、自然環境の方がストレスからの回復が早かったという結果を得ている。その回復力が血圧を下げ、筋肉の緊張を和らげ、皮膚伝道力を低下させている。

ヒーワーゲンとオリアンズ（Heerwagen & Orians,1990）は、歯科医の待合室にいる患者のストレスについて研究した。一定期間、待合室の壁に山や樹木、草原といった自然環境を表した壁画を飾った場合と、何も飾らなかった場合の患者の感情を自己評価から判断した。その結果、自然環境の壁画が飾ってあった日の患者は、穏やかで、よりストレスの少ない状態であることがわかった。心拍数からも同じ結果が得られた。

ワイズとローゼンバーグ（Wise & Rosenburg,1988）は、

NASAセンターの訓練用宇宙基地の操縦室内でストレスの軽減についての実験を行っている。機内隔壁にサバンナのような自然、山中の滝、ハイテクニックの抽象画、何もない制御室そのものの4種の絵を飾り、皮膚伝道作用による生理的データを集めた。その結果、最も美しいものとして好まれたのは山中の滝であったが、生理的データからはサバンナが最もストレスが軽減され、絵を見ない状態でも効果があった。これらの様々な実験から、ロジャー・S・アルリッチらは、自然環境が人間の生理的指標に影響を与えているが、植物のもたらす幸せ感、つまり緑の持つ癒しについては、科学的な手法による明確な評価に結び付くまでには至っていないと言っている。

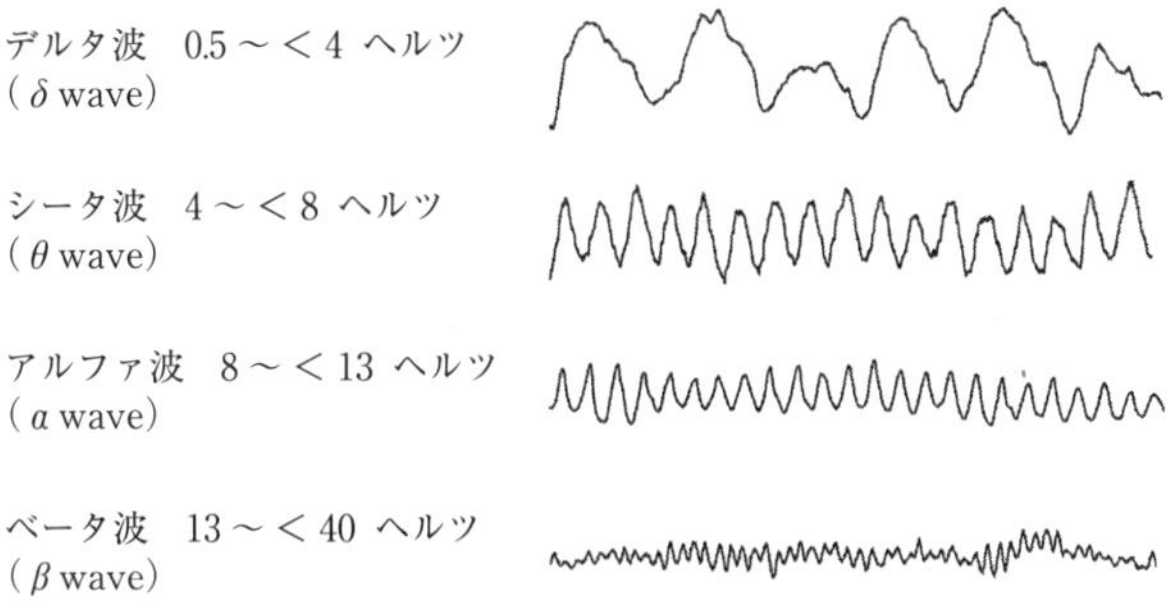

図 3·2 α波、β波［脳波の旅への誘い（第2版） 楽しく学べるわかりやすい脳波入門、市川忠彦、星和書店、2006］

また、アルリッチ(1984)は、胆嚢の手術患者たちの病室の窓から見える景色が小さな樹木か、レンガ壁かで入院記録の比較を行った。その結果、前者の方が入院期間が短く、痛み止めの薬の要求も少なく、スタッフの手もあまり煩わせないというものであった。これは受動的効用のみならず、経済効果にも関わっていくことで、現在の日本の医療費の増大にも歯止めが効きそうである。

子供を取り巻く環境が悪化している中、安全性や微気象という観点から校庭の芝生化が進められている。文部科学省によると2009年5月1日現在、多目的グランドについて300平方メートル以上を芝生化(天然芝)した公立学校は全国で1929校にのぼる。詳細は**表3・1**に示すとおりである。芝生化を実施している学校数はまだ少ないものの年々増加の傾向にある。校庭の芝生化は、①芝生の弾力がスポーツ活動に安全性と多様性をもたらす、②環境教育の生きた教材として活用できる、といった教育上の効果が期待されているが、教育上の効果にとどまらず、ストレスを軽減する効果も現れている。2004年に芝生化した大阪府内の学校では、ストレスの強

表 3·3　全国公立学校において校庭を芝生化した学校数(300 m^2 以上)

	多目的グランドがある学校(校)	芝生化した学校(校)	割合(%)
小学校	21 852	1 042	4.76
中学校	9 788	385	3.93
高等学校	3 772	319	8.45
特別支援学校	790	183	23.16
計	36 202	1 929	5.33

[全国公立学校において校庭で芝生化した学校数(300 m^2 以上)、文部科学省]

さなどを4段階で答える調査をした結果、芝生を設置した後は設置する前に比べて男児の平均で「いらいらする」が約0・5段階軽減、女児の平均でも「よく眠れない」が0・85段階減る結果が出たという。これは、芝生の上で安心して遊びや運動ができるということからストレが軽減されたものと考えられる。

「自閉症」という障害がある。これは脳の障害に起因するもので、1940年代半ばにドイツとアメリカで報告された障害である。独り言を言ったり、パニック状態になったり、自傷行為をしたりといった特徴があるが、自閉症者の中には精神遅滞の知的障害を同時に有している場合も多い。

長野県北安曇郡に『白樺の家』という自閉症療育施設がある。上原巌氏によると、この『白樺の家』では、「小手先の人為的な方法によって自閉症を『治療しよう』という試みは諦め、療育そのものを自然環境に委ね、自然が入所者を癒し、人間として成長していくことを大きな療育方針としている」ということである。『白樺の家』では、森林という自然環境の中で椎茸菌の駒打ち作業、椎茸の原木の運搬、詰めるなどの作業を行っているが、これらの作業は身体的効用を生む。大きな原木を運搬する場合、一人ではとても運べない。他の人と協同で運ばなければならない。こういう作業を通して社会性がだんだんと身に付いてくることになる。つまり、社会的効用ということができる。椎茸などの作業ができない冬場は、自然散策として、ソリ遊びやクロスカントリー・スキーなどの野外レクリエーションが行われる。このようなレクリエーションによっても精神的効用が期待できる。が、何といっても緑の空間から受ける刺激を五感を通して受け入れることによって、感覚機能の発達や情操感を養うことが大きな効用といえるだろう。そして緑の空間という自然の変化がゆっくりであることが『白樺の家』の人たちにとって心地良いものとなっている。

土に触れたり、畜産に携わったりする作業療法は、大正時代から一部の病院で行われていた。しかし、効果をみるには長い時間を要するため、薬物療法が主流となる傾向が全国的に見られるという。都立松沢病院でも、「自然療法」と称して土と接する療法を行っていた。現在は行われていないが、元院長の松下正明先生は、「認知症に自然療法は有効だ」と話されている。認知症が治るというわけではないが、認知症であっても情緒的には安定する効果はある。ただその効果は主観的に見て「ある」というもので、今のところ科学的に実証されているわけではないので、今後に期待したいということであった。

受動的効用は、環境を利用することによって得られるものである。これに対し能動的効用は、環境を自ら創造することによって得られるものである。緑の環境に接する場合、初めは受動的であった人が後に能動的になる場合もあるし、能動的であった人がより強く受動的に感じる場合もある。つまり、自分で土いじりをした経験はないが、緑の環境の中に身を置くことは好きという人は、受動的効用を受けていることが多い。そういう人がある時、自分でも土に触ってみようと思って種を蒔くことになれば、能動的効用を受けることになる。また、自分で土いじりをしている人は、ますます緑の空間に対して興味も湧くし、敏感にもなる。そうなると、受動的な効用を受けるにしてもより深い所で感じるようになる。

グリーンセラピーの効用を能動的効用と受動的効用に分けたが、これらは、それぞれが別々に効用があるということではなく、互いに関係し合って効果を発揮しているのである。そしてグリーンセラピーによる効用は、経験者側であることが多いため、科学的な実証が待たれるところである。

4 緑と癒し

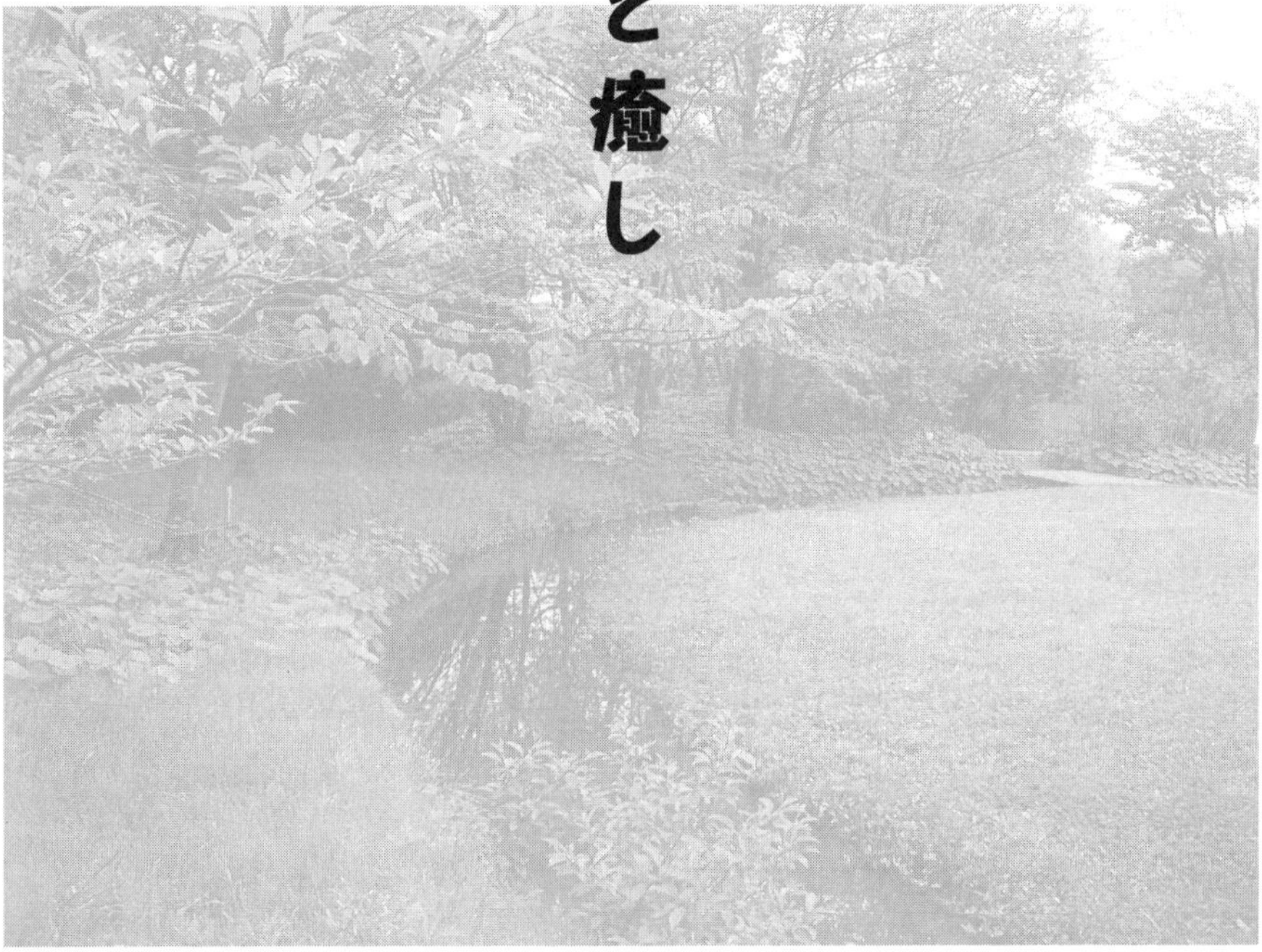

4・1　緑にはなぜ癒しの効果があるのか

緑の空間に身を置いた時、癒されたという体験を持った人は数多くあるだろう。では緑にはなぜ癒しの効果があるのだろうか。浅野房世氏は、『安らぎと緑の公園づくり：ヒーリングランドスケープとホスピタリティ』（共著、鹿島出版会、1999）の中でヒーリングランドスケープへの手がかりとして「進化の面」、「文化の面」、「医学の面」の3つの面から提案されている。ここでは「人類の進化」、「日本人の文化」、そして「緑の持つ作用」からその謎に迫ってみることとする。

●人類の進化

2003年、イギリスの科学誌『ネイチャー』にアフリカのエチオピアでホモ・サピエンスの最古の化石が発見されたことが掲載され、話題を呼んだ。ホモ・サピエンスとは現代人の学名のことで、ラテン語で「知恵あるヒト」という意味である。

人類の起源は、今から約600～700万年前と言われている。400万年前頃に猿人アウストラロピテクスが出現し、240万年前頃にホモ属が現われる。これらは、すべてアフリカにおいてである。180万年前頃にアフリカに現われた原人（ホモ・エレクトス）の一部はアジアに、その後ヨーロッパに進出したが、後に絶滅した。20万年前にアフリカに新しいタイプの人類が誕生し、数万年前までに世界中に広まった。これが「アフリカ単一起源説」といわれる説で、現在、多くの学者が支持している。人類の進化をまとめたのが**表4・1**である。

これに対し、少数派ではあるが、「多地域進化説」という説もある。これは、アジアの北京原人、ジャワ原人、ヨーロッパのネアンデルタール人が、それぞれの地域で進化したと考える説である。アフリカ単一起源説によれば、アフリカ人以外の現代人は、十数万年前頃にアフリカから中東に進出した人類と考えられている。今回発見された化石がその年代に近い、16万年前のホモ・サピエ

表 4·1　人類の進化

区分	猿人 アウストラロピテクス	原人 ホモ・エレクトス	旧人 ホモ・サピエンス・ネアンデルターレンシス	新人 ホモ・サピエンス・サピエンス
脳の大きさ	約 500 mL	約 1 000 mL	約 1 500 mL	約 1 500 mL
特徴	直立二足歩行	眼窩上隆起が強く、顔面が大きい。後頭部が突出するなど原始的特徴が強い。 火を使用し、熱帯以外の地方でも生活する。 家族生活を営む。	眼窩上隆起が強く、後頭部の突出したものが多い。 体の特徴は現代人に近い。 大きな狩りができる。 多くの人々が協力して食物を手に入れる。	体の特徴は現代人と同じ。 絵画や彫刻を残している。
石器など	原始的な打製石器	石核石器	剥片石器	剥片石器、骨角器
発見場所	アフリカ、ジャワ	ヨーロッパ、アジア、アフリカ	ヨーロッパ、アジア、アフリカ	世界各地

百科事典[エポカ]10(p36〜39、旺文社、1983)、ベスト図解百科[2](p232〜233、学習研究社、1997)、世界史B(西川正雄他　p1〜3、三省堂、2006)を参考に作成。

ンスのものであること、頭骨の特徴が現代人に結び付くものであることから、アフリカ単一起源説がより有力になったといわれている。

ホモ・サピエンス以外の人類は絶滅し、今から約3万年前、ホモ・サピエンスのみとなった。アフリカに人類の起源があり、たまたまあるタイプが生き残ったという偶然的要因や、環境に適合して生き残ったという必然的要因によって人類は進化してきたといえる。何十万年、何万年前の地球は、木が生い茂り、緑豊かな大地であったと考えられる。そのような中で人類が生まれ、進化していったとすると、人間が緑を求める心は、本能に近いものであるということができる。

諏訪元先生によると、人類が生まれ、進化する過程において、気候などの変化で草原が広がり、二足歩行をする人類が進化したと言われている。しかし、他の動物化石を見ると、その頃の人類が草原のような開けた場所を好んでいたわけではないようだ。二足歩行になって、昼間は草原で生活していても、夜は木の上で寝ていたという。つまり、草原よりも森林のように緑に包まれている環境の方がより安全で安心感があり、好まれていたのかもしれない。

一方、人類の進化の元であるサルが出現したのは、約6500万年前と言われている。サルは、哺乳類の中で唯一、色を認識できる動物である。そしてサルも森の中で暮らしていたことから、緑に囲まれていたことになる。緑色が脳に焼き付いていると同時に、緑で囲まれた場所が心を休める安定した場所になっていたと考えられる。この遺伝子を受け継いだ人類が緑を好むというのもうなずける。

このように人類の進化から考えると、人が緑で癒されるのは、その昔、人が森に住んでいたからということになる。何百万年前という果てしない過去に人類が住んでいた環境が今日の私たちにも影響を及ぼしているというのは、何とも面白いものである。そして人間の本能が求める環境を保護、保全していくことが現代人の使命ではないかと思えてくるのである。

●日本人の文化

お茶の緑

裏千家第十五世家元・千宗室氏は、2002年8月に第12回世界精神医学会横浜大会において次のようなレクチャーを行った。「中国から薬用として伝わってきたお茶ですが、昔から日本人は、お椀の中の緑色の一杯のお茶に豊かな自然を感じ取り、心の安らぎを見出していたのでしょう。この、日本人が目から緑を吸収して心の中に安定感を創る、という働きは、精神医学の中の大事なポイントではないでしょうか。しかし現代の日本人は、平気で子供を殺す事件さえ起こします。日本が、利便性を追求する物質文明

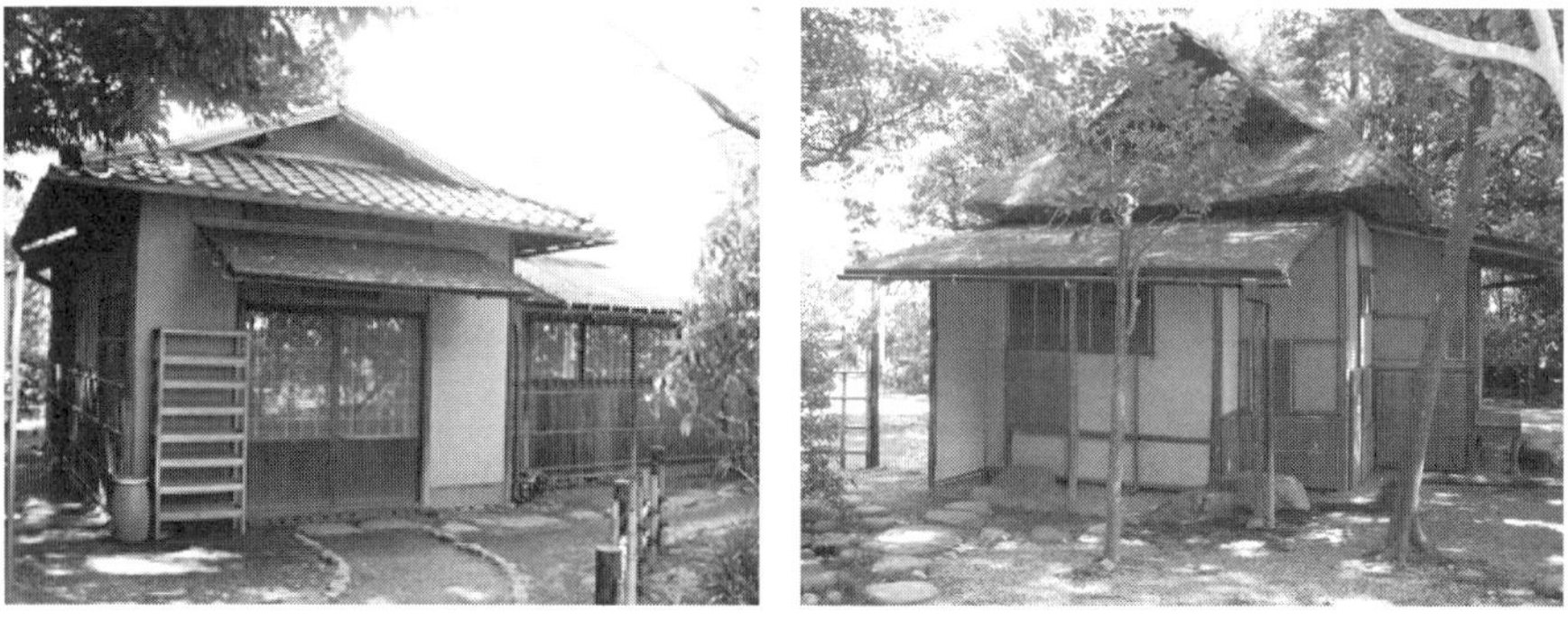

写 4・1　茶室［左：転合庵、右：六窓庵（東京国立博物館庭園）］

の発達とともに、環境を破壊し緑がなくなってきたこと、日本人が一椀のお茶すら楽しむゆとりを失ってきたことは、無関係には思えないのです」。お茶の緑が心の安定をもたらすという発想に初めはびっくりするのだが、よく考えてみると当然であるともいえる。

ご存じのように、お茶室というのは一種独特な雰囲気がある。細かな作法はいろいろあるが、床に季節の花々が飾られ、暑い季節には炉を伏せて、また寒い時期には暖を取りながら、お茶をいただくのである。着衣も、お菓子も季節をことごとく反映している。どちらかというと、薄暗いお茶室で、背筋を凜と伸ばして正座し、お点前を頂戴する様は、身も心も引き締まった感じがする。ピーンと張りつめた空気の中で、ある時は香の香りを感じ、出された和菓子を目で楽しみ、舌で味わい、そしてお抹茶を楽しむのである。

もともとは懐石と濃茶、薄茶をいただく本格的な形式の「茶事」のうち、その一部だけのお茶を楽しむようになったものが「茶会」である。お茶席に足を運ぶという非日常、言い換えれば、心のゆとりがそこにはあるように思う。そして心のゆとりにプラスして、お茶の緑色が視覚に訴え、その結果、心が安定するというわけである。茶道という世界においてつくづく感じるものは、五感を通して入ってくる季節感である。着るものにしても、お菓子にしても、それらは作られたものであるが、その中に自然というものを的確に表現している。

ケーキに代表される洋菓子は、旬の素材を取り入れることによって季節を表現することが多い。秋になると、栗やさつまいもを使ったケーキがケーキ屋さんのショーケースに並ぶ。それに対して和菓子は、同じ食材を用いて、色や形を変えることによって季節感を表している。小豆などから作られた餡を道具を器用に使って花を作ったり、色材を加えて鮮やかな色を表現したりする。和菓子は優れた芸術品だといつも感心させられる。

古来よりいろいろな日本独自の文化が発展してきた。茶道も多くの文化のうちの一つである。もともとお茶というのは中国で4、5世紀に盛んになり、日本には1191年、栄西禅師により伝えられたとされる。栄西が中国から持ち帰った種は、寺院を中心に栽培され、薬用として用いられた。お茶は、カテキンやビタミンを含み、今日でも美容と健康に良い食材として好まれているが、お茶本来の効用に基づくものなのである。1211年、栄西はお茶と茶の薬効について『喫茶養生記』を著している。

鎌倉時代には薬として飲まれていたお茶は、室町時代になると、嗜好飲料として親しまれるようになり、闘茶という産地を飲み当てる競技的、社交的なものへと変わってくる。村田珠光は侘び茶の祖と言われているが、この侘び茶は利休により完成され、今日の茶の湯の基本となっている。懐石において、温かいものを温かいうちに、冷たいものを冷たいうちにタイミングよく供するという、繊細な心配りが日本人にはぴったりである。

もともと薬用として日本に入ってきたお茶は、身体的にその効用を発揮するとともに、お茶の緑色に目で見て心が安定するという精神的な効用もあるということは、現代社会においても好まれている理由と言えるだろう。茶道が時代による変化を遂げながらも、長い歴史を持ち、今日まで残って受け継がれ、なお発展し続けていることを考えると、日本人の感性に合っているということができる。

これらの効用に加えて、茶会で用いられる和菓子や花をはじめとする諸物が季節感を表し、それを受け止める研ぎ澄まされた感覚が日本人には具わっているのではないかと考える。現代社会においては、茶会というのは非日常であるが、非日常であるからこそ五感を働かせ、多

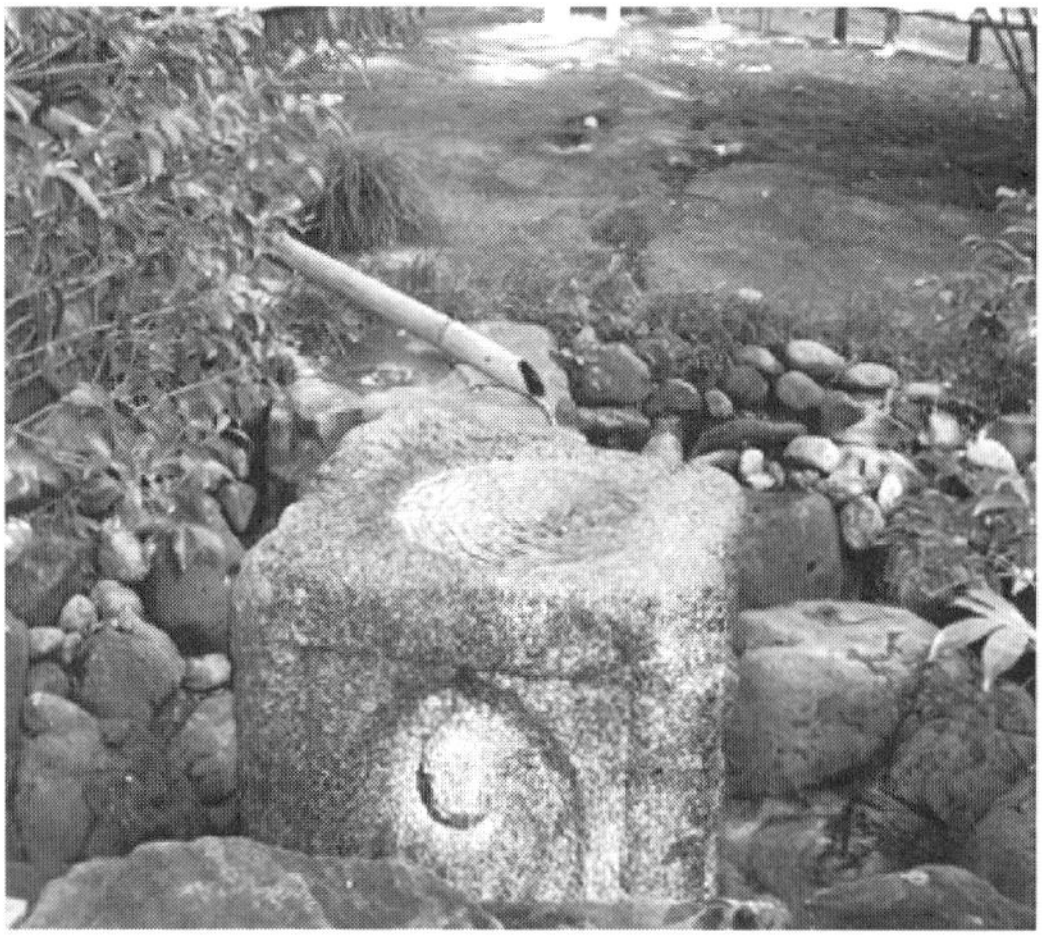

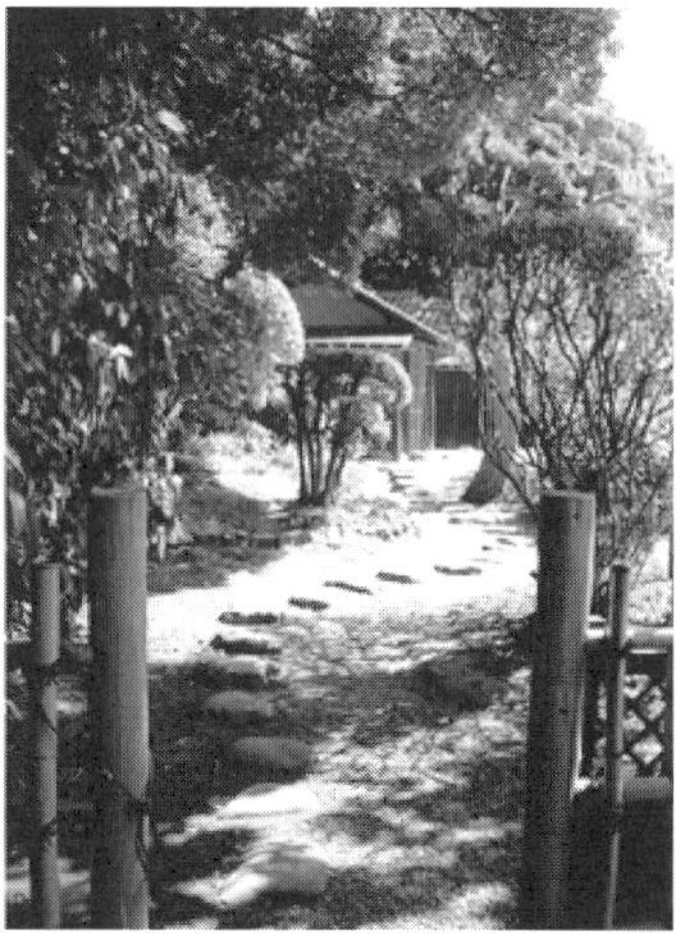

写 4·2　茶庭

くのものを得ようとする気持ちが湧いてくるのではないだろうか。また、茶室に入る前の路地という庭を眺めることによっても心の安らぎを得ることができる。蹲踞で手や口を清めるのは、単に手や口を洗うというのではなく、俗界の汚れを除き、心を清らかにして茶席に入るということにも通じる。

日本人と緑

日本の森林面積は国土の約66%を占め、世界平均の約30%に比べてかなり高い。つまり、日本の国土の約70%は緑で覆われていたことになり、緑豊かな国といっても過言ではない。

しかし、それは日本の国土全体を見ての話であって、人間が住むことができない山奥をも含めて考えた場合である。実際には、人間が住んでいる都市部では諸外国に比べて緑が少ない。田園都市シンガポールでは、都市計画区域内の人口1人当りの都市公園面積は、1980年、33・4平方メートルである。ニュージーランドのクライストチャーチは、同年で72・3平方メートルである。これに対し日本は、2002年で8・4平方メートルであり、何とも寂しい限りである。

今日の東京はこのように緑の少ない都市になってしまったが、江戸時代にはかなりの緑が広がっており、緑豊かな都市として知られていた。人口100万人という江戸の町は、江戸城を中心に市街地が12キロメートル圏内にコンパクトに形成されていた。**図4・1**に示すように江戸城の周りを武家地が囲み、その周辺に農地、樹林地が散在していた。

武家地や寺社地は、市街地面積のほぼ80%を占めていた。残りが町人地といわれている所であるが、武家地や寺社地の敷地内には緑が多く存在していた。武家地や寺社地の緑とは比べものにならないほど狭いものではあるが、町人地の中央にも会所というオープンスペースがあった。1830～1843年(天保)の時代には、武家地や寺社地内の緑、農地、樹林地、水路、河川、崖線といった緑被地の面積は43%ほどを占めていた。まさに田園都市だったのである。

日本には、古くから自然を愛でるという風習があった。奈良時代には、野山に咲いている花や樹草を観察し、平安時代には緑の自然空間を観賞するために庭園が造られたり、7世紀に日本に伝来した浄土教の仏像を安置する仏堂の前面に庭園が造られたりした。例えば、岩手県の毛越寺がその代表である。

江戸時代には、植木屋という商売が繁盛した。植物採

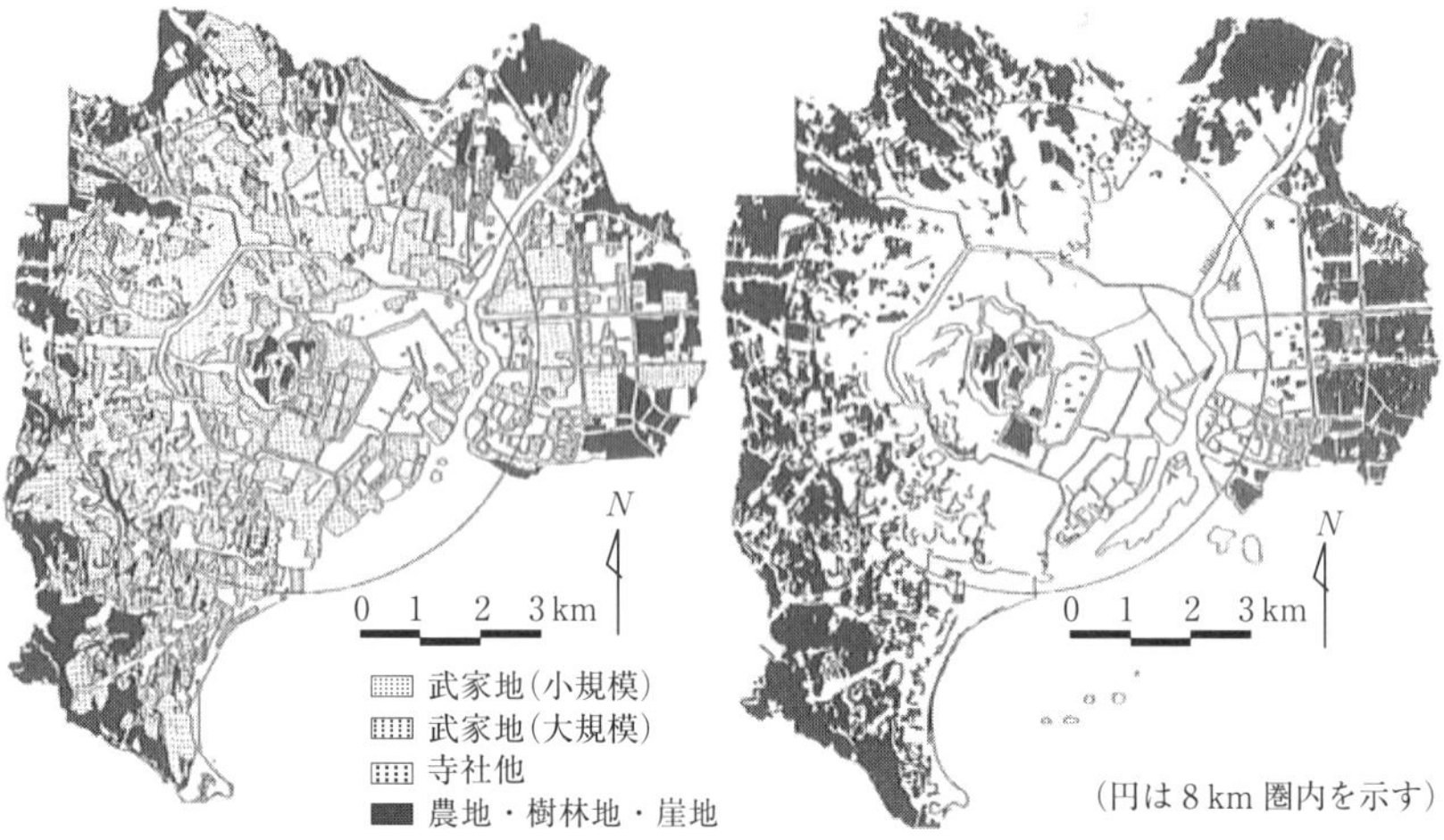

1830〜1843 年(天保)緑被地摘出図(1983)　1885〜1887 年(明治)緑被地摘出図(1983)

図 4･1　江戸･明治の緑被地図(田畑･大野他、1984)

集のために来日した英国人ロバート・フォーチョン(R. Fortune)は、江戸の町に植木屋があり、商売が繁盛していることに驚いたと記している。また、今日でも春になると花見を楽しむ人が多いが、花見という行事は江戸庶民の娯楽であった。娯楽の少なかった時代、桜の下で大勢の人が飲食を楽しみ、揃いの衣装をまとった子供たちの行列に声援を送り、また仮装した人の滑稽劇に大いに笑った。寒かった冬が過ぎ去り、ポカポカとした陽気に誘われて、身も心もウキウキと満開の桜の下で過ごす一時は、江戸庶民にとって大きなレクリエーションの一つであったに違いない。季節の変わり目というだけでなく、厳しい寒さを耐えた後の春の訪れを桜に感じるのである。

日本人にとっての桜は、他の花と比べて特別なものである気がする。今は春が年度初めということもあり、桜の開花がこれから新しい何かが始まるという期待感をも含めたものとして、長く日本人の心に受け継がれてきているのではないだろうか。秋の紅葉も素晴らしいが、これから冬を迎えるという緊張感に春のようなワクワク感は持てない。飛鳥山や上野の山(東京)は、桜の名所として今も残っている。蛍狩りや虫聞き、月見、雪見といったそれぞれの季節にあったレクリエーションも江戸時代から盛んになってきた。朝顔市やほおずき市は、今なお伝承されている行事である。このように日本人は、自然と上手に関わってきているといえるだろう。

西欧においては、広場・公園が地域の人々の集まる場になっていた。日本においてこれに匹敵する場は、鎮守の森である。鎮守の森は宗教的な施設であると共に、地域社会の血縁、地縁的つながりを維持する精神的な結束の場と言われている。日本人は、木が、食物、住居、衣類すべての生活に重要な恩恵を与えている命の根源だと考えてきた。そして真直ぐに天に向かって伸びている木を、神が天と地を行き来する橋とみなし、神聖なものと認識していた。そのため昼なお暗い鎮守の森は、私たちを神聖な気持ちにさせる。神社の参道にも木々が見られるが、例えば伊勢神宮の杉木立の中を歩いていると、別世界に来たようで、身も心も洗われるような感覚になる。江戸時代にお伊勢参りが大ブームとなったことがある。1830年に500万人がお伊勢参りをしたという記録がある。日本人の木に対する思いは、特別なものがあり、当

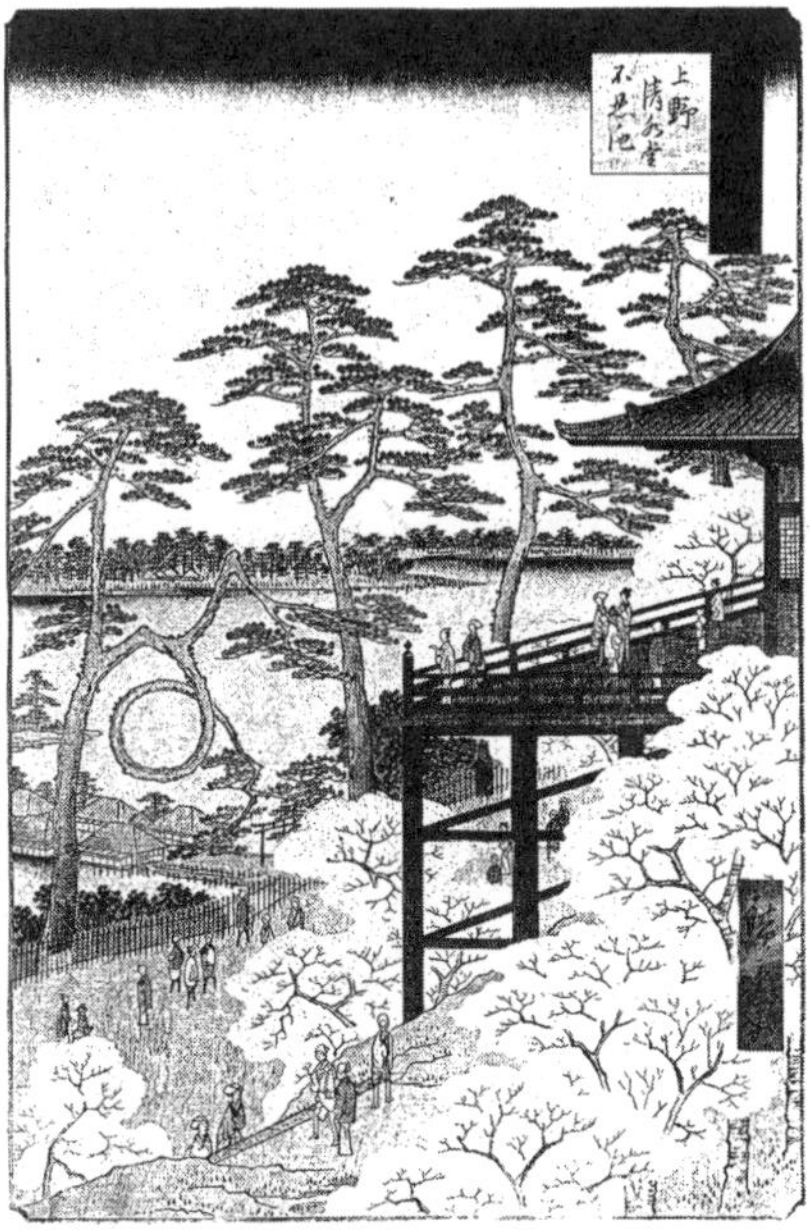

図 4·2 江戸時代の庶民の花見（上野）（浮世絵体系16、名所江戸百景（一）、後藤茂樹編、集英社、1975）

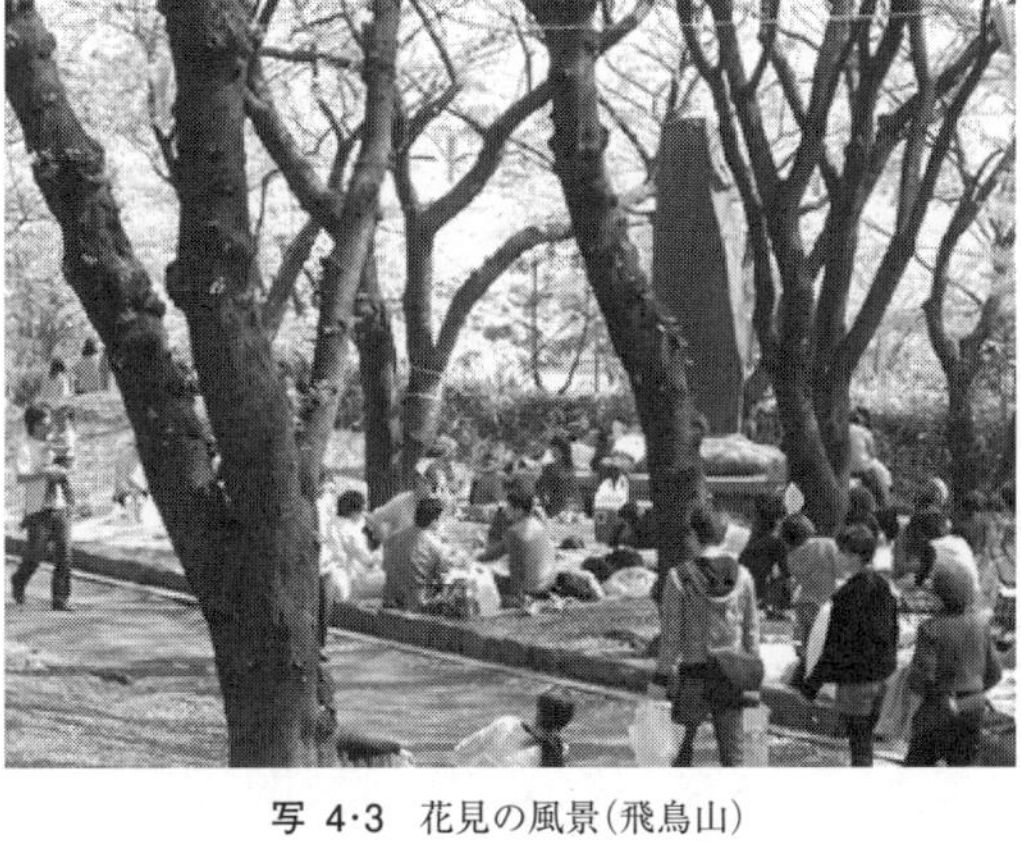

写 4·3 花見の風景（飛鳥山）

時の人もお伊勢参りで杉木立を通って神聖な気持ちを味わったのではないだろうか。

日本人は、身近にある自然から季節を感じ取り、自然の中に身を委ねてきた。自然を感じる心がとても繊細で、自然とともに生きることによって心が癒されてきたのだろう。

●緑の持つ作用―フィトンチッド

以前、マリリン・モンローがシャネルの5番を付けて寝ていたという話があったが、匂いというのは不思議なものである。匂いによって昔の記憶が鮮明に浮かび上がってくることも多い。寒くなると、あの焼き芋屋さんの何とも言えない甘く香ばしい匂い、海の近くの潮の匂い、夕食のカレーの匂い……どれも匂いから様々な風景を思い出すことができる。犬の鼻にはかなわないが、人の鼻もなかなか敏感なのだ。

2006年3月の毎日新聞に掲載された熊野氏によれば、環境省は『日本100名山』ならぬ『かおり風景100選』を選定しているという。これは、各地の豊かな自然の風景や生活文化に密着して一年中漂う独特な香りの名所を将来に伝え残したいという願いから選ばれた。例えば、北見の薄荷、富良野のラベンダー、竹富島の潮の香りとハイビスカスなどである。最近は匂いを消す薬剤が売られ、またアロマテラピーのように香りを楽しむ機会が増え、匂いに対して現代人は敏感になっているように感じられる。年賀状にも梅の花の絵がついていて、その花をこすると梅の香りがするもの、イチゴの香りがするシールや消しゴムなどいろいろなものがある。電車の中の匂いを消すためにフィトンチッド(phytoncid)をエアコンから出しているという電車すらあるという時代である。

フィトンチッドというあまり耳慣れない言葉が出てきたが、何だろうか。森林に入ると、木の香りが漂って、何となくいい気持ちだなと感じた経験をお持ちの方も多いと思う。この木の香りがまさにフィトンチッドで、フィトンチッドによってすがすがしさを感じているのである。最近は家庭のお風呂に檜を使うところは少なくなってきているが、温泉に行くと、檜のお風呂に入ることができる。あの檜の香りがフィトンチッドなのである。植物から出る揮発しやすい香りの物質ということで、ロシア、日本以外の国では、「揮発性芳香物質」と呼ばれている。

フィトンチッドは、1930年頃、旧ソ連のB・P・トーキン博士によって名付けられたもので、「フィトン」とは植物のこと、「チッド」が殺すという意味で、「植物が殺す」という何とも恐ろしい名前である。植物は、ご存じのように太陽のエネルギーを利用して、二酸化炭素と水から酸素を作るという光合成を行っている。この時に一次代謝生産物（蛋白質、脂肪、核酸、炭水化物）の中から化合物を作り出しており、これが二次代謝産物と呼ばれるものである。フィトンチッドは二次代謝産物の一種で、

表 4·1　植物に含まれるフィトンチッドの成分と効果

植　物	フィトンチッドの成分	効　　果
ショウブ	アサロン	リフレッシュ効果
ヒノキ	カンファー、リモネン、カジノール	抗菌、防虫効果
ショウガ	ゲラニルアセテート	抗菌効果
お茶	カテキン	抗菌効果
サクラの葉	クマリン	抗菌効果
カシワの葉	オイゲノール	抗菌効果
クスノキ	カンファー	抗菌、防虫効果
ヒバ	ヒノキチオール	抗菌、防虫効果

・抗菌作用は物が腐敗するのを防ぐことができるので、消臭効果を兼ね備えているといえる。

注）森林療法ハンドブック（降矢英成編、東京堂出版、2005）、http://www.phyton-cide.org を参考に作成。

数百種類もあるといわれている。花の色や香りのように昆虫を誘引する作用を持つテルペン類、草食生物への防御物質であるアルカロイド、タンニンなどのように植物体を保護する作用のあるフェノール性化合物などである。

樹木は動くことができない。一ヶ所に留まって何年も何百年も、あるいは何千年という長い年月を過ごしている。もちろん中には枯れてしまう木もあるが、何百年も生きていくことができるためにはそれなりの方法があるわけである。動くことができない木にとって、自分の身を微生物などの外的から護るためにフィトンチッドを発生しているのである。フィトンチッドは、葉から空気中に発散されたり、根から地中に入り他の植物に影響を及ぼしたりするように様々な働きを持っている。

セイタカアワダチソウが空地一面を覆っていることがあるが、これはセイタカアワダチソウがフィトンチッドを出して他の植物の成長を阻害している例である。昆虫や動物に葉や幹を食べられないための作用、殺菌や殺虫作用もある。例えば、害虫が襲ってきた時、葉に苦い味の物質を発生させて害虫を追い払って葉を護る。しかし、寄生植物の共存する害虫に対しては、許容範囲を超えた場合にのみ害虫を殺すという方法をとっており、植物の

持つ技である。森林内で樹木から発散されたフィトンチッドは、人にとっては有益なものである。そのフィトンチッドを吸うことで、五感で様々な刺激を感じ、いい気分になるというのである。

フィトンチッドがもたらす効果には3つのものがある。①リフレッシュ効果、②消臭・脱臭効果、③抗菌・防虫効果、である。リフレッシュ効果とは、森林に行くとすがすがしい気分になるというものである。これは、自律神経の安定を図り、肝機能の改善、快適な睡眠をもたらすと言われている。エンピツビャクシンのかんな屑の「敷き藁」の中で飼育していたマウスとブナ、カバ、カエデのかんな屑の「敷き藁」の中で飼育したマウスに睡眠薬を注射して睡眠時間を測定した実験がある。エンピツビャクシンの敷き藁を敷いたマウスの方が睡眠時間が短縮されるという結果であった。つまり、エンピツビャクシンの敷き藁から放出されたフィトンチッドが睡眠薬を解毒する肝臓の働きを活発化させたということがわかる。

また、フィトンチッドには消臭や脱臭といった効果がある。森林の中には枯れて腐った木や動物の死骸などがあるにもかかわらず、嫌な匂いはしない。これはフィトンチッドの作用によるものである。

抗菌や防虫の効果は、私たちの身近に存在している。日本人が大好きなお寿司屋を覗いてみよう。お寿司屋の中には、私たちが普段何気なく見ているもの、食べているものの中にフィトンチッドを利用したものがたくさんある。

まず、「いらっしゃい」というお寿司屋の威勢のいい声に迎えられて店内に入ると、私たちの目の前には寿司ネタを入れているガラスケースが広がっている。よく見ると、このガラスケースの中にはサワラの葉があることに気付く。このサワラの葉の中にはピシフェリン酸という成分が含まれていて、これが酸化防止に役立っている。

次にお寿司を載せる飯台。この飯台にはヒノキが使われている。ヒノキにはカンファー、リモネン、カジノールといったテルペン類の成分が多く含まれていて、それらの相乗効果によって抗菌作用が働く。お寿司に山葵はつきものだが、山葵の香りの中にはアリルイソチオシアネートという成分が含まれていて、抗菌作用がある。お寿司の合間に食べる生姜にはゲラニルアセテート、お茶には皆さんよくご存じのカテキンという成分が入っていて、これらには抗菌作用がある。

このように見てくると、何と日本人は自然を上手に活かしていることかと改めて感心するばかりである。昔は経木といって、スギやヒノキなどの木を薄く削って紙のようにし、それにお寿司や和菓子を包んだものである。今では経木に似せて作った紙やプラスチックのバランが主流になってしまったが、どんなに上手にできたバランでも昔の経木の役目を完全には果たしているわけではない。似せて作られた紙やバランは包んだり、見た目の美しさを保つといった役目は果たしても、抗菌作用による品質を保持する役目は果たしていないのである。昔の人の知恵には学ぶべきものが多い。

サクラの咲く頃に和菓子屋さんの店頭に並ぶ淡い桃色の桜餅、端午の節句に食べる柏餅。これらは葉に包まれて売られている。サクラの葉は塩漬けにすることによって芳香が増すとともに、サクラの葉に含まれているクマリンという成分が抗菌作用を持っている。カシワの葉にはオイゲノールという成分があり、抗菌作用がある。また、端午の節句には菖蒲湯に入る風習がある。ショウブの葉にはアサロンという芳香成分が含まれていて、これが鎮静効果をもたらす。

家具は主に木材でできている。クスノキでできた家具は、防虫剤がいらないといわれるほどに防虫作用がある。

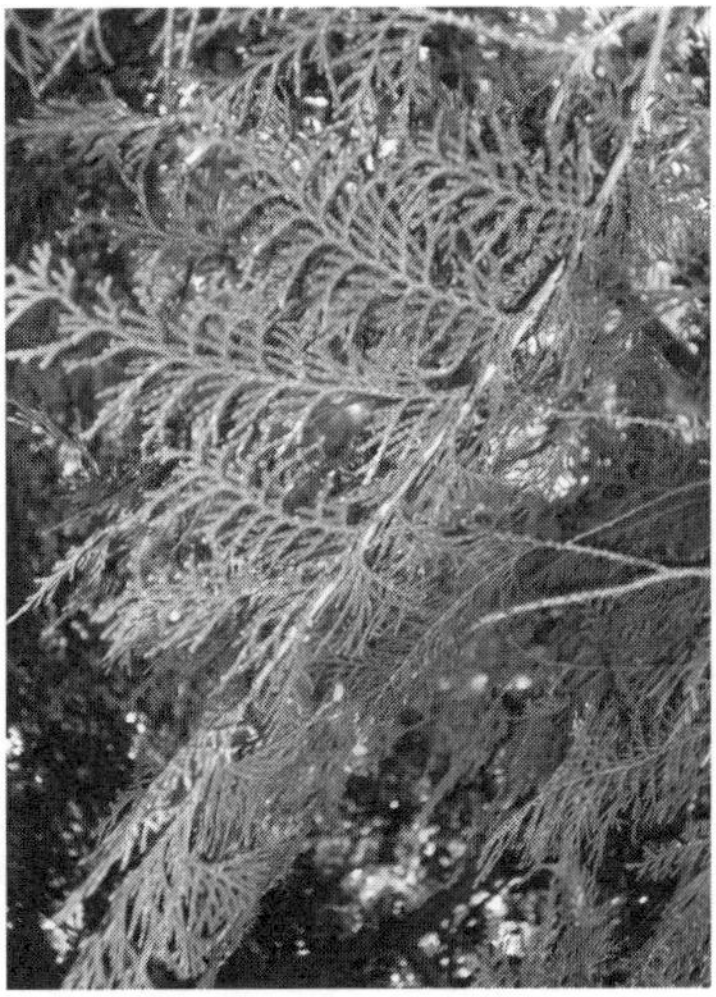
写 4·4 ヒノキの葉

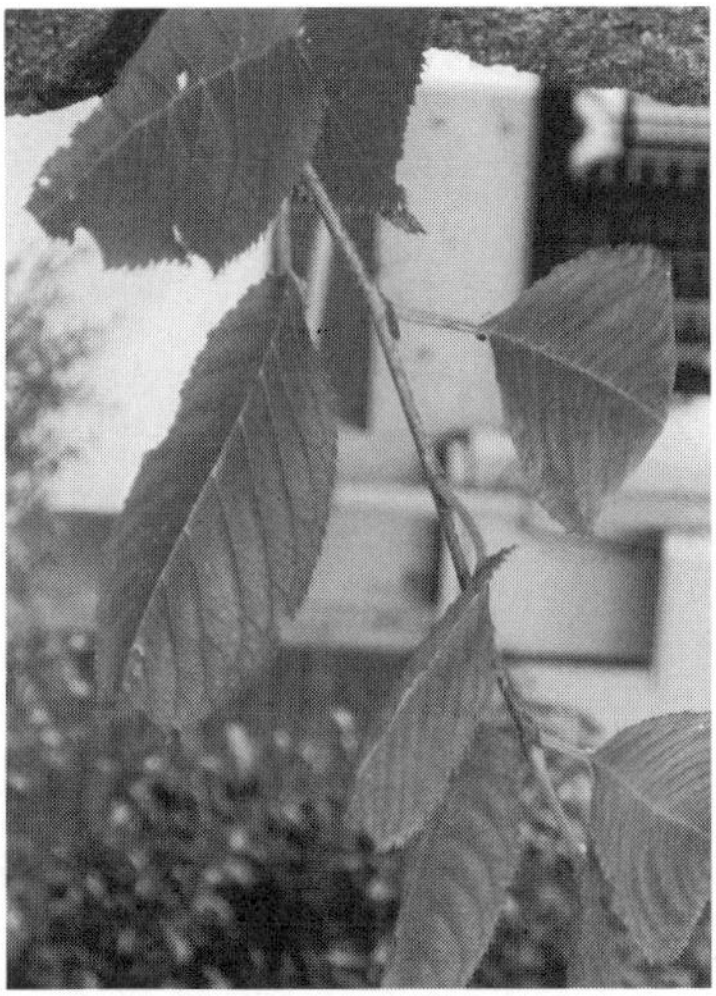
写 4·5 サクラの葉

これはクスノキに含まれているカンファーという成分によるものである。総檜葉造りの家には3年間蚊が入らないといわれるように，檜葉の中のヒノキチオールという成分が虫を寄せ付けない作用を持っている。

このようにフィトンチッドは私たちの生活に密接に関わっており，自然と共存していくことで人間は癒されていく。森林，樹木，緑は，私たちに癒しの空間を与えているのである。

4·2 癒しのメカニズム

1では緑の持つ癒しの効果について考えてきたが、癒しを感じる時、私たちの脳内では一体どんなことが起こっているのだろうか。ここでは癒しのメカニズムについて触れてみる。

●ストレス

現代社会はストレス社会だと言われている。本当にそうなのだろうか。そもそもストレスとは一体何だろう。ストレスとは物理学の用語で、物体に力が加わった時に生じるゆがみ、ひずみのことと言われている。医学的には、外傷、疾病、精神的緊張などが原因で体内に起こる一連の非特異的な防御反応であり、またその原因とも言われているが、俗に精神的緊張のことである。

外部からのあらゆる刺激がストレスの要因となりうる。刺激は、悪いもののように思いがちだが、決してそうではない。何の刺激もない生活であったら、人は退屈で飽きてしまうだろう。人間にはほど好い刺激が必要なのである。ただその刺激がその人の許容量を超えてしまった時、ストレスによる心身の症状として現れてくる。許容量は人それぞれ違うし、その時の状況によっても異なる。

外部からの刺激には様々なものがある。刺激を受ける側の人間が刺激に対してどのような反応を示すかによって、刺激は良い刺激と悪い刺激に分けられる。同じ刺激であっても、Ａさんは何のこだわりもなくその刺激をかわすが、Ｂさんは落ち込んでしまうということだってある。

例えば、家の近くで１０階建てのマンションの工事が始まったとしよう。それはそれは大きな音とともに振動も加わっている。この時、Ａさんは、工事だから仕方がない、一生続くわけでもないし、我慢しようと考える。それに対してＢさんは、何とやかましい、これでは何も手につかない、我慢できないと考える。同じ刺激であってもＡさんのようにストレスとして感じない人もいれば、

Bさんのようにストレスとなってしまう人もいる。また、普段は工事の騒音や振動に目くじらを立てるわけではないAさんであっても、仕事で失敗して気分が落ち込んでいる時には、工事の騒音や振動がストレスとして重くのしかかってくることもある。このようにストレスは時と場合、人によっていろいろである。

不安や不快を感じたとしよう。この外部からの不安や不快といった刺激が脳に伝わり、脳からの命令が自律神経を経て身体に伝わり、緊張状態になる。これは危険から身を護るという本能の働きによるもので、緊張状態になると、脳や筋肉への血液の量が増加する。すると、血圧が上昇したり、心拍数が高くなったりする。人前で話さなければならない時、多くの人がドキドキする。これは緊張によって心拍数が高くなったことに他ならない。

ストレスから胃潰瘍になるという話はよく聞く。それは緊張と血液の流れから次のように考えることができる。身体の中を流れている血液の量は一定であるので、緊張して脳や筋肉に血液が集まってきた場合、消化器官への血液の量は少なくなる。つまり、消化器官の働きは低下する。ストレスがかかった状態が長く続くと、消化器官の働きが弱った状態で生活を続けることになる。そこに食物が入り、胃酸が出るとどうなるか。胃に強い負担がかかり、胃潰瘍となってしまう。これが、ストレスから胃潰瘍になる仕組みである。

胃潰瘍になるのは長い時間ストレスにかかった場合であるが、ストレスを感じた時に食事量がどうなるかということについて、厚生労働省が行った国民栄養調査がある。２００３年12月28日の朝日新聞によると、ストレスを感じている時、食事量が「少なくなる」と答えたのが男性１５・８％、女性１５・４％とほぼ同じだったのに対し、「多くなる」と答えたのは、男性６・８％に対し、女性１７・９％に上った。その結果、「太る」と答えたのは、男性６・２％、女性１５・８％であった。ストレスと食事との因果関係はまだはっきりしていないが、女性の方が男性に比べて食事量が多くなる人の割合が高いという結果から、長時間にわたって胃に負担がかかれば女性に胃潰瘍が多くなるはずである。しかし実際には、女性に特に胃潰瘍が多いともいえないので、女性は食べることによってストレスを発散させているのかもしれない。

ストレスからアトピー性皮膚炎を発症することがあるという。皮膚科医の小林美咲先生によれば、痒くて掻いてしまうことが多いが、痒くなくても、イライラしたり、緊張した時に掻く行動に出ることがあるという。そして子供が掻く行動に出た時は抱っこしてあげると、掻く行動は収まる。子供は抱っこされている時には掻かない。つまり、抱っこは子供にとって安心していられる状況なのだという。

昔だってストレスはあった。それなのに現在の社会はストレス社会だと言い、ストレスが原因で起きる犯罪も少なくない。ストレスというものが認められるようになったのは、今から60年ほど前からだと言われている。昨今は大人の社会だけでなく、子供の社会でも勉強や友達関係でストレスを感じることが多くなっているという。このような中、大阪市天王寺区の桃陽小学校では総合的学習の時間にストレスについて勉強した。その結果、ストレスはない方が良いというよりも、ストレスを溜め込まずに、適度な緊張を楽しむのが大切ということがわかった。つまり、ストレスを上手にかわしていける方法、技を身に付けることが大事であるということができる。

●癒しのメカニズム

美しい花を見たとしよう。皆さんはどんな感情を持つだろうか。よほど気分が悪くない限り、「美しい」とか「きれいだ」と思うはずである。つまり、これは肯定的な感情を持つことになる。この肯定的な感情というのは、一体どこで感じるのであろうか。美しい花を目の前にした時、視覚を通して情報が脳に伝わり、脳で「美しい」と判断する。すると気持ちがよくなる。逆に汚いものを見たとしよう。するとなんだか嫌な気分になる。私たちの脳の中でどんなことが起きているのだろう。人間の身体はとても複雑で神秘である。これだけ科学が発達した現代においても、人間の身体の仕組みすべてが解明されたわけではない。特に脳については未知の部分が多い。ここでは現在解明されている脳の中の癒しのメカニズムについて簡単に説明する。

外部からの情報は、電気信号として神経を伝わる。神経細胞同士は神経線維によって結ばれているが、神経線維の末端にあるシナプスという接合部には小さな隙間があり、電気信号を伝えることができない。この隙間に神経伝達物質が放出されて次の神経細胞に化学信号として信号を伝える。信号を受けた神経細胞はその情報を電気信号に変えて次の神経細胞へと伝えていく。神経伝達物質は100種類以上あると言われているが、ドーパミン、ノルアドレナリン、セロトニンもそれらの仲間の一つで、特に人間の精神活動を担っているものである。

ドーパミンは、快楽や意欲の感覚を呼び起こし、脳を覚醒させてやる気を起こさせる伝達物質である。ドーパミンが分泌されると、やる気が湧いて、良い方向に向かうように思うが、ドーパミンは麻薬に似た効果も持ち、留まることを忘れてさらなる快楽を求めようとする、少し厄介なものでもある。過剰なドーパミンの分泌により幻覚や妄想などの精神症状が出現する。ノルアドレナリンは、不安や恐怖、覚醒などに関与し、ストレスを受けると合成されることから怒りのホルモンとも呼ばれている。

このようにドーパミンやノルアドレナリンの分泌は、精神を高揚させる作用がある。その一方、セロトニンは、ドーパミンやノルアドレナリンの働きを抑制し、精神を安定させる作用を持っている。セロトニンが脳内に増えると、眠くなる。また増えすぎると、脳幹の青斑核という細胞群が反応し、ノルアドレナリンが分泌される。これらの伝達物質は、お互いにバランスをとりながら分泌し、そして心身の健康を保っている。

私たちはいつも脳を使っているが、本を読んだり、考え事をしたり、計算をしたりしてしばらくすると、ほとんどの人が疲れを感じる。脳が疲れると、判断力や知的な力が低下し、本を読んでいても内容を理解することができなくなったり、考えがまとまらなくなったり、計算間違えをしたりする。これは、脳内に乳酸が発生したためである。乳酸とは、筋肉を動かした時に発生する疲労物質で、運動をして疲れるのと同様、脳を使うことによって脳が疲れ、乳酸が発生したのである。すると、脳内のセロトニンの分泌が阻害され、癒されていない状態になる。では、疲れを取り除くためにはどうしたら良いの

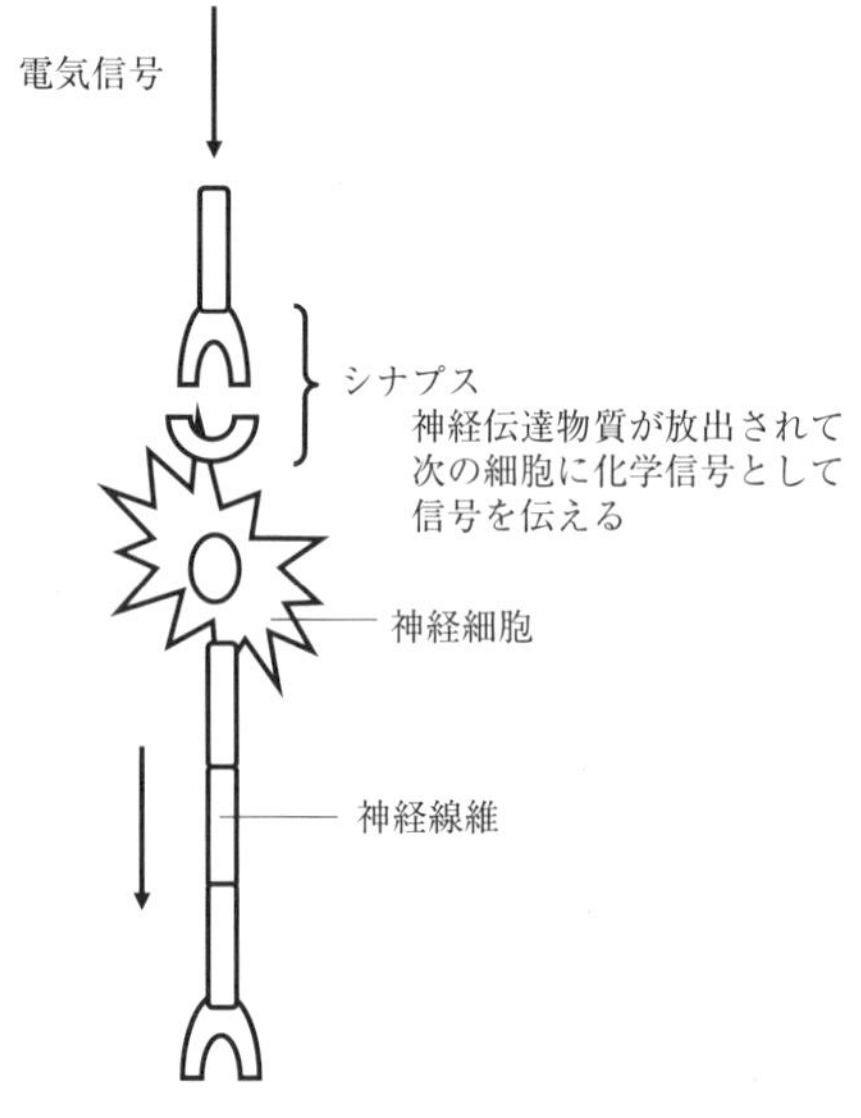

図 4·4　神経を伝わる電気信号の流れ

であろうか。目を閉じたり、眠ったり、頭を冷やしたりして、外からの情報を遮断して脳を休めれば良いのである。

次に、ストレスに直面した場合を考えてみる。ストレスが襲ってきた場合、脳内にノルアドレナリンが分泌される。すると、セロトニンが分泌されてノルアドレナリンの分泌を抑えようとしたり、既に分泌されてしまったノルアドレナリンを回収しようとする。これがうまくいけば、精神の安定をみることができる。ところが、長い時間にわたって、また必要以上にノルアドレナリンが分泌されてしまうと、セロトニンがそれらを抑えようとして大量に消費され、不足気味になってしまう。こうなると、脳は覚醒状態となり、眠れない、キレるといったことが起きる。

脳が疲れた状態が続いているところに、さらにストレスや難問が押し寄せてきた場合、気分が落ち込み、夜も眠れなくなる。食欲も落ち、さらに脳の疲れが増して悪循環となる。すると、心が病んで心身ともに不健康な状態に陥ってしまう。脳は、心身の健康に大きく関与しているので、脳を疲れさせず、脳内のセロトニンの量を増加させることで癒されている状態を作ることができる。

では、セロトニンの量を増加させるためにはどうしたらよいのであろうか。私たちが意識的にかつ簡単にどこでもいつでも行えることの一つに、腹式呼吸がある。大きく息を吸って、ゆっくりと息を吐いていく。これを繰り返すことによってセロトニンの量が増すといわれている。興奮状態を抑える時、腹式呼吸をした経験を持っている方も多いだろう。確かに腹式呼吸により、気持ちが落ち着いてくるが、これは脳内にセロトニンが分泌されたためである。

太極拳でも、立禅といって舞いを行う前に準備体操のようなものがある。肩幅くらいに両足を広げて立ち、膝、肘、肩の力を抜いて、半眼で腹式呼吸を行う。何も考えずにしばらくの間腹式呼吸をしていると、気持ちがゆったりしてきて、そして眠気すら感じるようになる。身体を使って行う動作とは別に肯定的な感情を持つことでセロ

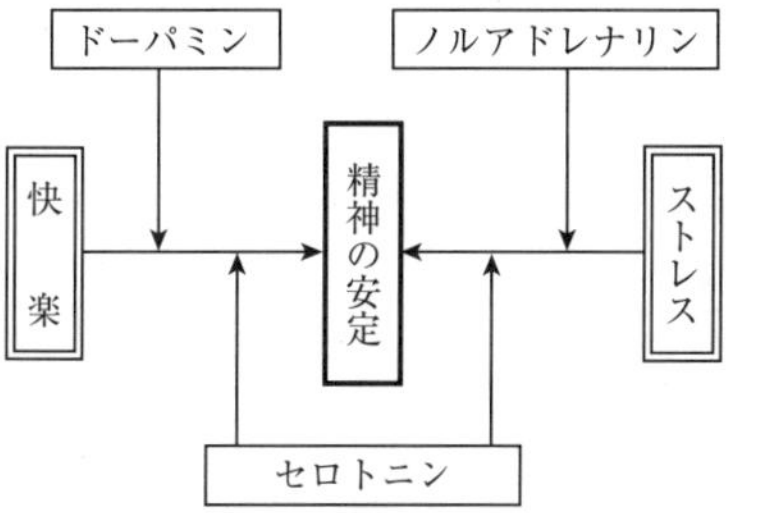

図 4·5　ドーパミン、ノルアドレナリン、セロトニンの相関関係図

トニンが分泌されるという。セロトニンが分泌されると、免疫力が強化され、病気にならない。逆に否定的な感情を持つと、ノルアドレナリンが分泌されて、それが免疫細胞に働き、免疫力が低下する。すると、病気になりやすい。肯定的な感情を持つことで心身が癒され、健康な状態でいられることになる。美しい花を見たり、緑に接することは、肯定的な感情を持つことにつながる。よってストレスの多い現代社会は、セロトニンの分泌を促進する環境が求められているのではないだろうか。

　ノルアドレナリンやドーパミンは悪者のような印象を受けるが、すこし補足すると、それらは集中力を高めたり、自分を奮起させるといったプラスの面も持ち合わせている。いくら癒し系の伝達物質といっても、セロトニンばかりが分泌されている状態では、何の刺激もなくのんべんだらりとした状況になってしまう。また、ノルアドレナリンやドーパミンばかりでは、常に緊張状態で休まることがない。人間はいつもほどほどが良いのだろう。

●ストレスとグリーンセラピー

ストレスを和らげる方法として、音楽を聴く、好きな香りを嗅ぐ、芳香剤入りのお風呂にゆっくり入る、ゆっくり森林の中を散歩する、腹式呼吸をする……など様々な方法があるが、筆者らはグリーンセラピーを挙げたいと思う。

　仕事で失敗して疲れきり、ストレスをいっぱい抱えて家路に付く夜道で黄色く燃え盛るイチョウの木を見たとする。夏の間は多くの緑に囲まれてそれほど目立つ存在ではなかったイチョウの木は、その存在をアピールするかのように黄色く輝いている。見事なまでのイチョウの木に一瞬見とれてしまう。「何てすばらしいのだろう」と思うと、ストレスを抱え、緊張していた気持ちがふっと和らぐことになる。もっとも木に気付く余裕すらなければ、どうしようもない。この「何てすばらしい」という感情こそが肯定的な感情であり、脳内のセロトニンを増加させることになる。

　部屋の中に花を一輪飾ってみてください。いつもの部屋がちょっと違って見えないだろうか。そして何となくいい気分にならないだろうか。きっとささくれ立った気持ちに少しだけ変化が現れるだろう。ほんの少しだけだが、気持ちが和らいでくる。緊張した気持ちがちょっと和らぐこと、部屋に飾った一輪の花によって気持ちが癒されること、そう、これがグリーンセラピーである。

普段は忙しいから、身近にある緑で癒される程度であるが、少し時間がある時には緑のある空間に行ってみるのもよい。近くの公園、遊歩道、河川敷……そんな所をブラブラと散歩していると癒されてくる。もっと時間があったら、森の中を散策してみよう。都会にはない新鮮な空気をいっぱい吸って、鳥の鳴き声を聞き、緑のシャワーを浴びれば、きっとストレスなんてどこかにいってしまう。今の自分にできる方法を上手に使ってストレスを溜め込まず、適度な緊張を保っていけたら良いだろう。そのためには、日頃から多くの情報を見聞し、自分にあった癒される方法を知り、それをいつでも使える状態にしておかなければならない。例えば、花は好きだが普段はあまり飾らないという人は、ストレスを感じたら花を飾って眺めてみるという方法を日頃から知っていると、いざという時に役に立つ。グリーンセラピーのように、ゆったりとした気持ちを持つことができる環境を整えることで、ストレスを和らげることができる。「ゆったり」というのは、日本における四季の変化のような緩やかな時間の流れである。スローテンポで生きていくことが時には必要で、穏やかな時の流れは身も心も癒してくれることだろう。

子供にとっての抱っこが癒される空間であるように、人それぞれが自分にあった癒される空間を持つことが大事なのである。

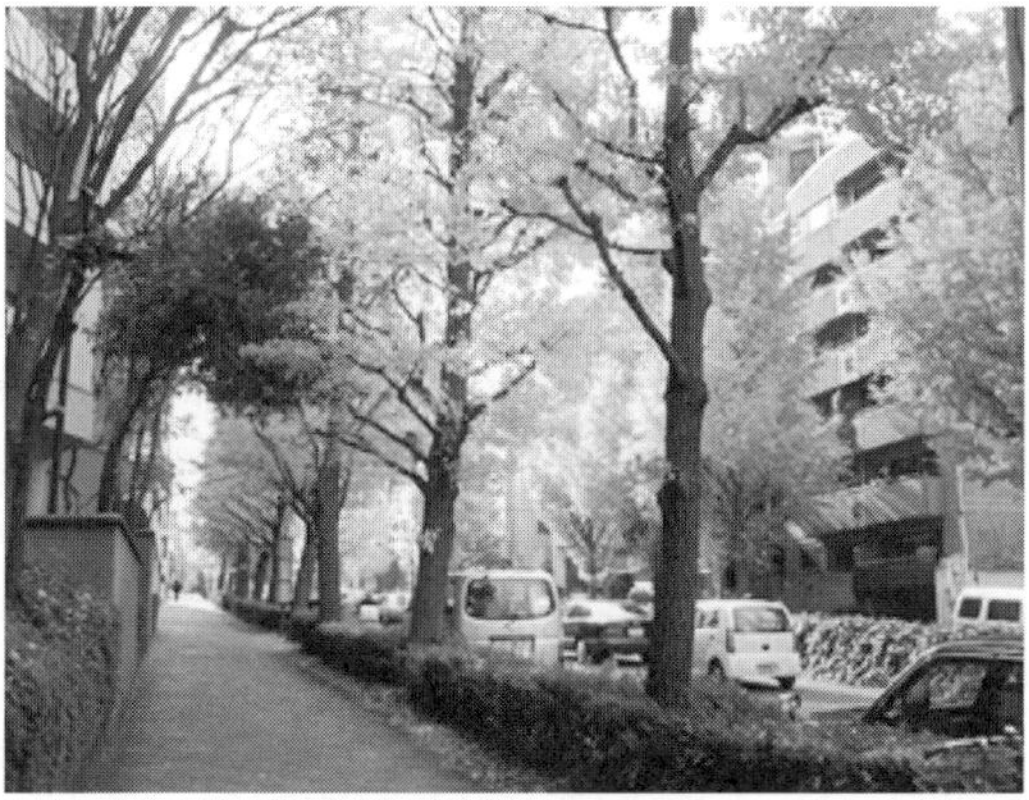

写 4·6　秋のイチョウ風景

5　癒される空間を求めて

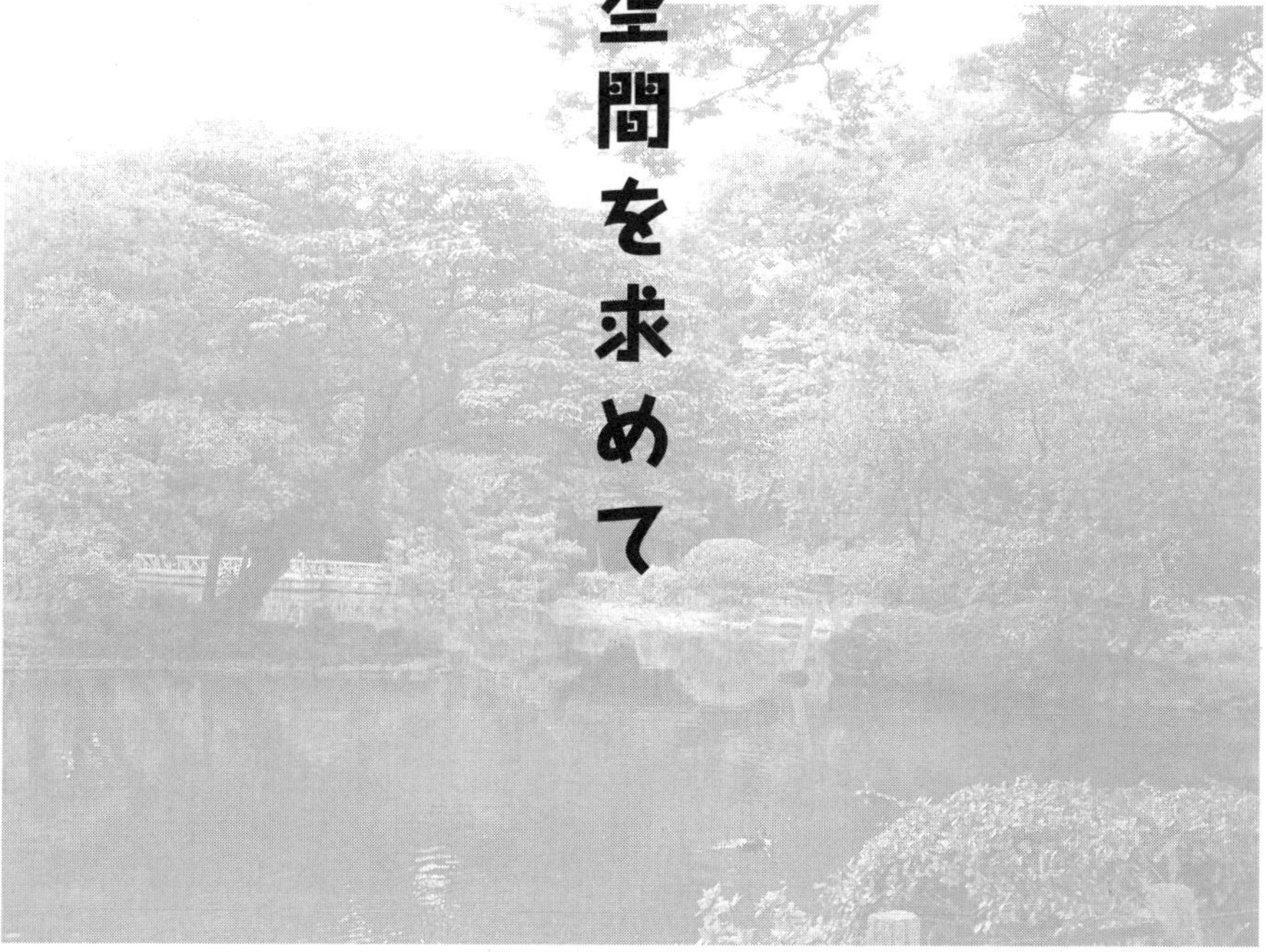

5・1　五感とグリーンセラピー

文部科学省は、2002年春、『新学習指導要領』という名のもとに、今の子どもたちに「生きる力」を養う教育を目指し始めた。小・中学校に完全週5日制を導入し、ゆとりを持たせることにした。当然、授業時間数が減ってしまうことになる。今までと同じ授業内容ではとても時間が足りないので、内容量を減らす、あるいは簡単にする、といったことを試みた。いわゆる「ゆとり教育」である。また、各学校独自に学ぶ「総合的な学習」という時間を設けることになった。新しい制度が始まってほぼ2年が過ぎた頃、学力の低下が現れ、また変更を余儀なくされることになった。「子どもの理解が進めば指導要領の範囲を越す内容を教えてもよい」、「総合的な学習の時間の充実」、「子ども一人ひとりに合わせた指導の充実」が見直しのポイントとなり、一部改定が行われた。

そして2007年2月から、第四期中央教育審議会が「ゆとり教育」、「授業時間数の増減」について審議し、2008年1月、学習指導要領の改訂に向けた検討結果を答申にまとめた。その結果、理科、英語、算数・数学の授業時間が2～3割増え、「総合的な学習」の時間が減り、小学校は2011年度から、中学校は2012年度から、高校は2013年度から実施される。このように数年で制度が変更される時、一番の被害者は子供たちである。過渡期においては何年生の問題集を見て勉強すればよいのか、右往左往する日々となってしまう。

そもそも「生きる力」とは何なのだろうか。それは自分で考え、決断し、実行していく力、つまり自分で問題を解決していく力なのだろう。多様な要素が含まれる「生きる力」だが、現在の社会において欠けているのが社会力であるといわれる。

人間は、潜在的に他者と関わろうとする気持ちを持っている。成長する過程でその気持ちが十分に育たず、年齢を積み重ねてしまうと、他者を認め、お互いの関係をバランス良く保つことができなくなる。バランス良く保つことは、一朝一夕でできることではなく、長い時間を費やして少しずつ築き上げていかなければできない。自分の存在価値を認め、他者を認識し、他者との関係を上手に構築していくことが社会力である。社会力を養うためにはどうしたらよいのであろうか。その方法は、「コミュニケーションをとること」と「五感で感じること」だと思う。

●コミュニケーションをとること

幼児期というのは、自分しか見えない。本能で行動する。生後間もない赤ちゃんでも他者である母親はわかってはいるが、それは他者の存在を認識するという域のことではない。

2003年春、学習院初等科で長年教育に携わってこられた川嶋優先生の講演を伺った。その講演は子育ての話だった。人間の生まれながらに持っている本能は、自分の体を保つということで、自分勝手であり、自分の都合の良いように行動する。これは、赤ちゃんを見れば明らかなように、お腹がすけば泣くし、眠くなれば寝てしまう。親の都合など一切考えることはない。本能しかない赤ちゃんに、善いこと、悪いことを教えていくのが教育で、その教育により立派な人間へと成長する。善いこと、悪いことの判断基準は、親が決めることである。つまり、父母がルールブックになる。それは小学校3、4年生までで、またこの頃までは具体的なものの考え方しかできない時期でもある。その後は抽象的なものの考え方ができるようになり、親から教えられた善し悪しの判断基準に沿って、いろいろな物事を自分で考え判断していく時期になる。

例えば、2人の幼稚園児がけんかをしたとする。A君がB君を叩いた。B君が泣き出してしまった。すると、A君の母親は、A君に対して「B君が痛いでしょ。B君のことを考えてごらんなさい。さあ、謝りなさい」と言ってA君をたしなめる。すると、A君は「ごめんなさい」と言って謝る。こういうことは日常茶飯事に見られることであるが、これでA君は絶対に二度とB君を叩かないかというと、もちろんそんなことはない。なぜか。それは、5、6歳の幼稚園児にはまだ相手の立場になって考える、という抽象的なものの考え方ができないからである。というのが、川嶋先生のお話であった。

抽象的なものの考え方ができるようになって、初めて他者を認識することになる。生まれた時は家庭という小さな集団の中だけで暮らしていたものが、年齢とともに近隣、学校、そして社会と、だんだん大きな集団に身を置くことになる。学生時代は、自分と気の合う人とだけ関係を持っていけばある程度生活できるのだが、社会という枠の中では、自分と気の合う人とだけ付き合えば良いというわけにはいかず、気の合わない人とも接していかなければならなくなる。多くの人と接すること、つまり自分を取り巻く世界が広がっていけばいくほど様々な人と接する機会も増え、それと同時にいろいろな軋轢も生じてくることになる。この時に自分というものをしっかり認識し、自分の存在を肯定的に捉え、なおかつ自分とは違う他者の存在を認め、そのうえで自分と他者との距離を保てることが必要になってくる。

社会の中で仕事をしていく場合、仕事自体の大変さもさることながら、人間関係の複雑さに立ち往生してしまう人も多いはずである。社会の中で上手に振る舞えること、それが社会性、社会力であり、生きる力の一部と考えられる。自分と他者との関係がうまく保てないと、自分勝手な行動に出てしまい、いわゆる「キレる」ということになってしまう。

では、キレないようにするにはどうしたら良いのであろうか。それには、一か十か、白か黒かといった極端な考え方だけではなく、グレーゾーンもある考え方、幅のある考え方を持つことが必要になってくる。もちろん、数学的には1＋1＝2であるが、社会の中では、1＋1＝2だけでなく、ある時は3またある時は8にも10にもなるということを考えるだけの余裕がほしいのである。

オンかオフかだけではない考え方、それが大事なのである。自分は黒だと言い、相手は白だと言う。お互い譲らなければ、話はそこで終わってしまう。そしてお互いにストレスを持ったままということになる。ところが、自分は黒だと思うが、白という相手の話に耳を傾け、白という考え方もあるのかと理解すれば、相手に対しても譲る気持ちが芽生えてくるかもしれない。

品川区の教育委員会では、アメリカで考案された『セカンドステップ』というプログラムを2006年から取り入れている。このプログラムは、怒りを感じた時にキレずに感情をコントロールする方法を身に付けるもので、3章からなっている。第一章は、相手の気持ちを思いやり、自分の気持ちを表現する「相互の理解」、第二章は、問題解決の対応策を複数出して最良だと思うものを試す「問題解決」、第三章は、怒りを自覚してどう対処したらよいかを学ぶ「怒りの扱い」である。人間関係を円滑にするためにコミュニケーションを重視した一つの方法である。

最近の犯罪は、自分の思いどおりにならなかったからといってすぐに人を殺してしまうことが多々ある。「ジコチュー」といわれているように自己中心的なものの考え方しかできない人が多い。成人になっても同世代の人とうまくコミュニケーションがとれないために、自分の思いどおりになると勘違いをして自分よりも弱い立場の子どもを連れ回したり、監禁したりする事件が起こる。借金を申し込んで相手がそれに応じてくれないので殺してしまうというものも自己中心の最たるものである。

このような自己中心的な事件を起こす人は、自分しか見えていない。あるいは自分も見えていないのかもしれない。本能でしか生きられない赤ちゃんと同じレベルである。そういう人が、年齢を問わず多くなってきているような気がする。相手の立場になって物事を考えるという抽象的なものの考え方ができないのである。

携帯電話の普及で、現代人は他の人といつでもどこでもつながることができるようになった。電車の中でメールをしている人、歩きながら携帯電話で話している人をたくさん見かける。ではお互いのコミュニケーションがとれているのかというと、そうとも限らない。「ＫＹ」（空気読めない）という流行語があるが、その場の空気を読めない人が多いようだ。その場の空気を読むことは大事なことで、それは相手の心を理解することにもつながっていく。

では相手の心を理解するにはどうしたらよいかというと、ただ黙っていたのでは相手のことが何もわからない。一方的に自分のことだけを話しても、お互いを理解するということまでには至らない。お互いにコミュニケーションをとることによって、だんだんと相手を理解し、また相手も自分をわかってくれるようになる。２００８年元旦の読売新聞に掲載された記事の中で茂木健一郎氏は、「頭のよさ」というのは他人とうまくやるということで、「教養」とは他人の心がわかることだと言っている。この「頭のよさ」、「教養」を身に付けることによって良い人間関係を作ることができる。上手に人間関係を保つことこそが社会力であり、生きる力なのではないだろうか。つまり、自分を知り、相手を理解したうえで相手との関係を上手に保っていくことが大事であり、その手段としてコミュニケーションをとることが必要なのである。

●五感で感じること

現代社会は、ストレスが多いストレス社会だといわれている。今から60年ほど前の日本は、食糧難の時代で食べるものに不自由し、主婦は家族が多い中で、家電製品もなく朝から晩まで一日中家事に追われる生活を強いられていた。それに比べ現代は、家電製品の普及により家事も当時とは比べものにならないほど楽になり、物は十分に、いや十二分に足りている。こんなに便利な世の中になったのに、現代はストレスが多いという。では昔はストレスがなかったのであろうか。食べ物がないこと自体、大きなストレスであったはずである。しかし苦痛をはねのけるだけの元気があったのである。

ではその元気とは何なのか。それは未来への目標、目的が元気につながっていたのであろう。人間は目的があれば、多少つらいことがあっても何とか乗り切ることができるものである。将来に何の希望もなければ、次へと進むことはできない。戦後の混沌とした時代にあっても必死に生き(当時は考える余裕すらなかったであろうが)、人よりも多く働きより良い生活を手に入れようと努力してきたわけである。これがストレスを寄せ付けない、あるいははねのける元気なのである。

現代は、人間関係が昔に比べて複雑になってきたことは確かだが、将来に対する希望が持てない時代になっている。いくら自分が一生懸命働いても、明日リストラされないという保障はどこにもない。先行きの不安感が大きいため、それがストレスとなってしまうのである。先が不安であることは誰しも同じである。将来に不安を持たない人などいないはずである。過日、テレビで養老孟司氏も「皆将来に不安を持っている。それが当たり前のことである」と話していた。しかし、たとえ将来不測の事態が発生したとしても、それを乗り越えるだけの力、つまり生きる力があるかどうか、それが問題になってくる。

人間誰しもいい気分の時もあれば、今日はちょっと……という日もある。今日はちょっとという時に、自分の感情をうまくコントロールできたらいいなと思う。人間は繊細なものなので、イライラしている時にほんの小さな出来事、例えば手動のドアを前の人が押さえて待っていてくれたり、ちょっと道を譲ってくれたり……そんなことで気持ちがパッと明るくなることだってある。また逆もしかりだが……。自分の気持ちが落ち着いていれば、人にやさしくなれるのである。

気持ちが落ち込んだ時こそグリーンセラピーの出番である。自然の中に身を置いてみよう。自然の中に身を置くと、人間は無力であり、自分のやっていることは大きな自然から見たら、ほんのちっぽけなことと感じられる。そうすれば気持ちにゆとりができ、落ち着いた気分になれる。

数年前の夏、伊豆大島に行ったことがある。たった1泊の小旅行であったが、ちょうど台風が接近しそうな際どい天候の時であった。伊豆大島には2つの港があり、その日の天候によってどちらの港に船が着くかわからない。島に着いてすぐにレンタカーを借りたが、レンタカー会社の建物や敷地があるわけではなく、道路の脇に机をおいて事務所代わりにしている。返車はどうしたものかと尋ねてみたが、レンタカー会社の人は「どっちの港になるかねえ」と言って平然としている。2つの港がそんなに遠くはないにしても、隣にあるわけではないし、営業所があるわけでもないので、レンタカー会社の人に直接車を返さなくてはならない。もし港でこのレンタカー会社の人が見当たらなかったら……などと余計な心配をしてしまった。

都会に暮らしている感覚だと、明日の予定が立たないということになる。しかし、島の人たちはいたって暢気である。結局、翌朝ホテルの館内放送で到着した港とは別の港を今日は利用するということを知り、無事にレンタカーを返すこともできた。都市に住んでいると、年に数回、地震や台風などによる警戒はあるが、人の力によって生活していて、自然によって一日の生活が決まるという感覚はほとんどない。それに対して大島の人たちは、その日その日、あるいはその時その時の自然に左右されて日々の生活を送っている。人の力で生活を支えているのではなく、自然に逆らわずに、自然に身を委ねて生活しているわけである。柔軟な生活のリズムが感じられた島であった。人間がどんなに力を発揮しても、どうにもならないことがあるということがわかると、心にゆとりができ、ゆったりとしていられるのである。

気持ちが落ち込んだ時、森の中を散歩してみよう。

表 5·1　五感とグリーンセラピー

五　感	グリーンセラピー
視覚	花の色·樹形·紅葉·黄葉·新緑·桜吹雪
聴覚	鳥の鳴き声·葉擦れ·川のせせらぎの音·滝の音
臭覚	花の香り·草いきれ·フィトンチッド
味覚	実·美味しい空気·キノコ·湧き水
触覚	木肌·葉·風·土·石·水·木漏れ日

そうすれば、何となく気持ちが晴れてくる。そんな遠くの森まで行けない人は、窓から見える一本の木でもいい。窓辺に飾った一鉢の花でもいい。きっと心が和むに違いない。グリーンセラピーの効用である。私たちが窓越しの木や室内の花を見ることによって「さわやか」とか「きれい」と感じる心、それは五感なのである。五感とは、視覚、聴覚、臭覚、味覚、触覚である。人間は本来、五感というものを持って生まれてきている。持って生まれてきているのだが、それをそのまま放っておいたのでは、あまり発達しない。訓練によって研ぎ澄まされた五感が養われてくるのである。

人間はオギャーとこの世に生まれた時、体の機能は部分によって発達状況が違う。例えば、心臓は小さいながらも動いてその役目を果たしている。脳に関していえば、視床下部や大脳辺縁系はかなり発達した状態で生まれてくる。ここは本能や感情を司る所で、お腹がすいた赤ちゃんが泣くのは、この部位が発達しているからである。大脳皮質は、他の脳の部位と比べて発達が遅い。人は目、耳、鼻、口、皮膚といった感覚器官で外部の情報を受け取り、それを電気信号に変換する。この情報は、脊髄や脳幹を経て大脳皮質にある感覚野に達し、ここで初めて形や色、音、臭い、味、触感として認識される。

例えば、棘のいっぱい付いたサボテンを見たとしよう。目から入った情報は大脳皮質の視覚野でサボテンだとわかる。その情報が前頭連合野に行き、ここで今までの体験からのサボテンの棘は触ると痛いといった認識と合体し、サボテンの棘には触るのを止めようと考える。あるいはそっと触ってみようとする。もしサボテンを知らない人なら、棘を強く握ってしまうかもしれない。赤ちゃんだったら何もわからず、棘を触ってしまうであろう。すると赤ちゃんは痛くて大泣きする。この失敗を積み重ねるうちにサボテンの棘は痛いのだから触ってはいけないという学習効果がついてくる。

目から入る情報と同様に耳からも多くの情報が入ってくる。ところが漢字にも「聞く」と「聴く」があるように、ただ音が聞こえてくるというのではなく、自分の意思で音を聴くことによって感覚が発達してくる。森の中に入ったとしよう。そこには鳥の鳴き声も、風の音もあるはずである。しかし、自分からそれを感じようとしなければ、鳥のきれいな鳴き声も、木や葉を揺する風の音も聴き取ることはできない。もし、鳥の鳴き声を感じることができたなら、その瞬間、穏やかな気持ちになれるかもしれない。

感覚野を刺激する体験が多いほど、感覚が鋭くなるとともに適切な判断ができるようになる。つまり、人間の脳は生まれつき持っている本能や感情の上に様々な経験を積むことによって前頭連合野が発達し、感情のコントロールができるようになる。様々な経験が前頭連合野の発達には関与することから、多くのことを経験することが望ましい。

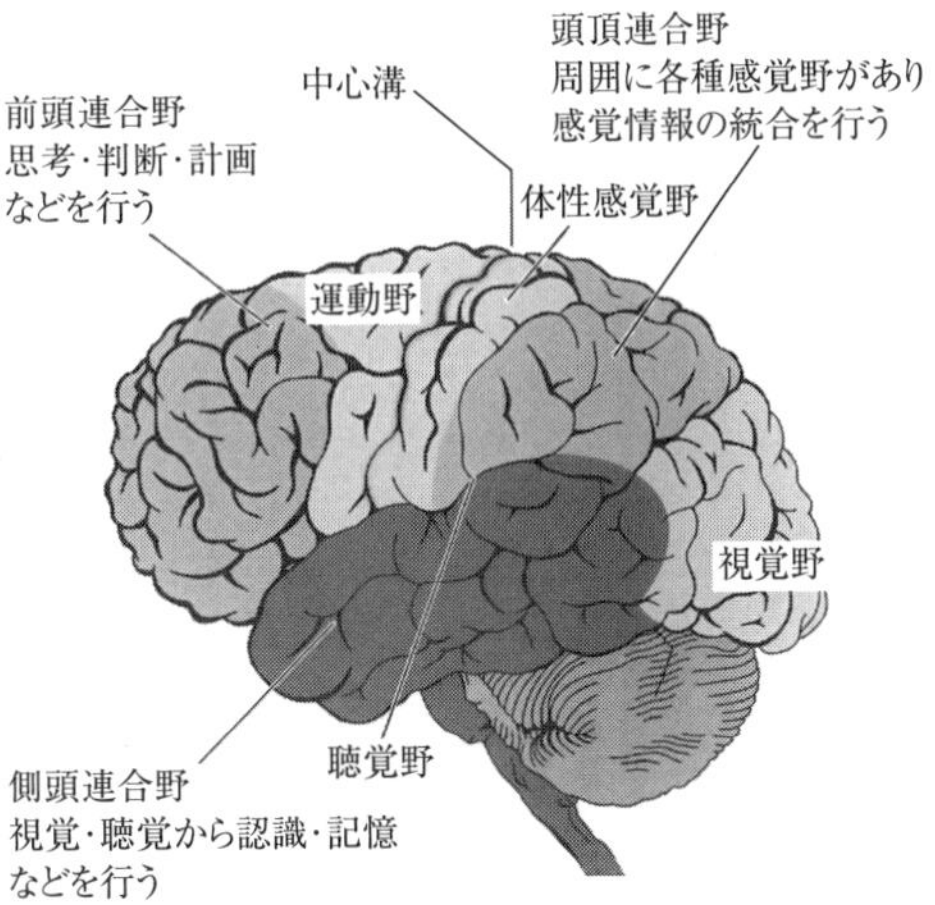

図 5·1　大脳皮質の連合野（出典：図解入門 よくわかる最新「脳」の基本としくみ、後藤和宏監修、秀和システム、2009）

幼児期に親が過保護すぎて自分で体験して感じることをしなかったり、悪いことをしても叱られることがなかったり、我慢させられることがなかったり、また人と接することをやめて引き籠もったりすると、前頭連合野の発達に影響が出てくるのだろうといわれている。キレるということは、自分の感情を抑えられない、つまり本能のままに行動してしまうということで、前頭連合野の発達が十分でないと考えられる。

一方、親から虐待を受ける子供たちは、感覚遮断という感じ取ることをあえて自ら止めることによって、虐待から身を護っているといわれている。このことから、感覚は、自分で発達させることも、また逆に止めてしまうことも可能なものであることがわかる。人間は、もともと生まれ持っている五感という感覚を衰えさせることなく育んでいくことで、自分の感情をコントロールし、穏やかなやさしい気持ちになれる。そうすれば相手のことを思いやることもできるだろう。

『森の幼稚園』という森の中で子供たちを教育している所がある。まさに森の中が子供たちの園庭で、人工物はなく、自然が友達であり、おもちゃでもある。普通の幼稚園では、一つのおもちゃが取り合いになることはよくあることだが、同じようなおもちゃがいくつか用意されているので代用することができる。しかし、森の中では同じものは何もない。たとえ友達が持っている木の枝の杖と同じものが欲しくても我慢しなければならない。そういう体験を積み重ねることによって情緒が発達し、自分の感情をコントロールすることができるようになる。レイチェル・カーソンは、『センス・オブ・ワンダー』の中で、子どもや親にとって「知る」ことは「感じる」ことの半分も重要でないと言っている。そして、子どもの感性は、自然によって磨かれると示唆している。自然の中に身を置くことは想像以上に得るものが大きいのではないだろうか。

私たちは五感を通して外の刺激を感じながら日々暮らしているが、コンクリートジャングルの中に住んでいるとだんだん五感が鈍ってくる。自然と切り離された生活は、季節感がなくなる。五感が発達するというのは、決して特別なことではない。毎日の食事の中に季節感があれば、それは十分に五感を刺激する。例えば、食卓に筍があれば春を感じ、秋刀魚があれば秋を感じる。少し前の時代にはこういう食卓の風景はごく普通のものであった。しかし最近では一年を通して食べられるものが多くなり、それは幸せなことと同時に、旬を知り、季節を感じる五感の刺激が弱くなることを物語っている。

食に限らず、自然は私たちの五感を刺激するのに最も身近で、好都合なものの一つである。私たちを取り巻く環境が変化し、自然がなくなっていくことは、五感を発達させる機会をも失うことになる。子どもが大人に成長する過程において、自然という命のあるものと接することによって五感が刺激され、脳の発達をみる。脳の発達によってバランスのとれた思考力、判断力が身に付くというわけである。そして自然は、台風や豪雨といったものを除けば、ほとんどが穏やかな変化である。

昨日蒔いた種が今日花開くことはなく、時間の流れが緩やかであり、テレビゲームのような極端な刺激はない。人間とは違うゆっくりした自然のリズムが人間をゆったりした気持ちに導き、気持ちにゆとりが生まれてくるのではないだろうか。これがまさにグリーンセラピーで、自然ならではのものである。つまり、様々な自然の刺激を五感で受け止めることによってグリーンセラピーとなる。五感が発達していればグリーンセラピーの効用を受けることができるが、五感が発達していなければ、いくら緑の空間に身を置いてもグリーンセラピーの効用を受けることはできない。

文部科学省が求めている「生きる力」とは、自分の身に降りかかってくるストレスをはねのけ、知識を元に知恵を絞って自分で問題を解決していく力、そして自分と他者とのより良い関係を保つ力、つまり社会力を身に付けることだと考える。そのためには、まず他者とコミュニケーションをとることが大事である。しかしバランスのとれた思考力、判断力を持って臨むには、自分の感情をコントロールし、穏やかな精神でいなければならない。それには、自然と関わっていくグリーンセラピーが大いに役立つものと考えられる。そして特に子供の成長過程においては、五感の発達を促すために自然と接する機会を多く持つことが重要だと思う。

5・2　様々な緑と五感

東京都では2006年12月に、緑あふれる東京の再生を目指して「緑の東京10年プロジェクト」を立ち上げた。緑の拠点を街路樹で結ぶ「グリーンロード・ネットワーク」の形成、東京に皇居と同じ大きさの緑の島が出現するという「海の森」の整備、都内の街路樹を100万本に倍増する計画などによって10年後には緑あふれる東京に再生されているというものである。都市の中で質の高い緑が多くなることは大歓迎である。しかし、たとえ緑の量が多くなったとしても、それを受け止める気持ちがなければ、宝の持ち腐れになってしまう。この「緑の東京10年プロジェクト」基本方針の基本的考え方の一つに、「都民一人ひとりが主体的に、緑に関心を持ち、緑を育て、緑を守っていくことができる仕組みを構築すること」があげられている。つまり、東京に緑を取り戻すための主人公は都民一人ひとりであり、私たち一人ひとりがいかに緑に関心を持つかということが大事になってくる。私たちの周りに緑が少なくなったとはいえ、探せば緑は結構存在している。気付かずに見過ごしていることも多いのではないだろうか。私たちが桜の木を意識するのは、芽吹きの時や花が咲く時季であり、それ以外はあまり気にもとめていないような気がする。まだ寒い季節の中で健気に芽を膨らませている桜の木を見ると、季節が着実に進行しているのを感じるし、花の季節には桜の木の存在を改めて認識する。寒い季節から一気に開花した桜の木は自分の存在をあたかもアピールしているかのようである。普段何気なく通り過ぎている道に桜の花を見た時、こんな所に桜があったのか、と再認識させられることも毎年のことである。ただ千葉県市川市リハビリテーション病院の患者の立場からは、自身の体調が悪い時は、緑に意識がいかないという調査があり、緑を意識できるのは心理的にゆとりの現れでもあると考えられている。確かに体調が思わしくない時には緑どころの騒ぎではないが、枕元にある花を見て、少し気持ちが楽になるということも事実のような気がする。日頃から五感を通して緑の存在を意識していることで癒されることもある。そこで私たちの身近にある様々な緑について五感との関係を考えてみる。

●部屋の緑

都会では庭を持つことはなかなか難しい。そこで部屋の中に花や観葉植物を飾ることになるが、このような小さな緑でもストレス緩和に役立っている。花や観葉植物はじっと見ているというよりもちらちらと視野の中に入ってくる。香りのある花なら花の近くを通るたびに香り、部屋に置くと部屋中に良い香りが充満する。視覚や嗅覚から癒されると考えられる。岩崎寛先生らは、屋内空間において、観葉植物の有無の条件のもと、クレペリンテストという負荷をかける実験をしている。生体がストレスにさらされた時に分泌が促進される唾液コルチゾールを指標として植物の存在がストレス緩和に影響を及ぼしているかを観察している。その結果、観葉植物を配置した場合、観葉植物が無い場合に比べて唾液コルチゾールが減少したことから、室内で視野に観葉植物の存在を感じることによってストレスが緩和されることが明らかになった。このような実験結果からも部屋に緑があるだけで視覚を通して緑の存在を感じ、ストレスが緩和されるということがわかる。

●庭

個人の庭は、個性の強いものである。庭は緑を育て、見て楽しみ、風の音に耳を傾け、芳しい匂いを嗅ぎ、収穫物を味わうといった五感すべてを通して癒される空間である。自分の好みに合わせて自由につくることができるのが何よりも幸せであり、癒される。一般的に日本の庭は家の中から見るもので、通行人の目を楽しませるものではない。道路と敷地の境界部に生垣やブロック塀をつくって外から見られないように囲っている。これに対し、例えば、アメリカやニュージーランドの住宅地では、道路側に前庭をつくり、道行く人の目を楽しませている。これは日本と西洋の文化の違いのような気がする。最近ではガーデニングがブームとなり、庭ではないが、マンションのベランダでも野菜や花を育てて楽しむ人も増えている。庭はグリーンセラピーの能動的効用には最適な空間といえる。

●庭　園

寺院や大名屋敷の庭園に代表される日本庭園は、池を中心に築山、島、庭石、白砂、樹木などで構成されている。平安時代には、縮景手法を取り入れた寝殿造り庭園、その後、武士階級の興隆による社会不安といった時代背景から極楽浄土を具現化しようと浄土式庭園が造られた。室町時代には禅の庭や枯山水のように石組を中心とし、自然の縮景という特徴的な庭が造られた。江戸時代の庭園は池泉廻遊式庭園といい、浄土・蓬莱・鶴亀など思想的、山・海など自然的、富士・松島など名所が各所に施されている。庭園の変遷を見てくると、庭園には癒しの空間として2つの捉え方があると思う。一つは、縮景という手法を用いて自然の景観や景色を凝縮して身近に置き、庭園を見たり散策したりして五感を通して自分の心を癒していることである。このように自分の想いを表し、心を癒す空間として庭園を造ることは古代から見られ、例えばバビロニアの空中庭園も故郷を想起させて心を癒すために造られたと言われている。もう一つは、庭園に蓬莱、鶴亀の島や石を設置して極楽浄土を願うという日本人の精神面との深いつながりによって癒されるということである。何百年も経った今でも庭園を散策していると五感を通して穏やかな気持ちになり癒されてくる。これは、古の人々が癒しを求めて造った庭園であるからだろうか。古の人々の深い思いが今日にも通じているのかもしれない。

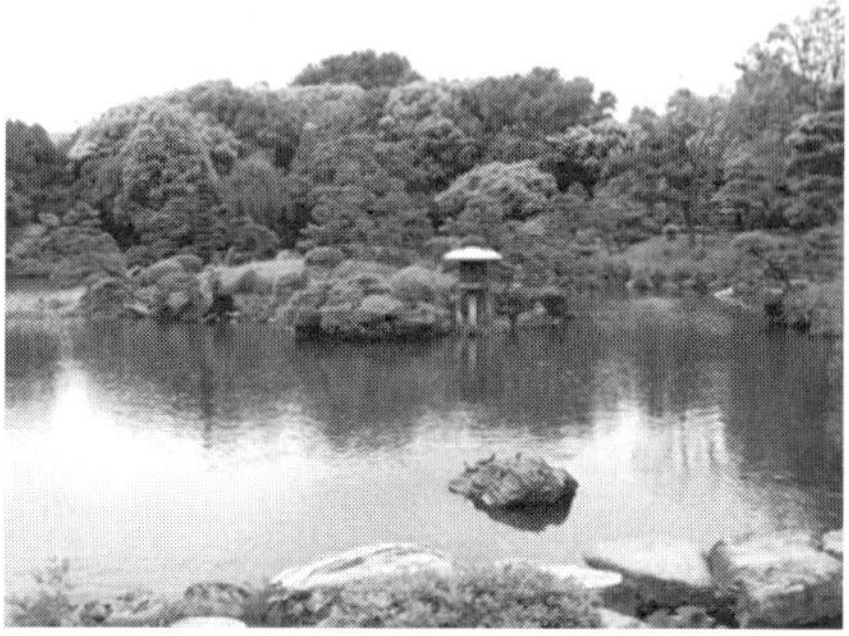

写 5·1　石、水のある日本庭園

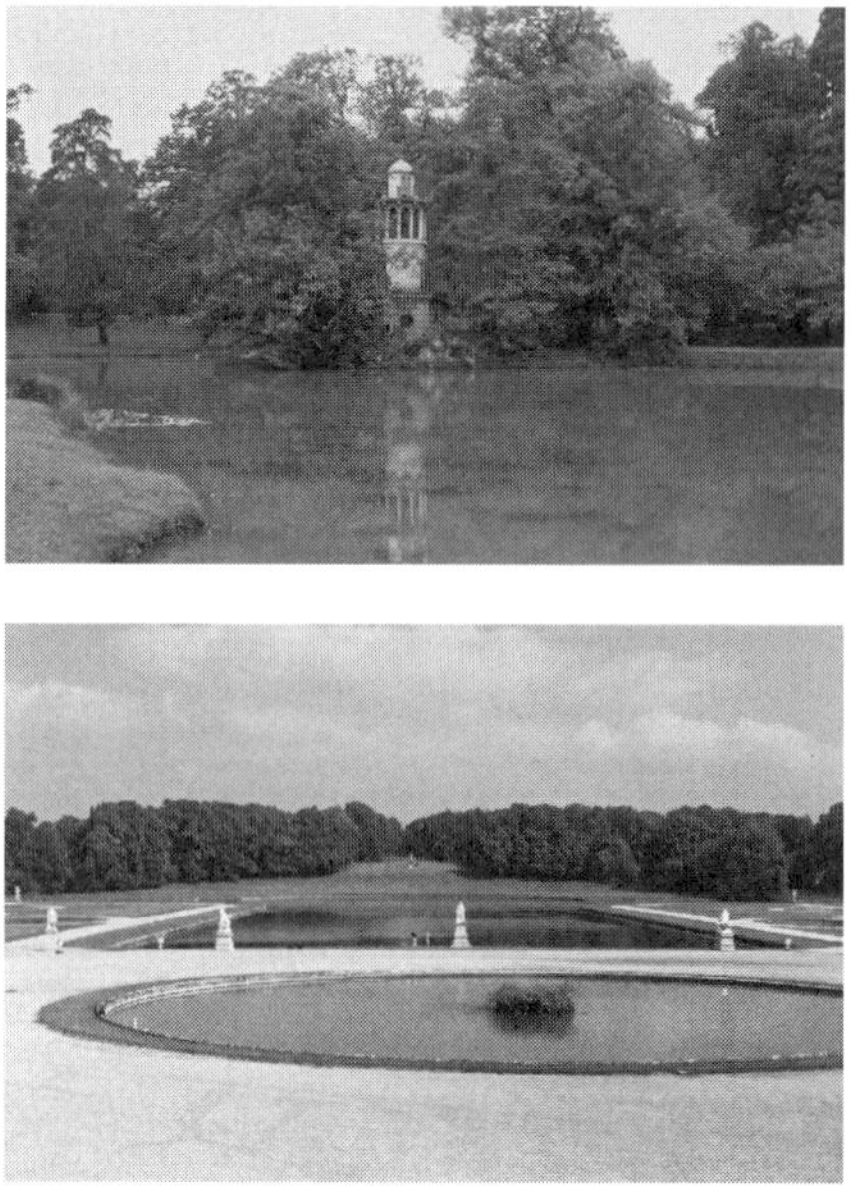

写 5·2　ヨーロッパの庭園

●街路樹

日常生活の中で最も身近に存在する公共の緑が街路樹である。イチョウ、クスノキ、プラタナスなど様々な樹種を見ることができるが、道路脇という環境下で生育できる強い樹種が選ばれている。街路樹は夏の日差しを遮って気温の上昇を抑えたり、冬には落葉して温かい日差しを届けてくれる。照りつける太陽のもと緑陰に入ると、一瞬の安らぎを得る。これは触覚を通して癒されていることである。街路樹には、大気汚染を浄化したり、騒音を緩和したりという機能があり、街路樹の存在は臭覚や聴覚にも影響を及ぼしていると考えられる。一番の恩恵は視覚から入る美しさであろう。イチョウの新緑の若葉や黄葉は、とても美しく、通りすがりに「わぁ、きれい」と思うだけで癒される。春の芽吹きを見ると、生きる力がわいてくるし、季節感を表すものでもある。岩崎寛先生によれば、クスノキの香気成分にはストレスを緩和する作用があるという。街路樹によく使われているクスノキは、その香りで私たちを癒しているのだろう。街路樹は味覚以外の五感を通して私たちを癒しているということができる。

●公　園

公園は、国立公園、国定公園、都道府県立自然公園などの地域制公園と、都市公園、国民公園の営造物公園に大別される。法的な区別や行政上の区別により様々な区別の仕方があるが、いずれの公園も戸外において国民に保健やレクリエーションを供し、緑地効果を併せ持つものである。公園は利用者が不特定多数であるため、すべての人を満足させるということは困難である。よって、それぞれに特徴のある公園を造り、利用者に使い分けてもらうというのが良いのではないだろうか。日常生活において一番身近な公園は街区公園である。面積は小さいが、子どもやお年寄りには歩いていける緑の空間である。おおかたの街区公園には植栽が施されているので、樹木や花を見ることによって視覚から癒される。その他、鳥の鳴き声や爽やかな風も私たちの心を癒してくれる。しかし、何といっても公園で友達と遊んだり、他愛のないおしゃべりをすることが一番のストレス解消になるのだろう。カフェでするおしゃべりよりも緑の中でするおしゃべりの方が気持ちが明るくなるような気がする。これは、緑の中の方が開放感があるためと考えられる。

●広　場

広場はもともとヨーロッパで造られたもので、日本では道路が広場の役割を担っていたといわれている。集会や避難などの目的で都市内部に造られたものと、都市公園の中の公園施設として造られたものとがあり、いずれも都市施設の中の公共空地として不特定多数に開かれた空間となっている。ヴァチカンのサン・ピエトロ広場やベネツィアのサン・マルコ広場は世界的にも有名で、多くの人が集まり、石造りの重厚感とともに広々とした開放感を味わうことができる。一方、日本の都市公園の中に見られるような広場は開放感とともに癒しの空間となっている。特に芝生広場は、遊びや休息に最適の空間である。岩崎寛先生によれば、心身ともに休息を得るのに芝生には大きな効果が期待できるという。広々とした空間と足に触れる芝生の柔らかい触感が心地よさを引き出しているのだろう。

●寺社境内地

初詣に行ったり、お墓参りに行ったりする日本人の心の支えになっている所である。寺社境内地には植栽が施されていることが多い。例えば、日光東照宮や明治神宮の薄暗く、森閑とした参道を歩いていると、神聖で厳かな気持ちになってくる。これは木に神が宿るという木に対する信仰の強い日本の文化に基づいているものと考えられ、葉の深い緑色が心を落ち着かせる。木漏れ日からは生きる力を得るような気がする。緑陰は暑い夏に涼しさを与え、吹く風は爽やかである。また湯島天神のように梅の名所になっている所もあり、花の美しさや香りが癒しの要素となっている。寺社境内地は、日本の文化の上に視覚、聴覚、嗅覚、触覚が重なり合って癒される空間となっている。

5･3　癒される空間

日頃、都市の中で生活している人にとって、森林や山奥のように自然に囲まれた空間は安らぎをもたらしてくれる。五感を通して吸収される美しい景色や風、音などによってストレスが解消され、リフレッシュできる。各地でセラピーロードが整備され、森林セラピーも盛んに行われ、その効果も実証されている。しかし、森林が安らぎの空間だと決めつけるわけにもいかない。例えば、品田穣先生はかつて自然と安らぎ感の関係について調査をしている。広い原っぱのように見通しの良い草原、クリ・コナラ林などの疎開林、カシ・シイ林などの針葉樹林をはじめとする様々な植生を対象にどのような空間が安らぎをもたらすのかを調査している。その結果、安らぎ感の評価が高かったのは、草原・疎開林型自然で、安らぎ感は「見通しの良さ」と関わりが強いことがわかった。このことから緑に囲まれていれば、それで心が癒されるのかというと、そう単純なものではないようである。鬱蒼とした森林の中は空気もおいしく、フィトンチッドもいっぱいあって気持ちは良いが、何がいるかわからないので、ちょっと怖い。それに比べ、草原なら安全、という気持ちもあるに違いない。森林は都市に住む人にはそれほど身近なものではない。ある程度の時間が持てて初めて訪れることのできる緑の空間である。ゴールデンウィークや夏休みといった長期の休暇を使って、自然の中での生活を送ることによってリフレッシュすることができる。

では、都市の中ではどのような空間が癒される空間なのだろうか。まず、第一は安全であることだと思う。死角があったり、暗すぎる所は危険を感じ、癒されることはできな

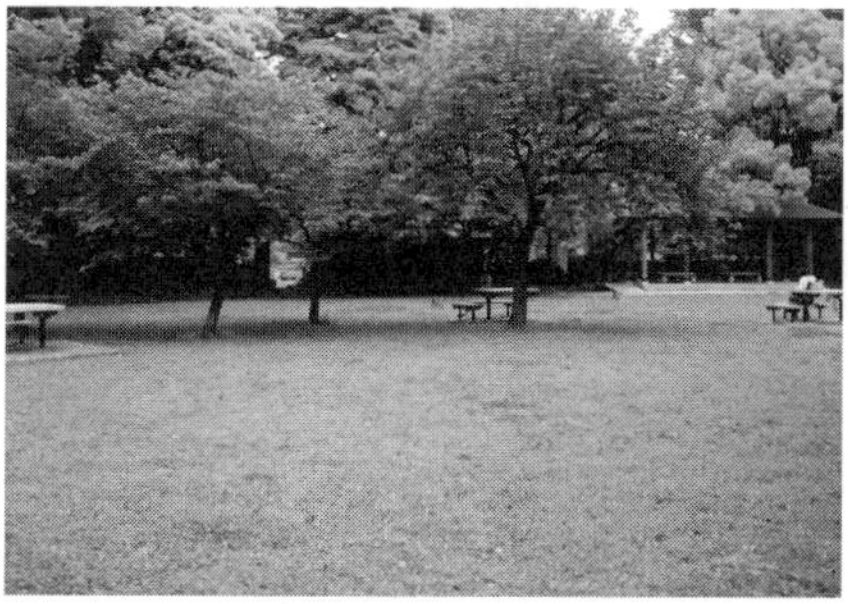

写 5･3　原っぱ

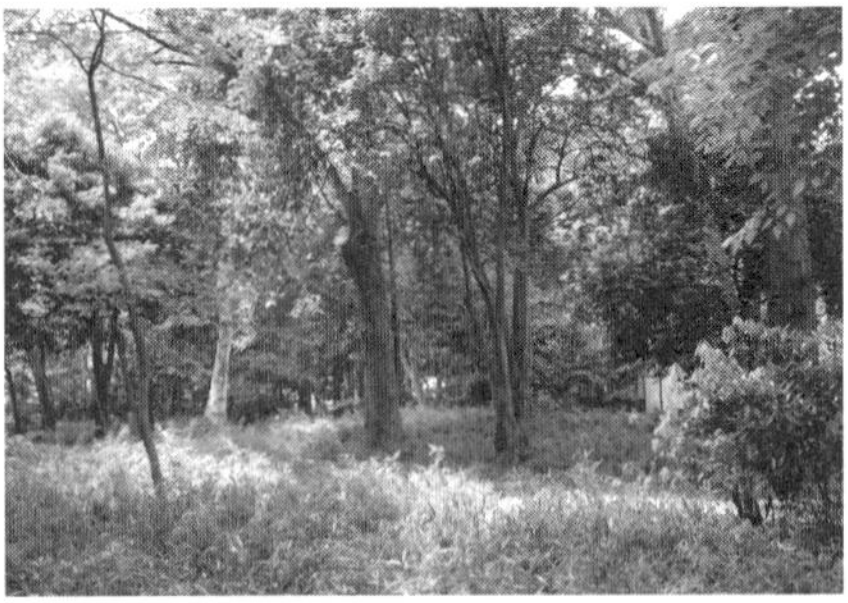

写 5·4　疎開林

い。草原や疎開林のように明るくて見通しの良い所が安全で、安心できる。この安心感がなければ、癒されることはない。そして安全とともに衛生的であることも求められる。ゴミがちらかっていたり、雑然とした空間よりも

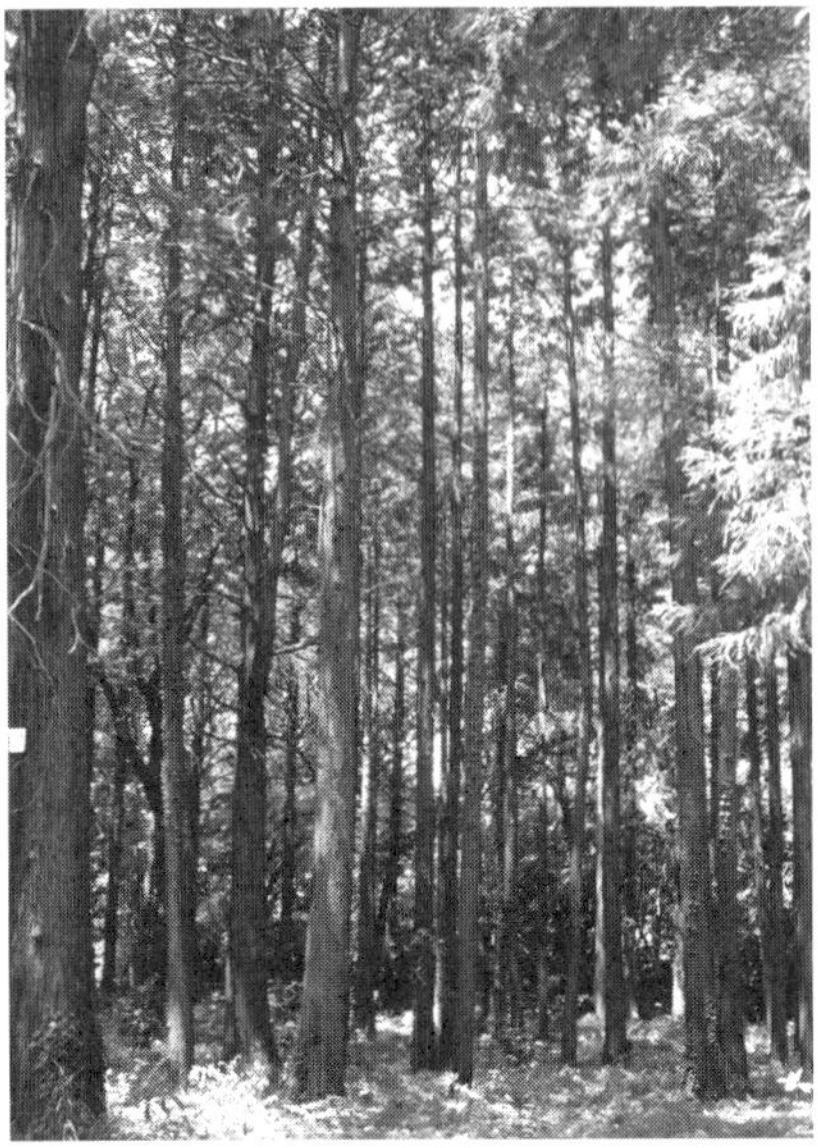

写 5·5　針葉樹林

管理の行き届いた空間は訪れる人に居心地の良さを与える。不特定多数の人が利用する公の空間で安全と衛生面をいかに確保していくのかということが課題となる。

　次に落ち着いた空間が癒される空間である。ストレスを抱えて癒されたいと思った時、一人になりたいと思う。木々の間を歩いたり、一ところに留まったりする。この時は賑やかで華やかな空間というよりも、刺激の少ない落ち着いた空間を求めている。人は病気の時や死に直面した時、閉ざされた空間を求めるという。だだっ広くて開放的な空間では身の置きどころがなく、何かに包み込まれたい心境になるのだろう。そのような時には、緑の息吹を感じられる狭い空間が必要になってくる。これとは逆に人とコミュニケーションをとりたい時もある。そのような時は落ち着いて会話ができる空間が必要になってくる。人と会話をすることは医学的にも重要で、スタンフォード大学では、乳がんの患者を屋外の自然の中で他の患者と話す機会を与えたグループとそうでないグループとで寿命を比べた。1週間に2回、他の患者と2時間話した前者の方が後者に比べて18ヶ月間寿命が延びたということである。これは自然の中で人と関わりを持つことの重要性を物語っている。「孤族」が問題になって

いる現在の日本においては気軽にコミュニケーションのとれる空間が必要なのである。一人暮らしのお年寄りが言葉巧みなセールスによって詐欺事件に巻き込まれるケースをニュースでよく目にする。なぜ被害にあったのかを調べてみると、たいていの加害者はお年寄りに優しく接し、お年寄りの話をよく聞いてくれた。そのため、お年寄りが信用してしまったのである。年代を問わず一人暮らしの人が多くなった今日、孤立化を防ぐためにも他の人と接してコミュニケーションがとれる空間が重要である。その空間が緑のある空間であれば、緑のない空間よりもより癒されることだろう。ベンチにでも座って陽光を浴びながらとりとめのない話をすることで、結構ストレスは解消されるものである。川口徹也氏らはオフィスワーカーを対象に緑に対する意識と利用について調査している。緑地を高木が疎に植栽された解放的空間の「広場タイプ」、多くの中高木が植栽された緑豊かな空間の「森林タイプ」、周囲を建築物で囲まれ、低中木のインテリア植物が配置された半閉鎖的な空間の「半屋内タイプ」の3つに分類し、利用方法を調査している。その結果、半屋内タイプの空間は広場タイプや森林タイプの空間に比べて落ち着く空間であるという結果が出ている。イスやテーブルがあるという他の要因もあるが、周囲を囲まれた空間は落ち着いて飲食や会話ができる。閉塞感がある方が落ち着けるようである。例えば、飲食店に入って席を決める時も店の真中のテーブルよりも壁際や窓際のように隅の方を好むのと同じなのだろう。

どんなに癒される空間であっても、その空間が利用できなければ何のメリットもない。よって、癒される空間が身近にあるという利便性が問題になってくる。高齢者はあまり遠くまで出かけていくことができない。自分の足で歩ける範囲に癒される空間があったら便利だと思う。ヨーロッパの公園の風景を思い出すと、老人がベンチに座って本を読んだり、編物をしたりという光景が浮かぶ。ところが、日本の公園でそのような光景は

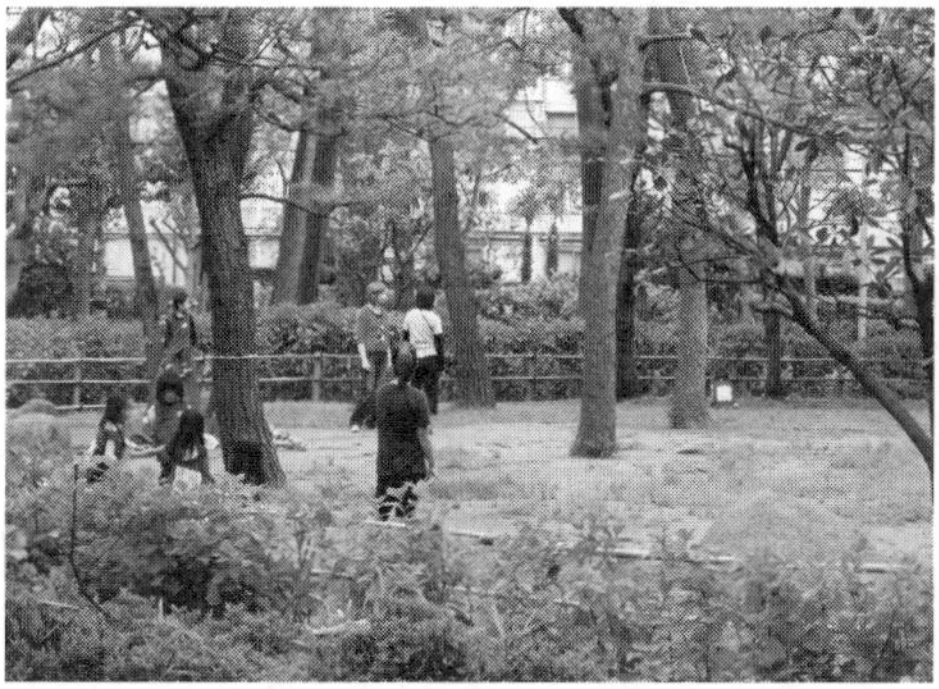

写 5・6　コミュニケーション風景

あまり思い浮かばない。日本のお年寄りはどこで時を過ごしているのであろうか。東京都港区では元気なお年寄りは老人会なるものがあって、区の福祉施設に集い、施設の建物の中での活動が多いと思われる。また、武蔵野市では「テンミリオンハウス」を利用している、中でも庭付き戸建て住宅を施設として使用しているのはユニークである。日本の気候が夏は暑く、冬は寒いためなかなか野外での活動は難しいのかもしれないが、自然の中で過ごすことは心身の健康にも関係してくる。私たちの生活の身近にある街区公園は、もともと児童公園として設置されたもので、その名のとおり子どもを対象としている。そのため滑り台やブランコといった遊具が中心であり、昨今では防犯上かなり危険な場所として見られている。少子化が進み、その一方、急速な高齢化という現状を考えると、今ある街区公園を子どもだけでなく、高齢者にも使い勝手の良い公園として生まれかわらせる時期に来ているように思う。散歩は認知症予防に効果があるといわれている。それは歩くという動作が運動になると同時に、視聴覚からの刺激が脳を活性化させるらしい。車が行きかう危険な道を散歩して脳に刺激を与えるよりも、緑の空間を散歩して美しい花や鳥の鳴き声によって刺激を受けた方が身も心も癒されることは想像に難くない。

癒される空間は、文化、風土に根ざした空間であることが望ましい。日本人には、日本人に昔から具わっている感性がある。その感性に合った空間が癒される空間となる。例えば、感情の表現についても日本人はすべてを言葉で表現するというよりも、その場の雰囲気や表情で相手の内面を理解するというコミュニケーションの方法をとってきた。これは日本人の持つ曖昧さであり、奥ゆかしさでもあった。最近では西洋のように言葉ではっきり表現するようになってきている。それが良い悪いということではなく、日本にはすべてを出し切るというよりも、内側に包み込むといった文化があるように感じる。個人宅の庭が塀で囲まれているのも日本人の文化の表れのような気がする。そして日本人は樹木に対して特別な感情がある。女子短大生に、学内で癒される空間がどこか、ということを尋ねたことがある。その学内には開放的な芝生広場、建物に囲まれた落ち着いた芝生広場、藤棚や池などもあり、かなり広いキャンパスであったにもかかわらず、11名中8名が大きな木のある所を癒される空間として選んだ。理由は、日陰ができる、木漏れ日が気持ち良い、原風景である、であったが、木がもたらす癒しには大きな力があるようだ。また、日本庭園でよく見かける水の流れも癒される存在である。水は生命の根源であり、その流れは動きがあるのでいつまで見ていても飽きることはない。日本人の持つ原風景は、山の風景であったり、大きな木であったり、草原であったり、と様々であるが、いずれも人を癒す力を持っている。木

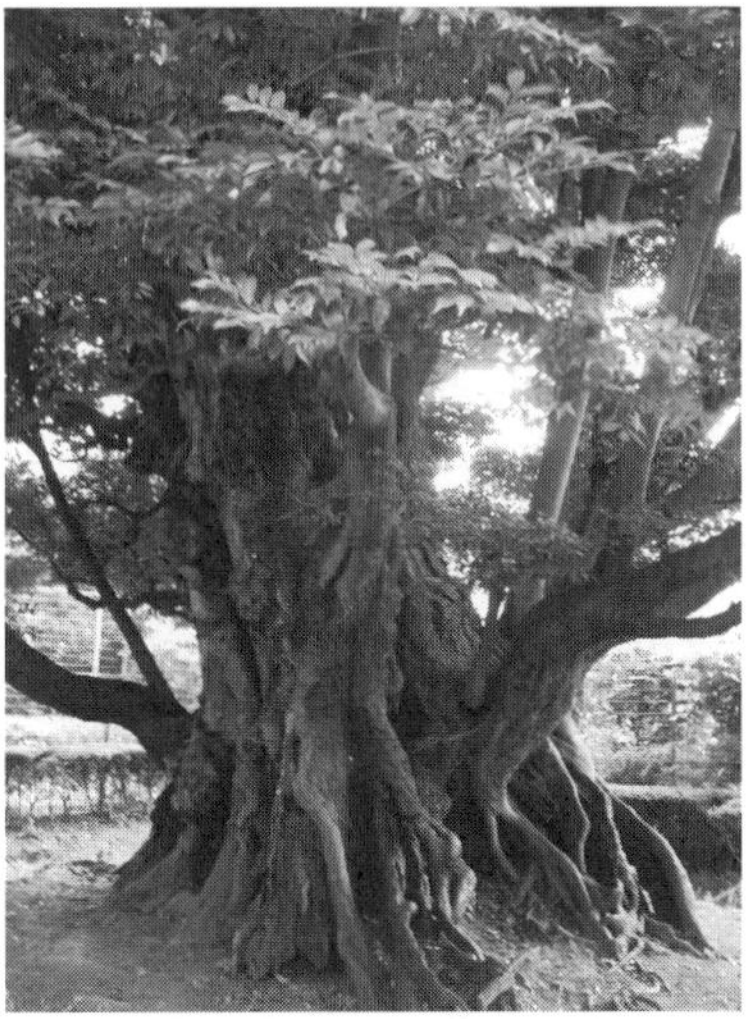

写 5·7　大きな樹木

なら街中に植えることも可能だが、山を造ることはそう簡単なことではない。しかし、山は造れなくても、山を想像することのできる何かを造ることはできるだろう。例えば、山を思い出させる花や草を用いればよい。人はその花や草を見て、また香りから山を思い出し、癒されていくのである。

ストレスを抱え込んだ時に明日への活力が得られ、生きる力をもたらしてくれる空間、つまり希望が持てる空間が癒される空間となる。春の芽吹きや秋の落葉は命が循環していることを私たちに物語っている。冬の間静かに佇んでいただけの木が春の訪れとともに新芽を出し始めるのを見ると、生きる力を与えられたような気がして心が少し晴れやかになる。

人はいろいろな感情を持つので、様々な人がそれぞれの感情に合った空間を自由に選べるように、多種多様な空間が身近に存在することが望ましい。

6 事例紹介

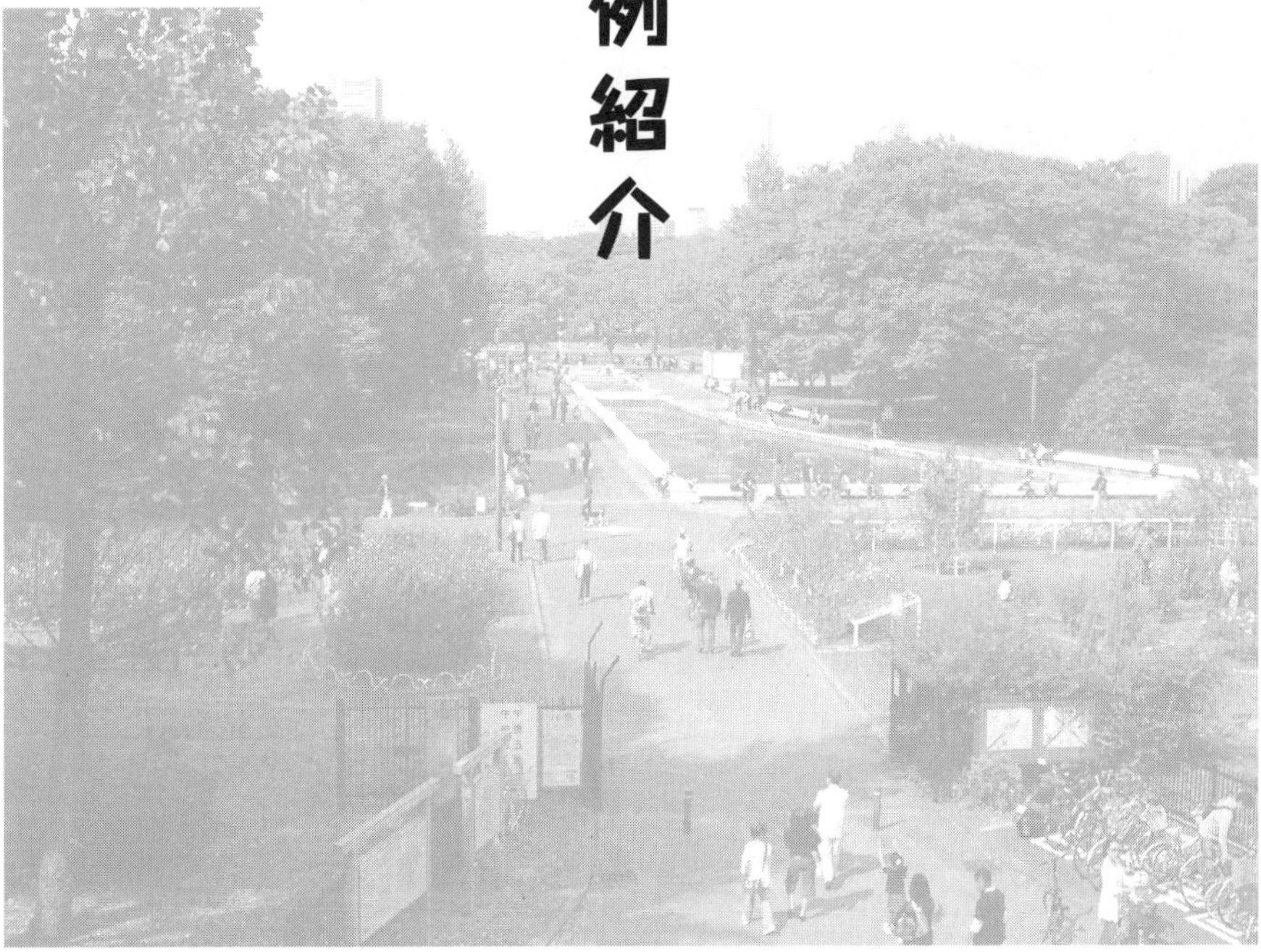

国土の約70％が緑で覆われている日本では、グリーンセラピーに役立つ癒しの空間は多く存在する。都市の中に存在する空間と里地里山や奥山の空間とでは五感を通して受ける印象が違ってくる。そこで、癒しの空間を都市の中にある身近な空間、都市近郊の少し足を伸ばせば行くことのできる空間、街から離れた里地里山や奥山の空間、そして世界自然遺産に登録されている空間などの4つに大別した。その中で、東京の都心に存在する癒しの空間として、浜離宮恩賜庭園、国立科学博物館附属自然教育園、代々木公園、明治神宮、皇居を取り上げた。都市の近郊地帯に存在する癒しの空間として、備北丘陵公園を取り上げた。里山としては、高知県土佐山、飛鳥、武蔵丘陵森林公園、高知県立牧野植物園を選んだ。世界遺産としては、北海道の知床を選び、紹介している。各地を訪れる時、グリーンセラピーという視点から活用してみてはと、参考に取り上げた。

浜離宮恩賜庭園
―潮の香りと潮風の心地良さ

所在地　東京都中央区浜離宮庭園1―1

浜離宮恩賜庭園は都会の真中で唯一、東京湾の水を引く「潮入りの池」を有する徳川将軍家の庭園である。この地は寛永年間（1624～44年）までは将軍家の鷹狩場だったが、四代将軍家綱の弟、甲府宰相の松平綱重が1654年（承応3）に海を埋め立てて別邸を建て、庭園を造成した。綱重の子、綱豊（家宣）が六代将軍になったのを機に将軍家の別邸となり、その後、改修工事を経て十一代将軍家斉の時に現在の庭園となった。明治維新後は皇室の離宮となり、浜離宮と呼ばれるようになった。1945年（昭和20）11月に東京都に下賜され、翌年には有料公開された。1948年（昭和23）12月には国の名勝及び史跡に、1952年（昭和27）には国の特別名勝及び特別史跡に指定された。

園内に入るには、大手門、中の御門を歩いて入る方法と築地川から水上バスで入る方法がある。水上バスで庭

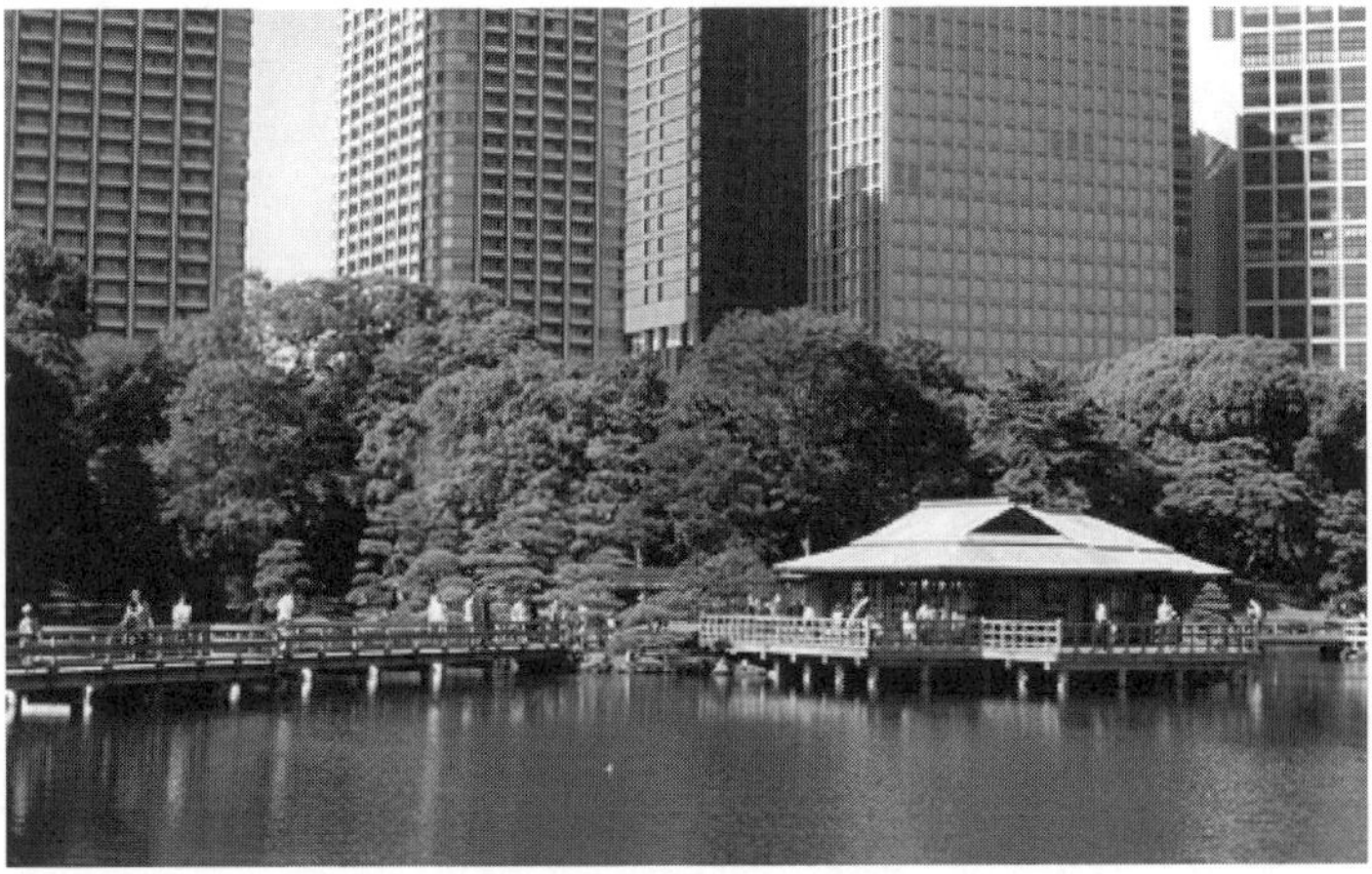

中島の御茶屋とお伝い橋

園に入るのは趣きがある。水と関わり深いこの庭園ならではの方法である。

この庭園の特徴は、何といっても広さ２・８ヘクタールの潮入りの池であり、東京湾の水位の上下に従って水門を開閉し、池の水の出入りを調節している。池には、ボラ、セイゴ、ハゼ、ウナギ、カニが生息している。秋、冬にはカモ群、ユリカモメが見られる。潮の香りは、東京が海に面しているという忘れかけていた記憶を蘇らせ、懐かしさを感じさせる。そして、頬をなでる潮風は穏やかで心地良い。

潮入りの池に架かる「お伝え橋」は、長さ１１７・８メートル、高知県産の総檜造りで１７０７年（宝永４）、家宣の時に造られ、１９９７年（平成９）に架け替えられた。このお伝え橋は、人がちょうどすれ違えるほどの幅で、欄干の高さも違和感なく、ヒューマンスケールに合っている。そして何よりも木の温もりを感じる。また、中島の御茶屋は、将軍や公家たちが庭園の景色を楽しんだ休憩所で、現在の建物は１９８３年（昭和58）に復元したものである。御茶屋の中から園内の景色を楽しむのも優雅な一時であるし、逆に潮入りの池の水面に映るお伝い橋と御茶屋を見るのもまた風情のあることである。関東大震災や戦災により多くの被害を被ったとはいえ、潮入りの池は往時の面影を残している。潮入りの池の岸からお伝い橋を渡って中島の御茶屋を通り、かつては見えたであろう房総の景色に思いを馳せながら庭園内を回遊すれば、江戸時代の気分を満喫でき、しばし都会の喧騒から

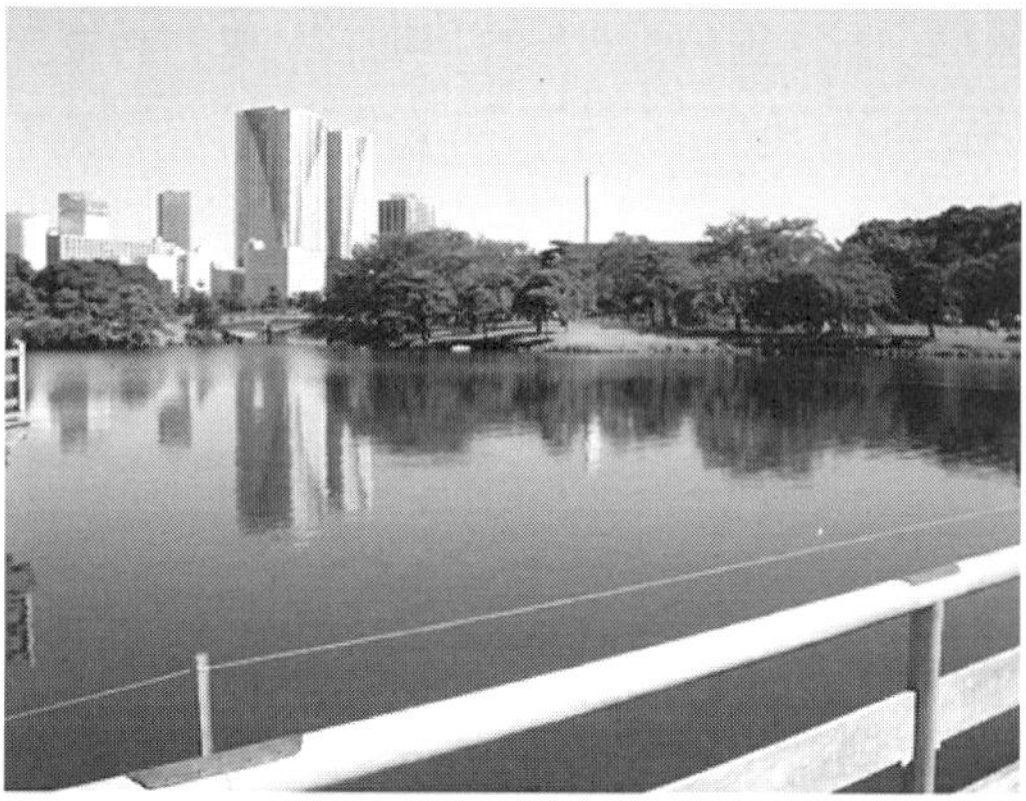

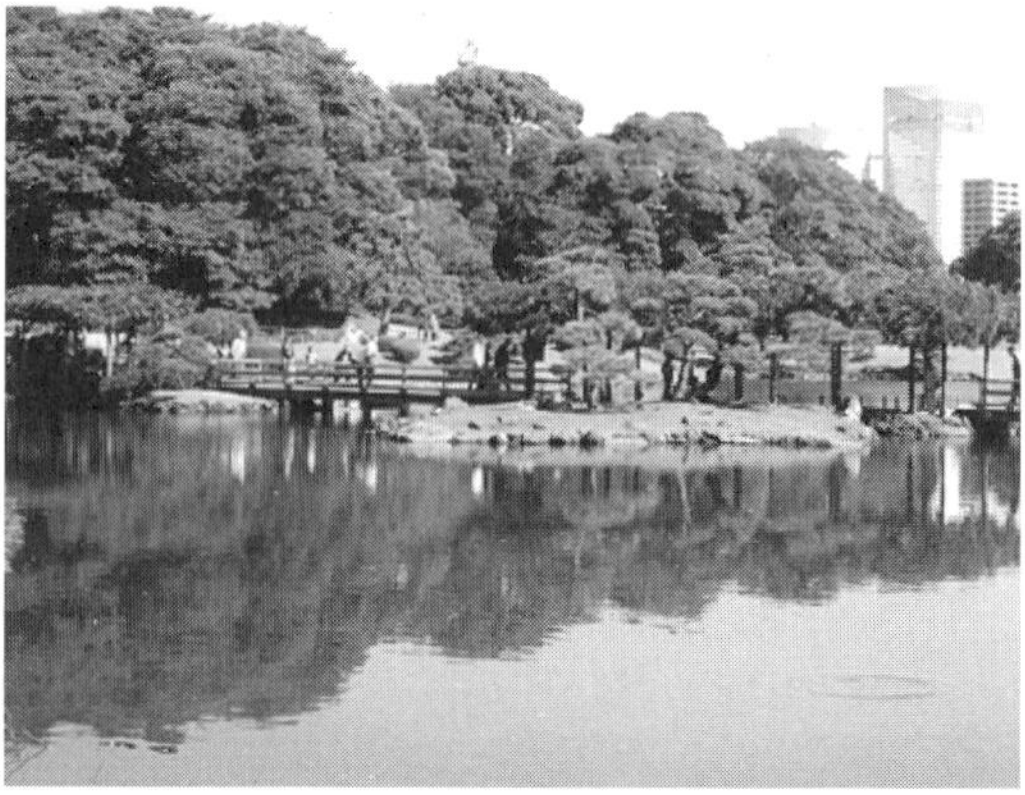

潮入りの池

逃れることができるだろう。

園内から遠くを見渡すと、汐留のビル群やお台場、レインボーブリッジなどが臨めるが、それらの人工物と今自分を取り巻いている自然とのギャップはとてつもなく大きい。人工物の中で暮らしている時には気付かないのだが、自分が緑に包まれた状態から人工物を見ると、とんでもなく自分とはかけ離れたものを見ているような気持ちにさせられる。ついさっきまであの人工物の中に自分がいたとはとても思えないほど遠い存在に感じられる。そして、園内にいる自分の状況は、子供の時に遊んだ時のあの鬼ごっこで安全な陣地に逃げ込んだ時のあの安堵感にどこか似通っている。ほんの少しここにいて、またあのビル群の中に帰っていくのだが、ここへ来た時には乾いていた気持ちが帰る時には潤っているに違いない。それはここで潮風を受けながら風に揺れる池の水を眺め、水面に映る景色を見ることによって心が癒され穏やかな気持ちになったからだろう。

約25ヘクタールの園内にはクロマツ、タブノキ、トウカエデ、サトザクラをはじめ、6077本の樹木が植えられている。中でも「三百年の松」といわれるクロマツは、六代将軍が庭園を改修した時に植えられたもので、都内最大のクロマツといわれている。三百年の松は多くの被災の中を乗り越えてきた。その力強さが見ている者に勇気を与え、明日への活力となっていく。その雄姿はまるで手を広げて子供を迎え入れようとしている母親のようでもある。子供が母親に抱かれることに

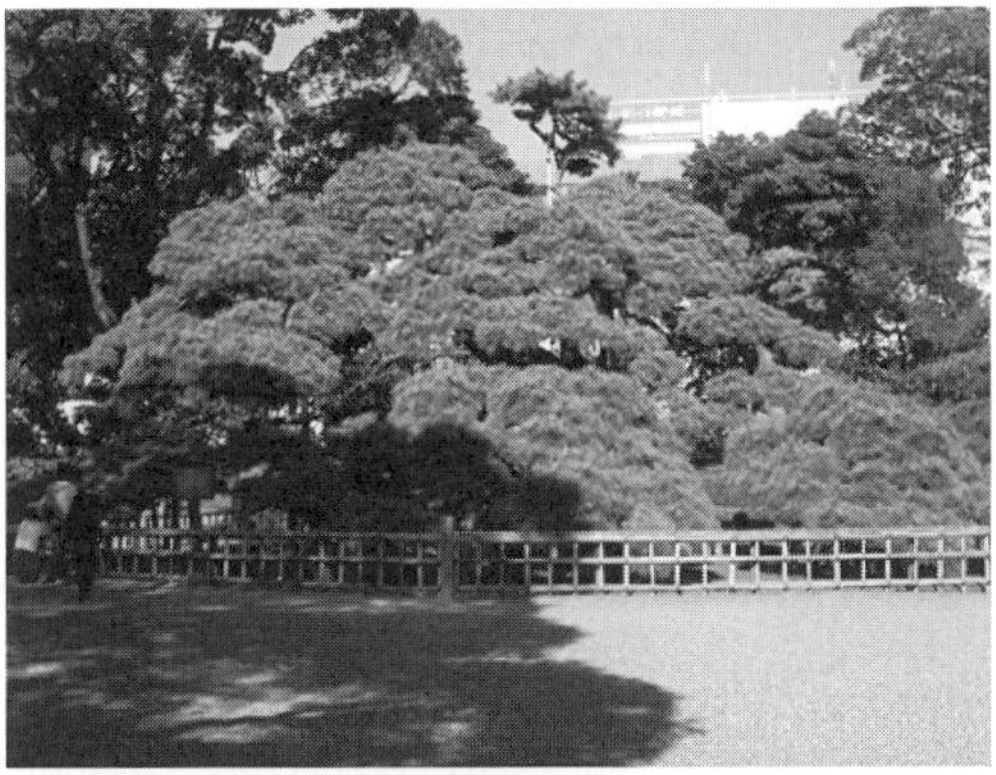

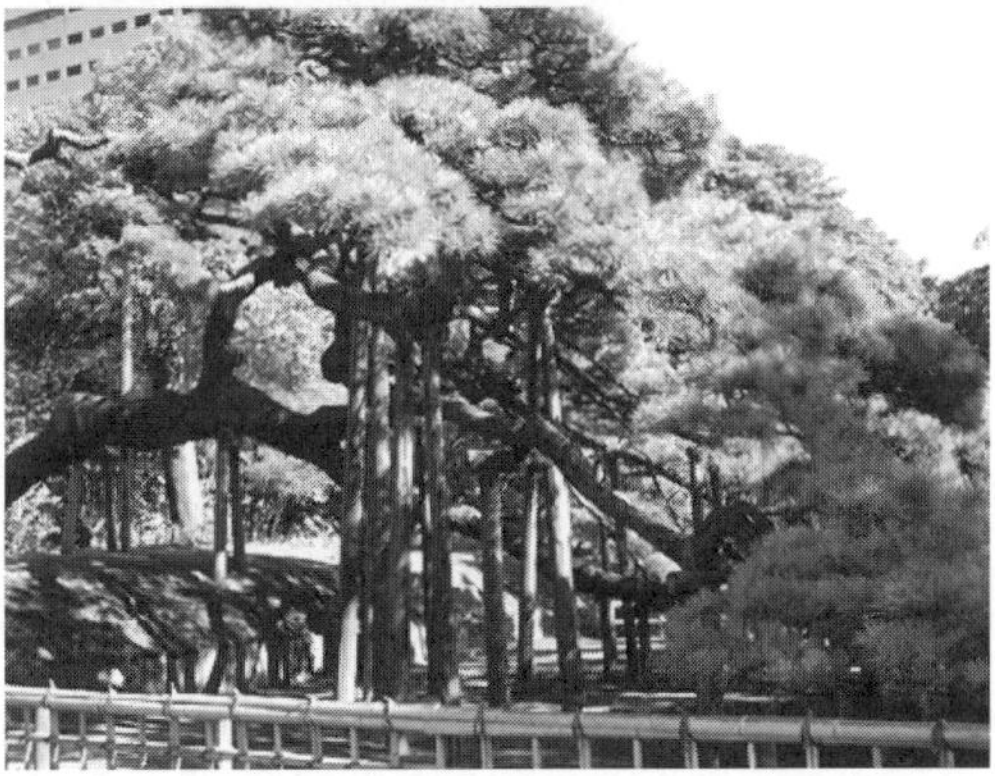

三百年の松

よって不安やストレスを軽減するのと同じように、私たちも三百年の松に包み込まれて癒されていく。４月初旬から中旬にかけてはソメイヨシノ、ヤエザクラが咲き乱れ、夜間にはライトアップされた幻想的なサクラを楽しむこともできる。ボタン園には６０種、約８００株のボタンが植えられ、お花畑では春にはナノハナ、秋にはキバナコスモスが見られる。都会の真中で風にゆれる黄色い絨毯は見事なものである。美しい花を見ることで心が癒されていくだろう。

この庭園の緑は人の手が入ったものであるが、視界が開け、緑に包まれているという安心感、そして水のゆらぎにほのかな潮の香りと潮風の心地良さが加わって癒されているのだろう。

国立科学博物館附属自然教育園—四季折々の植物がおりなす美しさ

所在地　東京都港区白銀台５—２１—５

国立科学博物館附属自然教育園は、目黒駅からほど近い港区白金台の地に広がる広さ約２０ヘクタールの緑地である。

室町時代に地元の豪族の館から始まり、江戸時代には高松藩主松平讃岐守頼重の下屋敷、明治時代には海軍省、陸軍省の火薬庫、大正時代には宮内省帝室林野局の所管で、白金御料地と呼ばれた。１９４９年（昭和24）に文部省の所管となり、天然記念物及び史跡に指定され、国立自然教育園として公開された。１９６２年（昭和37）には国立科学博物館附属自然教育園となった。

御料地時代には、毎年下草刈りをして手入れが行き届いていたため見通しの良い林であったという。しかし、開園と同時に天然記念物及び史跡に指定されたため、下草刈りができなくなり、徐々に森林化、常緑樹林化が進んでいる。開園当初３２０種の樹木が見られたが、現在ではそのうち８２種が見られなくなっている。園内には、コナラ、ケヤキ、ミズ

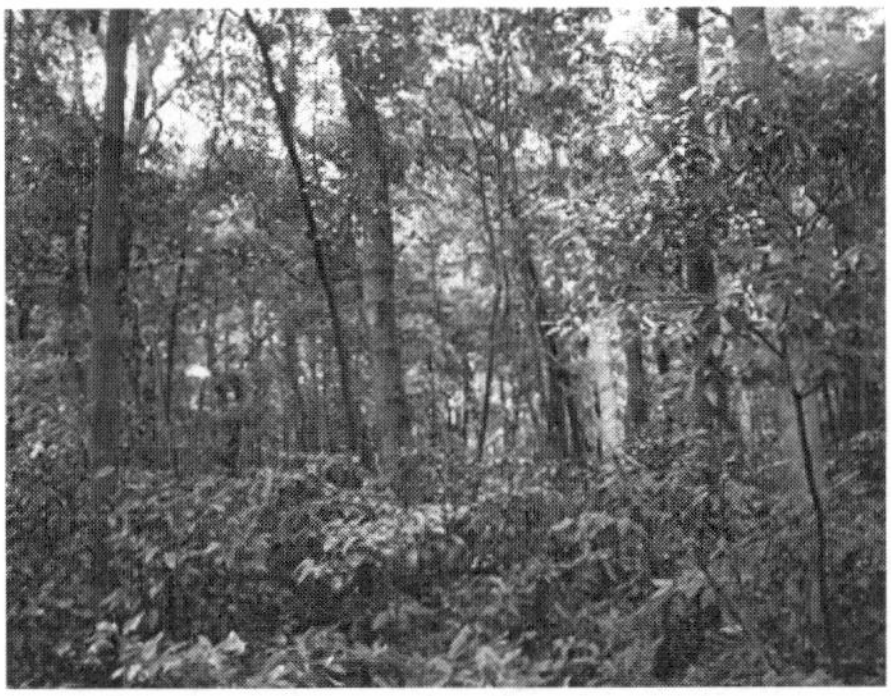

コナラ林

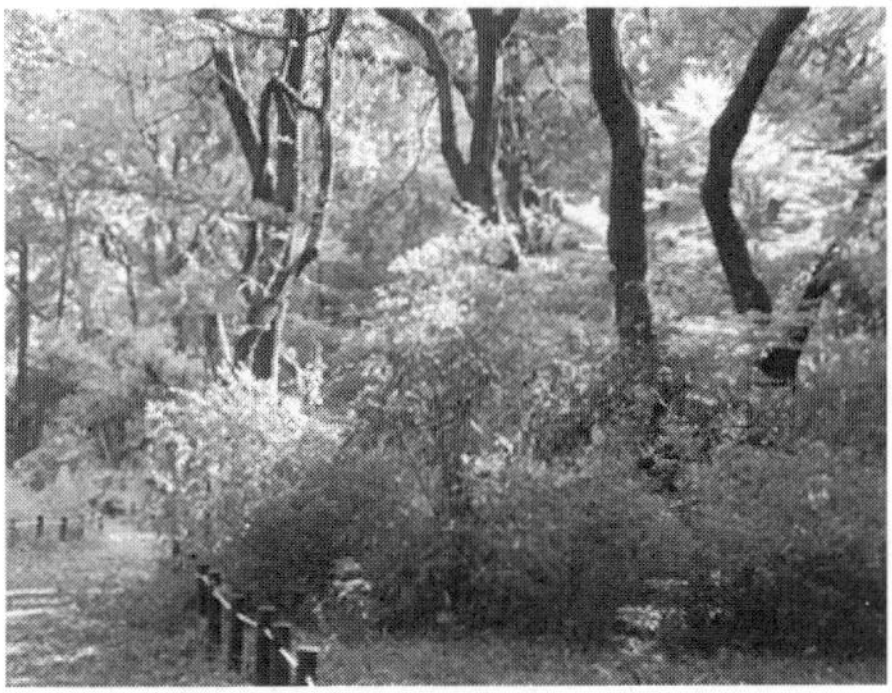

常緑樹林化

キ、スダジイ、カシ類、マツ類、ススキ、ヨシなど、武蔵野の植物を代表する種が見られる。マツ林は最大面積を占めていたが、大気汚染による枯死と森林の遷移のため減少の一途を辿っているし、南方系の植物であるシュロが繁殖するなど、植生が変化してきている。シュロは、暖冬や近くの庭や公園に植栽された園芸用の植物が鳥によってもたらされたためと考えられている。

園内に入ると、まずムラサキシキブやクヌギ、コナラ等約80種の樹木園が我々を迎えてくれる。その先には路傍植物園という鬱蒼とした緑に囲まれた道が続いて、道端に生育している四季折々の植物が見られる。まさにのどかな散歩道で、道端にひっそりとたたずむ可憐な花やその花を目指してやってくる鳥の姿を見ていると、ほほえましく、心が安らいでいく。中には見事なシイの巨木もあり、その存在感が私たちに安心感を与えてくれる。路傍植物園の先の三叉路を右の方へ坂道を下っていくと、美しいコナラ林があり、すがすがしさを感じさせる。もう少し歩を進めると、一瞬視界が開け、イロハモミジ越しにひょうたん池が見えてくる。森林という緑の中を歩いてきて水という違った景色が突然現れると、ハッと気持ちが切り替わる。水は私たちの心に潤いを与えてくれる。

ひょうたん池に続いて水生植物園がある。水生植物園の中には木道が設置され、緑の中の道とは異なった趣を醸し出している。ここでは武蔵野の湿地や水中の植物が植栽展示されており、ヨシ、マコモ、アサザ、スイレンなどが見られる。この場所は園内でも開かれた場所であり、視界が開け、開放感を味わうことができる。しかし、ここでは空を見上げようとか周りの景色を楽しもうというよりは、むしろ水の中にいる生き物を探そうという気になる。水による癒しを感じる所で、立ち止まるという空間ではなく、ゆっくり動いていく空間である。

園内には路傍植物園、水生植物園の他にもう一つ、武蔵野植物園がある。ここでは武蔵野の草原や雑木林に生育している野草類が見られる。小高い丘もあって武蔵野の面影を呈している。雑木林の持つ明るさが気持ちをなごませてくれるし、武蔵野という風土に根ざしたものであるせいか安心感もある。水生植物園から北の方角へ上り坂の森の小道が続いている。ここは細い小道で、湿地にも近く、森も自然の状態に近いせいか、ヘビでもひょっこり顔を出しそうな雰囲気で、人影がない時は自然の中の恐怖すら感じる。そこを通り抜けた時に武蔵野植物

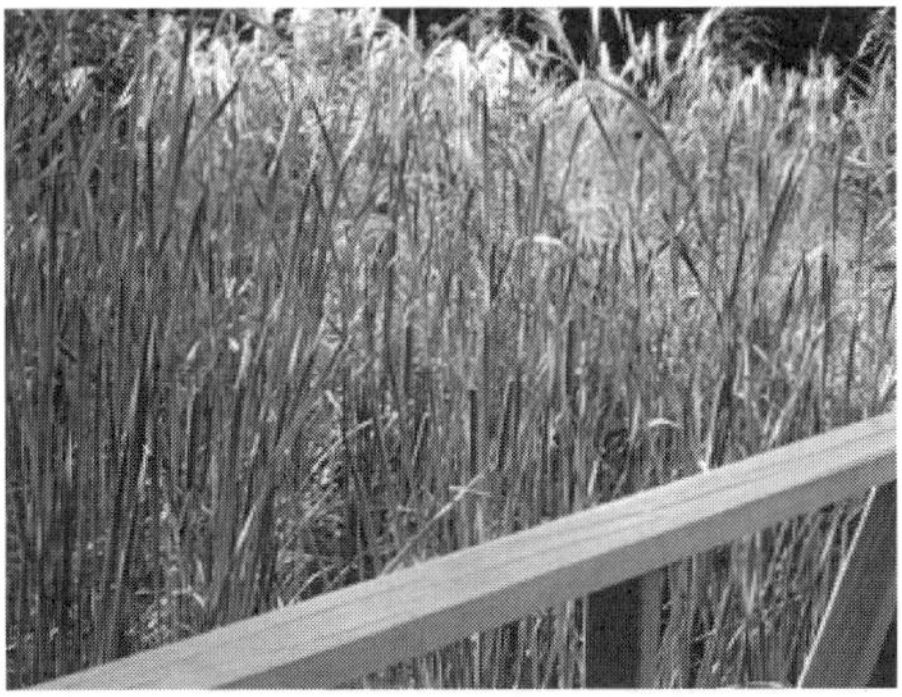

マコモ

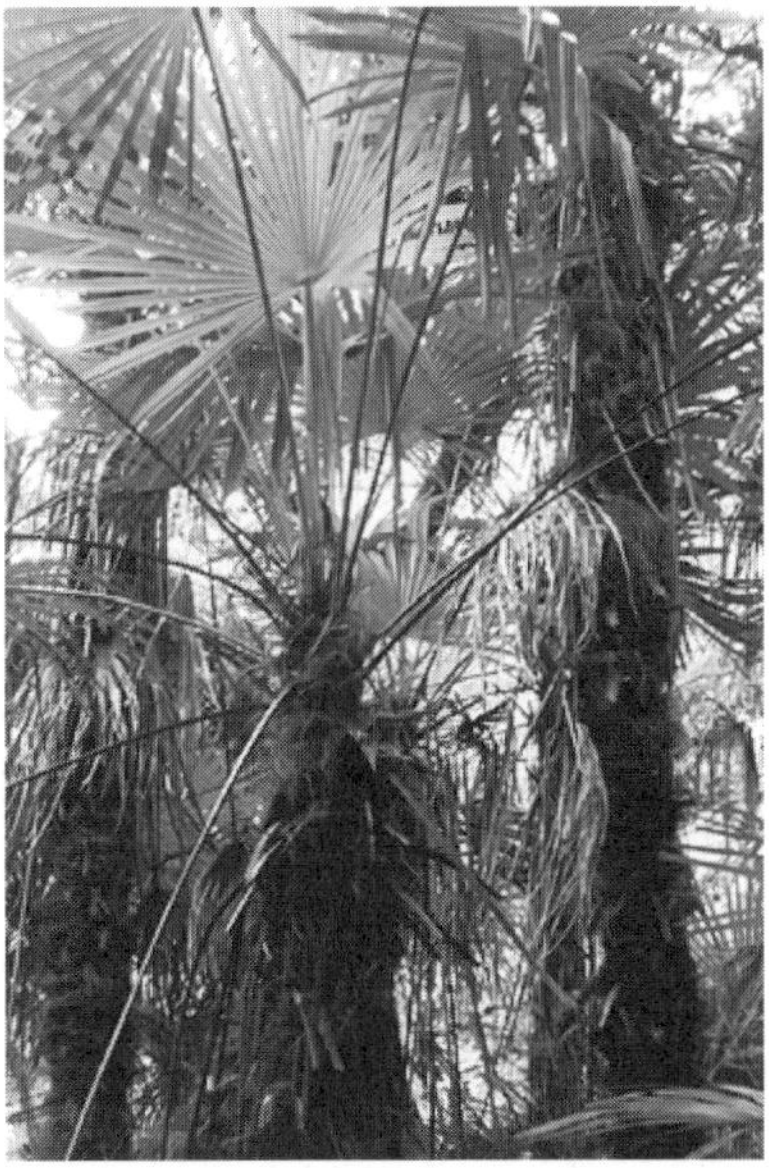

シュロ

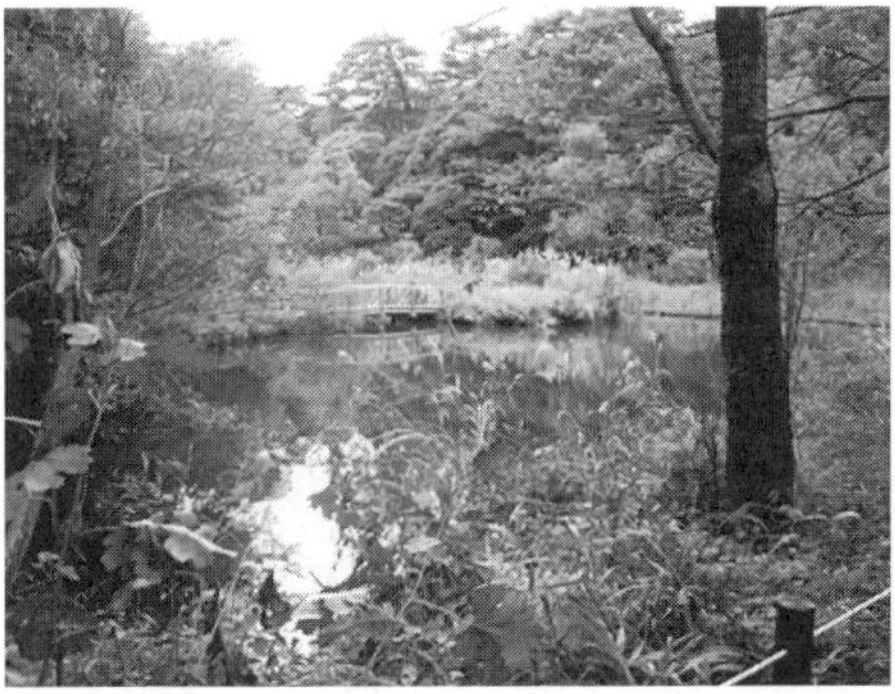

ひょうたん池

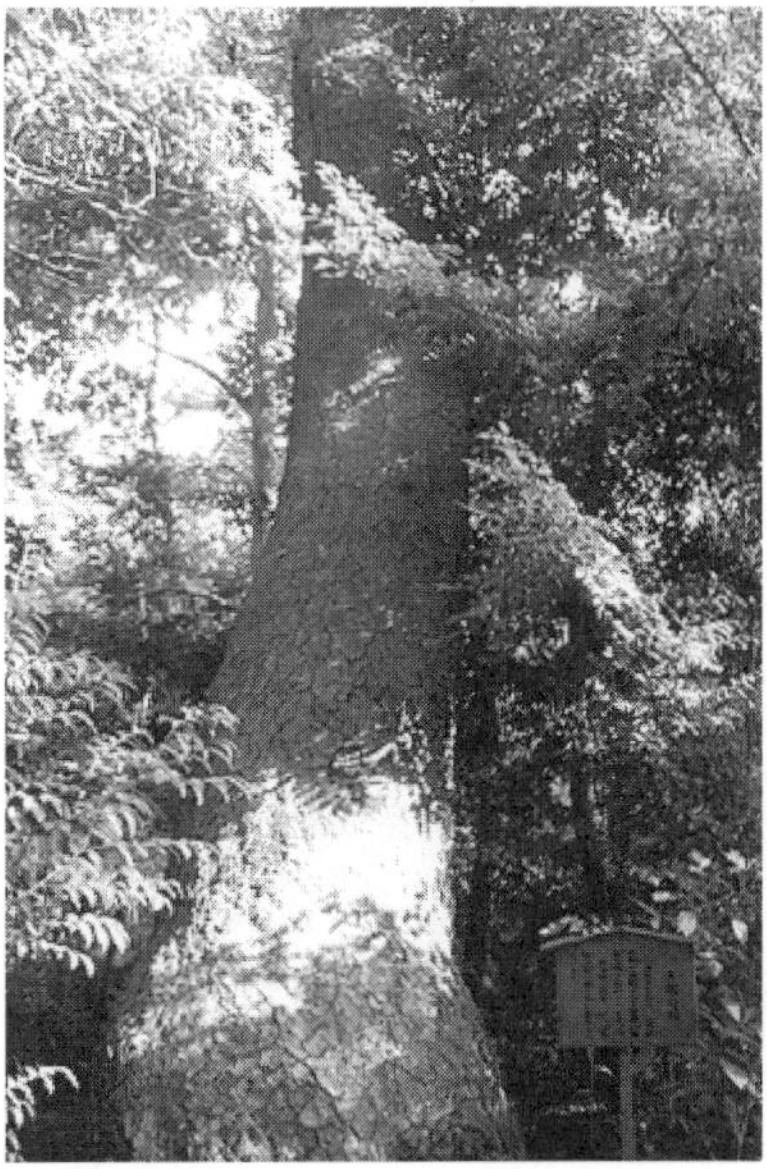

シイの巨木

園が目の前に現れると、ホッとする。武蔵野植物園の明るさが人を安心させてくれるのだろう。

すぐ近くを目黒通りや首都高速2号線が走っているにもかかわらず比較的静かで、園内の中央付近ではここが都会であることを忘れてしまうほどである。思い立ったらすぐに行くことができる距離でありながら、四季折々の植物の美しさを目で見、緑の中を散策することによってフィトンチッドによるリフレッシュ効果を実感することができる。また水に親しむこともできる。園の入口に立った時と園内を散策して園を出る時とでは大分違った気持ちになっていることだろう。ここは園内でたたずむというよりも、ゆっくりと園内を散策し四季折々の植物によってグリーンセラピーを満喫できる空間だと思う。

代々木公園―広い芝生と広い空がつくる開放感

所在地　東京都渋谷区神園町2、3／東京都渋谷区神南2―3

代々木公園は、渋谷区代々木神園町、神南に位置し、森林公園のA地区（北側）と陸上競技場や野外ステージ、サッカー・ホッケー場のあるB地区（南側）に分かれ、その間を道路が走っている。面積は、A地区が44・6ヘクタール、B地区が9・4ヘクタールで、全体で約54ヘクタールと東京23区内の都市公園の中でも広い方である。

明治時代、陸軍省の代々木練兵場であったこの地は、ワシントンハイツという米軍の宿舎敷地、1964年（昭和39）に開催された東京オリンピックの選手村を経て、1967年（昭和42）に代々木公園として公開された。

原宿門を入って右手にはオリンピック記念樹木園やオリンピック記念の宿舎、国土緑化運動の碑、しあわせの像などの記念物があり、この公園の歴史を垣間見ることができる。さらにその先には日本初のバードサンクチュアリがあり、草原と流れを組み合わせた環境が作られ、

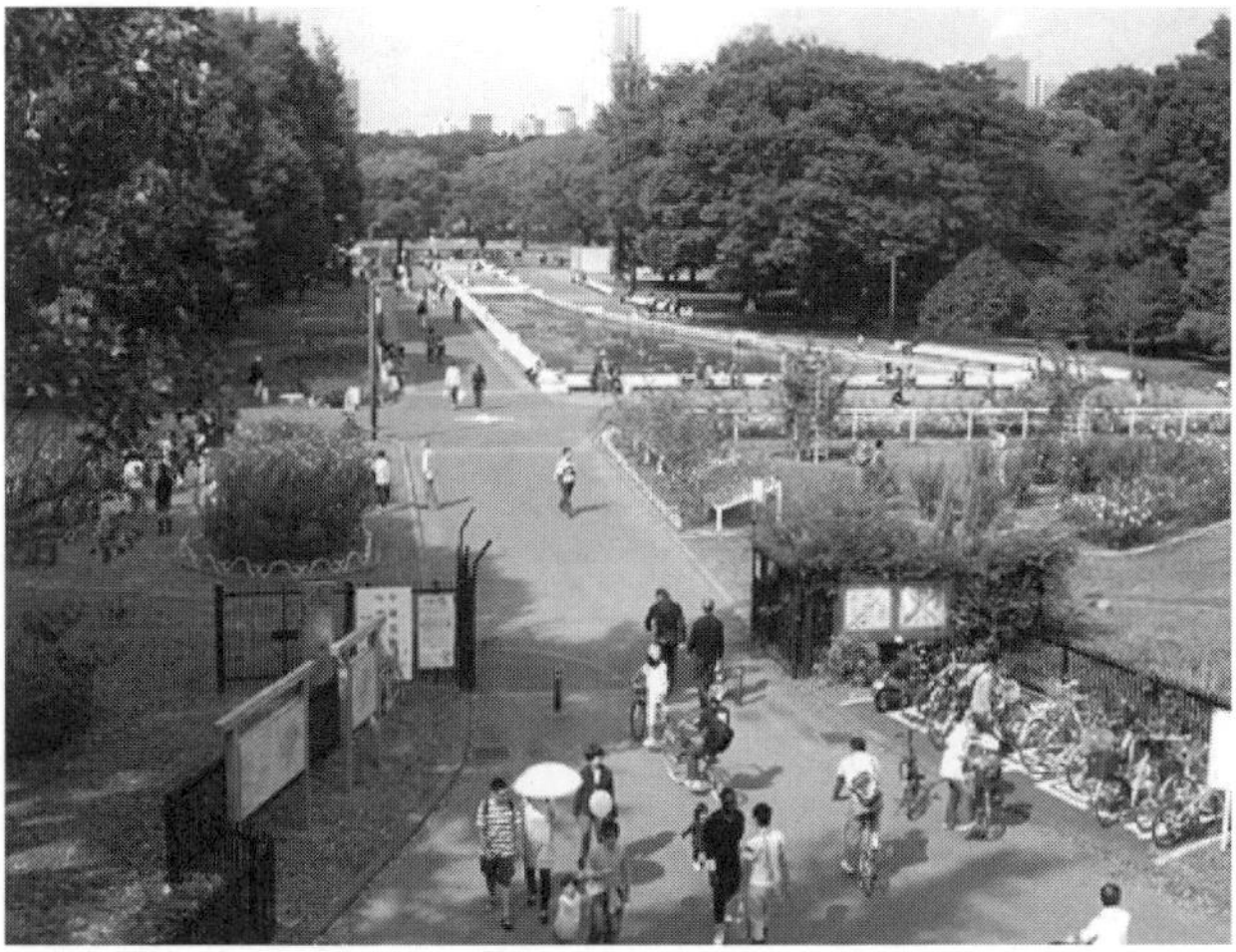

展望デッキからの眺め

鳥たちの楽園となっている。ここにはキジ、メジロ、ホオジロ、ウグイスなどがやってくるといわれ、野鳥を観察し、鳥の鳴き声に耳を傾けるのも気分転換にいいかもしれない。

渋谷門近くにはバラ園やガーデニングにより色とりどりの花を見ることができる。サクラの園やウメの園もあり、それぞれの季節に楽しむことができる。園内にはサワラ、ケヤキ、クスノキなど約18000本の高木、約92000株の低木がある。

しかし、この公園の一番の特徴は、約20ヘクタールの芝生広場である。芝生広場は写真の「展望デッキからの眺め」の先、園内のほぼ中央に位置し、子供が安心して思いっきり遊べる空間になっている。家族連れや友人と共にお弁当を広げたり、フリスビーやボール投げをしたり、バドミントンなどをして楽しむ人の姿が見られる。日本では芝生の中は立入禁止になっている所が多い中、自由

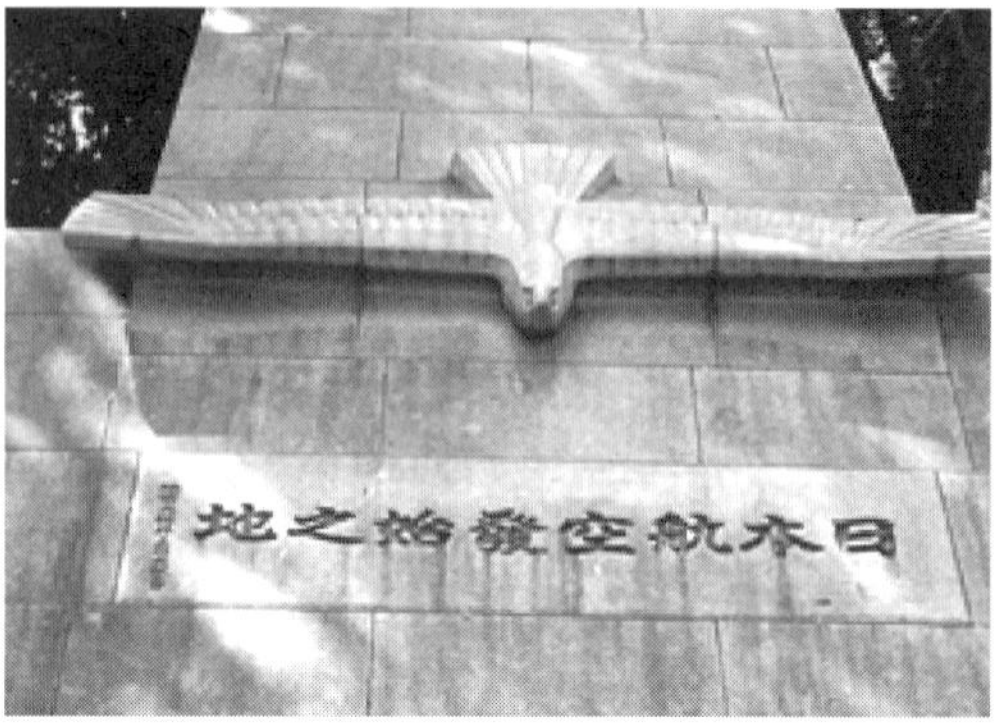

日本初飛行の碑

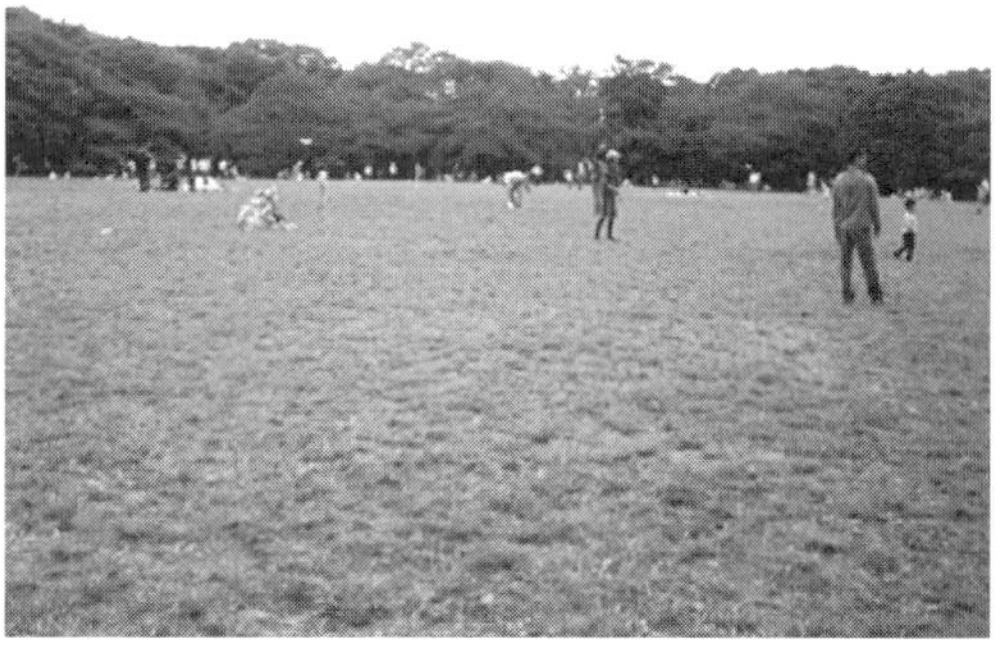
芝生広場

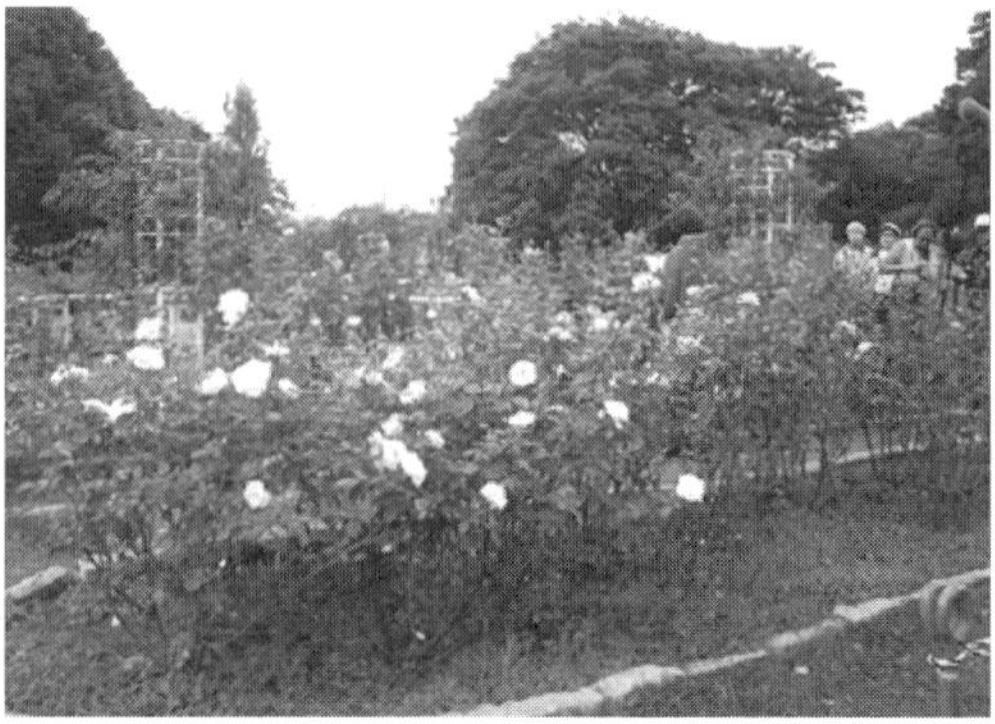
バラ園

に使えることは貴重である。広々とした空間に身を置いた時に得られる開放感が癒しの要因となっている。ただ単に広い場所というのではなく、芝生という緑の空間が癒しの効果をもたらしている。芝生の上を歩いた時にはコンクリートの上を歩いた時とは違う軟らかい感触がある。そして、芝生広場の周囲に見られる樹木の緑を見ることによっても癒される。何といっても、芝生広場の上に広がる広い空が開放感を増幅している。日常生活の中で空を仰ぐことは少ない。しかし、芝生広場の上に立つと、否応なく空を仰ぎ見たくなる。都会の空はビルとビルに遮られ、四角い空が見えるだけである。360度とはいかないまでも丸い広い空を仰ぎ見ると、自分の気持ちまでが広々としてきて、気持ちにゆとりがでてくる。広い空のもと、足にやさしい芝生を踏みしめ、木々を通って吹いてくる風を感じ、野鳥の声を聞いたなら心は自然と癒される。

1990年(平成2)、展望デッキの正面に高さ15～30メートルの3基の噴水や水景施設が造られた。水が時々刻々流れていく様は見ている者に躍動感を与える。噴水池の岸の一部分は水に触れることができるようにな

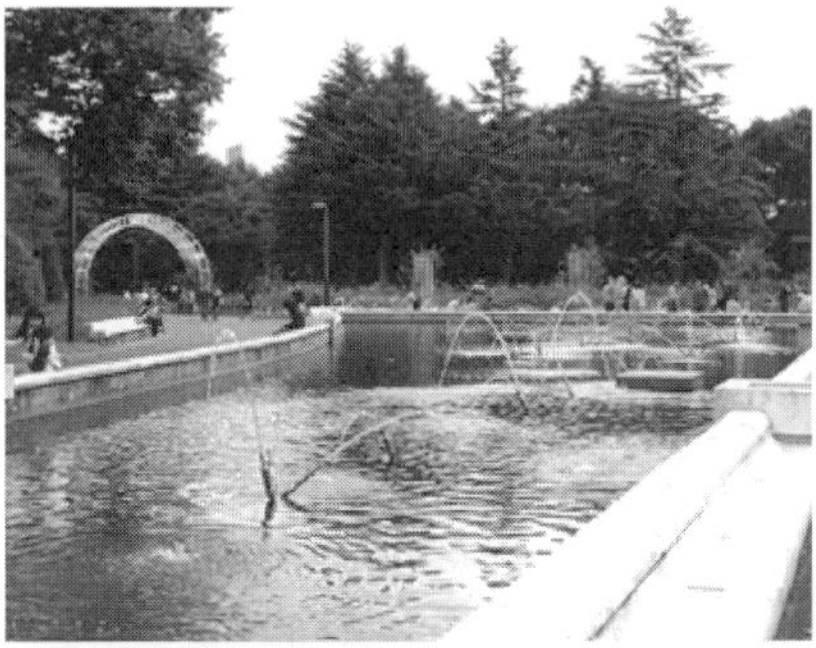

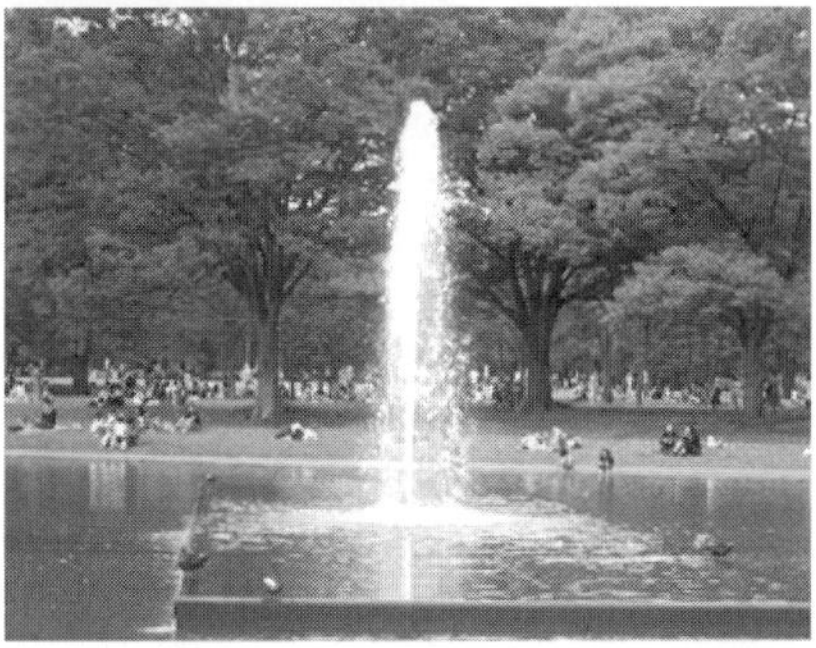

水景施設

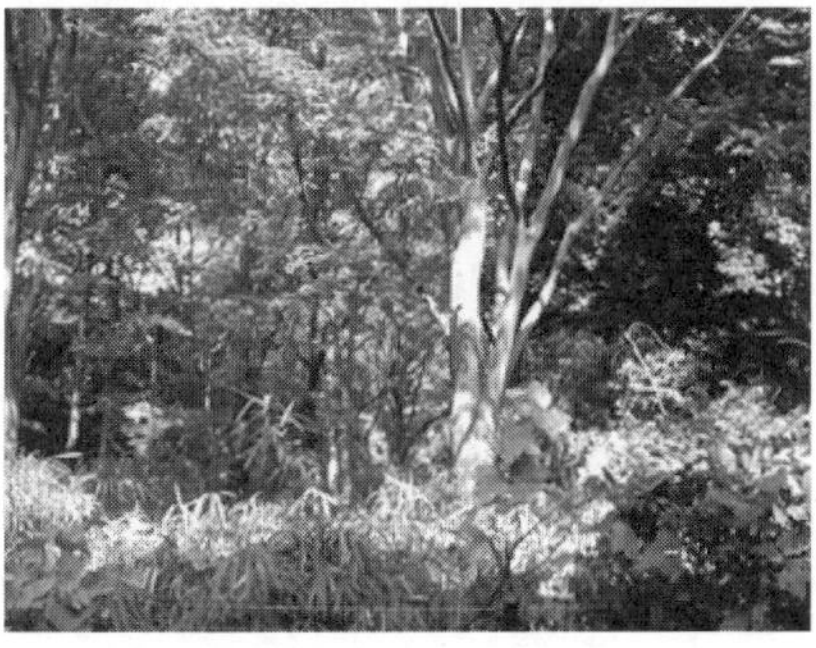

バードサンクチュアリ

っていて、目で楽しむだけではなく、親水性に富んだ設計になっている。また、芝生広場北側半周を囲むようにサイクリングロードもあり、緑の中を走る爽快感を十分に味わうことができる。西門近くの雑木林はまさに武蔵野の風景そのものであり、木の実を拾う子供の姿が見られた。ここでは木の香りが体全体を包み、五感を通して癒されていく。まさにグリーンセラピーそのものである。ただ雑木林のすぐ近くにテントが多数張られていたのにはびっくりした。このご時世、仕方のないことであり、特に問題が生じているわけではないのであろうが、公園が全人に開かれた場であるという使命のもと、現在の公園がもつ一つの課題のような気がする。

代々木公園では、芝生広場で遊ぶ人のほか、楽器の演奏や発声練習、漫才の練習といった家の中ではなかなかできないことを行っている人の姿もあり、各人がそれぞれ思い思いに公園を利用し楽しんでいるように見受けられた。特に広い芝生広場と広い空によって私たちは開放感を味わうことができ、その開放感によって癒されていくのだろう。

明治神宮
―自然林の中の安心感

所在地　東京都渋谷区神園町1―1／東京都新宿区霞ヶ丘町1―1／東京都港区北青山1、2

東京都渋谷区、新宿区、港区に位置する明治神宮は、明治天皇、昭憲皇太后をお祀りする神社である。この神社を中心とする鬱蒼とした森の内苑と、聖徳記念絵画館、陸上競技場、野球場、結婚式やセレモニー会場となる明治記念館がある地区の外苑に分けられる。面積は、70ヘクタールを有する。

ＪＲ原宿駅近くの表参道から明治神宮の森に入っていくのが一般的である。一つ目の鳥居をくぐると、原宿駅界隈の雑踏とは別の世界が広がっている。豆砂利という小さな砂利の敷かれた参道は、お世辞にも歩きやすいとは言えないが、ジャリジャリという音は神様という神聖な場所に一歩ずつ近づきながら心が清められていくような日本人の感受性に訴えるものがある。参道の両側はシイ、カシ、クスノキなどの高木で覆われ、約100年前は畑だったとはとても想像できないほど鬱蒼とした森となっている。神社の境内は、伊勢神宮や日光東照宮に代表されるようにスギが多く見られる。この地においても当時首相であった大隈重信はスギを植栽することを希望したのであるが、百年先に極相林になることを見込んだ植栽計画の中では諦めざるを得なかった。というのは、関東ローム層にはスギは不向きという本多静六や上原敬二をはじめ

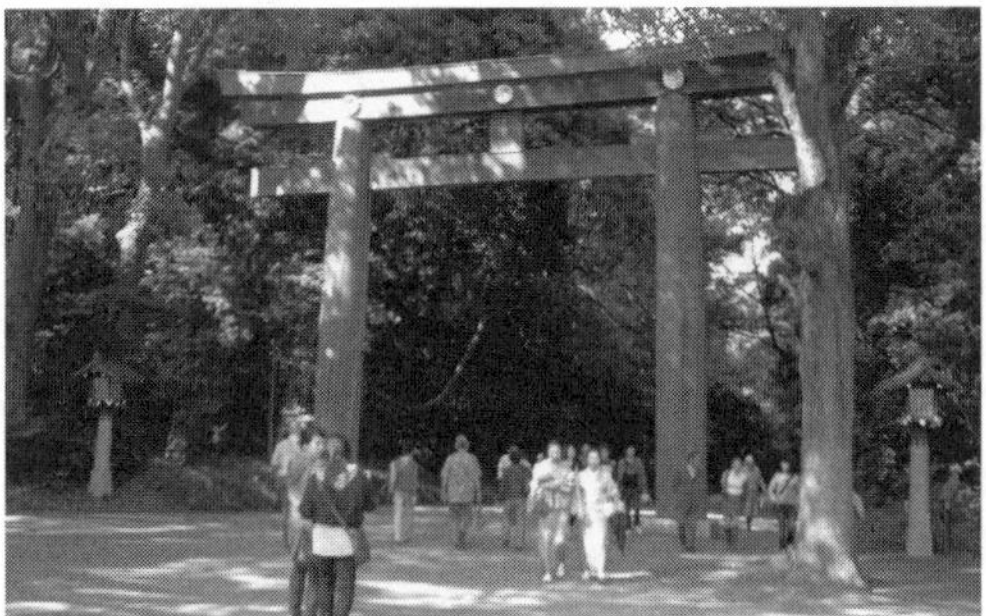

明治神宮

とする学者の説得による。1915年（大正4）から始まった造営工事は、全国青年団の勤労奉仕で、365種、12万本の献木によったといわれているが、現在は246種、17万本を数える。広葉樹によって二酸化炭素の吸収も多く、頬をなでる風はとても心地良く、私たちを爽やかな気分にしてくれる。夏の暑い日でも涼しく感じられる。これは緑の持つ緑陰の効果であり、苑内の気温は周囲に比べて物理的に低いものとなっている。体感的には物理的以上の気温の減少を感じているはずで、目から入る緑の効果が相乗的に働いているものと考えられる。日本の文化、風土に根ざした緑の空間は身も心も癒される。

　大鳥居を抜けた左手に御苑と称する面積8・3ヘクタールの名苑がある。明治天皇、昭憲皇太后にゆかりの深い庭で、苑内には隔雲亭、南池、お釣台、清正井、菖蒲田などがある。これらの施設を曲折した小径が結び、境内の参道とは全く趣きを異にしている。土の柔らかさを足に感じながらクマザサの間をぬい、武蔵野の面影を残す雑木林の苑内を散策すると、木漏れ日の暖かさが肌に心地良い。木々の間を吹いてくる風を頬に受けると思わず

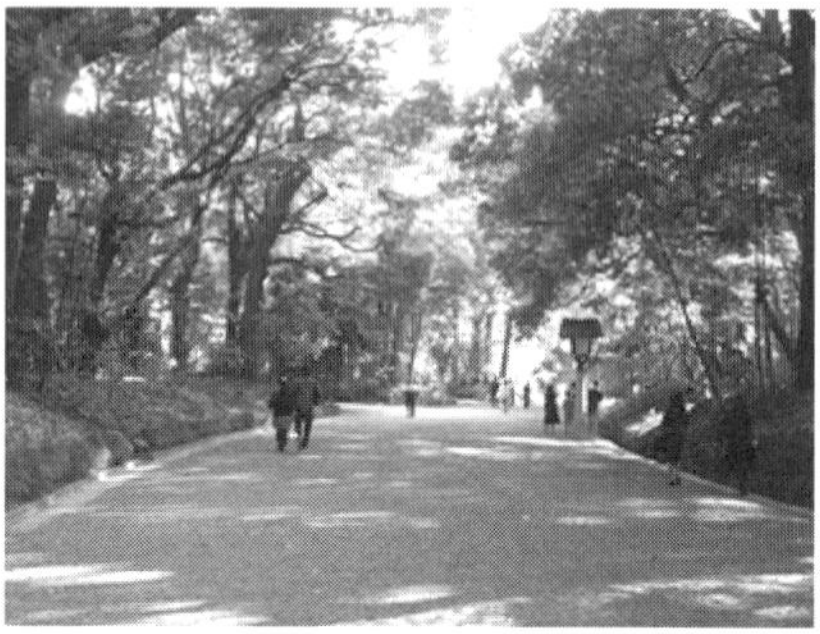
明治神宮の参道

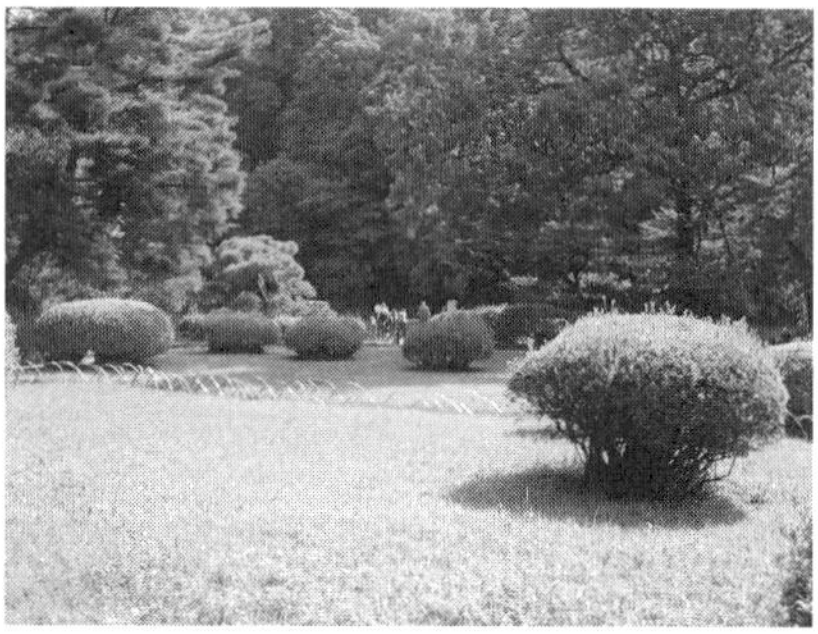
御苑の苑路

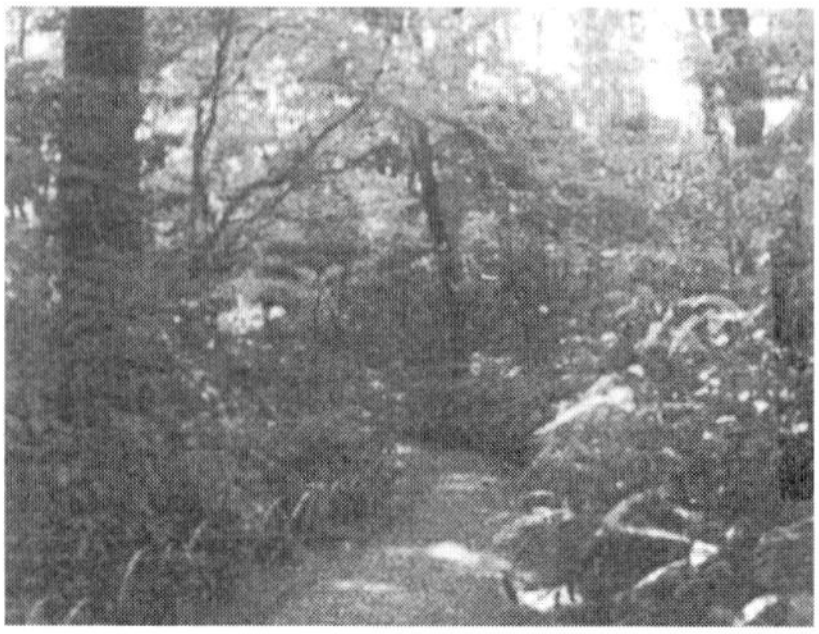
御苑の苑路

深呼吸をしたくなる。美味しい空気を胸いっぱいに吸い込むと体の奥から清められ、自然と爽やかな気持ちになっていく。時には風によって落ちてくる木の実のバラバラという音に驚かされもするが、その音で風の存在を再認識することにもなる。

南池は大変静かで清らかな水をたたえ、このお釣台で日がな一日のんびりと釣糸を垂れていたら心が癒されていくこと間違いない。特にスイレンの咲く頃が美しいといわれている。この池の水源は御苑の一番奥にある清正井で、今も水が湧き出ている。清正井のある所は少し薄暗く、神秘的な空間となっている。湿り気のある濃い緑が周囲を囲み、静かに湧き出る透明な水を見ていると潤いを感じる。最近、清正井が脚光を浴びている。ここで写真を撮り、それを携帯電話の待受け画面にすると運気が上がるといわれ、何時間も待つほどの人気スポットになっている。運気が上がるかどうかは定かでないが、苑内を散策すると五感を通して自然のものが体内に入ると共に、緑に抱かれているという安心感と心地良さが生まれてくる。まさに五感を通じてグリーンセラピーを感じることができる、とっておきの空間だと思う。

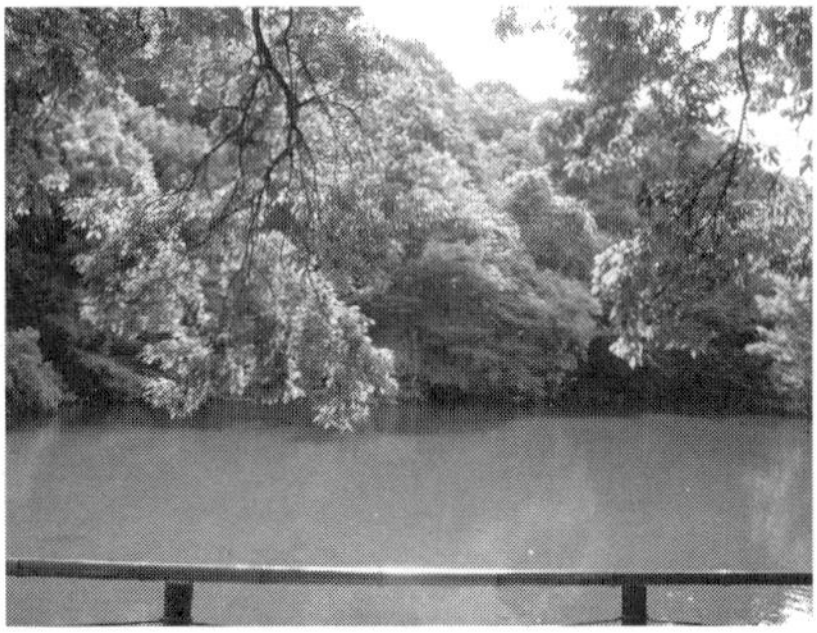

南池

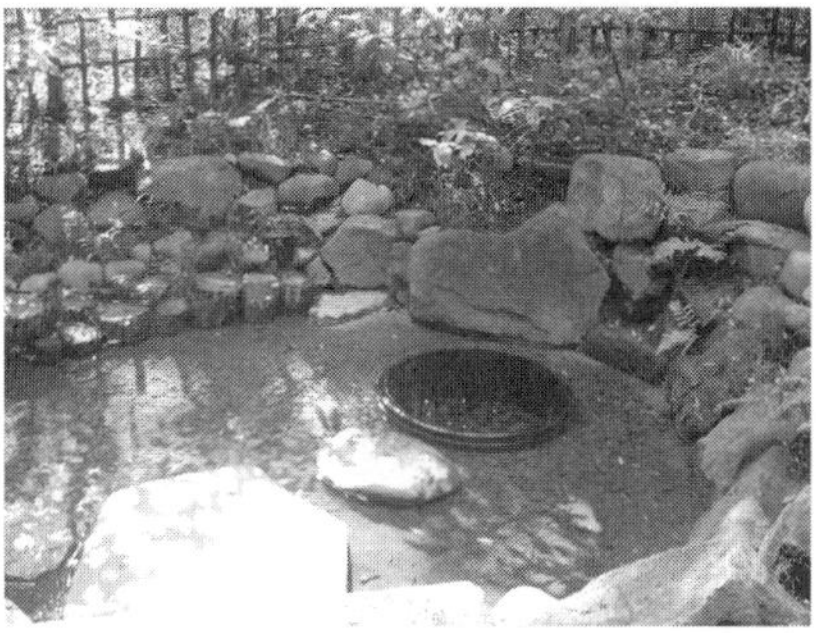

清正井

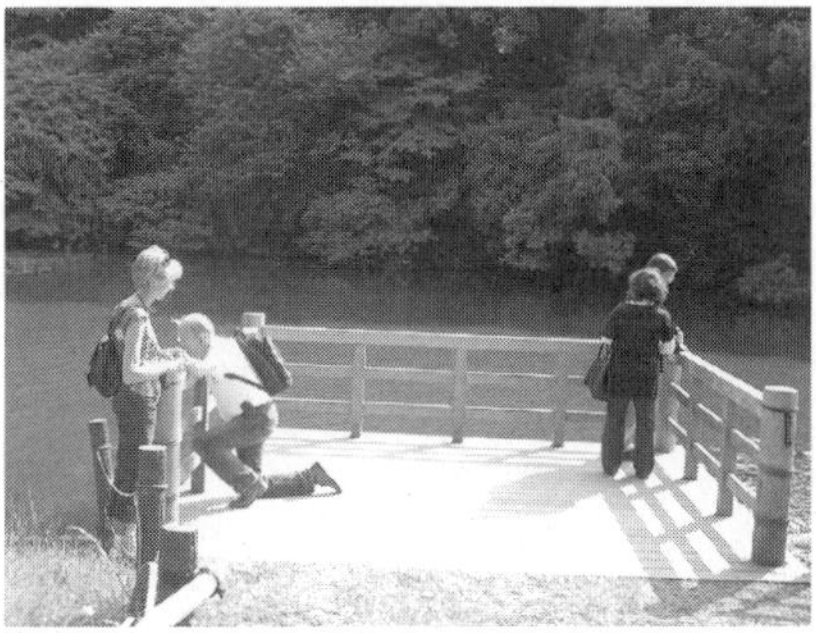

御苑のお釣台

内苑の北側には宝物殿があり、その前には芝生広場が広がり、境内とは違った趣を呈している。この芝生広場では開放感を十分に味わうことができる。広場という空間の広がりとその頭上に広がる空は、視界が開けるという開放感と安心感を私たちに与えてくれる。芝生広場に座っていると、自然に比べて人間のちっぽけさや無力さを感じ、いつしか広い心を持てるような気になってくる。

外苑は東西約３００メートル、南北約９５０メートルの矩形で、絵画館や運動施設が整備されている。内苑のような広い緑はないが、折下吉延らがデザインしたイチョウ並木は都心の黄葉スポットとしても有名である。

参道の緑と御苑の緑、そして芝生広場の緑と３つの異なった緑を同時に体験できる貴重な場所である。先人たちの偉業に感謝しながら散策すれば、人工林では味わうことのできない自然林のグリーンセラピーが満喫できるかもしれない。

皇　居 ―手入れの行き届いた緑の爽快感

所在地　東京都千代田区皇居外苑1―1／東京都千代田区北の丸公園1―1／東京都千代田区千代田1

日本の中心である皇居の東側には皇居外苑、北側には北の丸公園、その間に皇居東御苑という総面積約115ヘクタールの緑地がある。

皇居外苑は、江戸時代には老中や若年寄などの屋敷が立ち並んでいた所で、その後、皇室苑地となり、1949年（昭和24）、その一部が国民公園として一般開放された。クロマツが点在する大芝生広場、二重橋、桜田門などの建造物が見られる。大芝生広場では日光浴や読書をする人の姿、また二重橋を見学するバスツアーの人々の姿が多く見られる。

北の丸公園は、江戸城の北の丸で、田安家、清水家の屋敷があった場所で、明治時代には旧近衛連隊などの多くの建物があった。昭和30年代後半にそれらの建物を撤去し、森林公園として整備し、1969年（昭和44）に昭和天皇の還暦を記念して開園し、一般公開された。園内

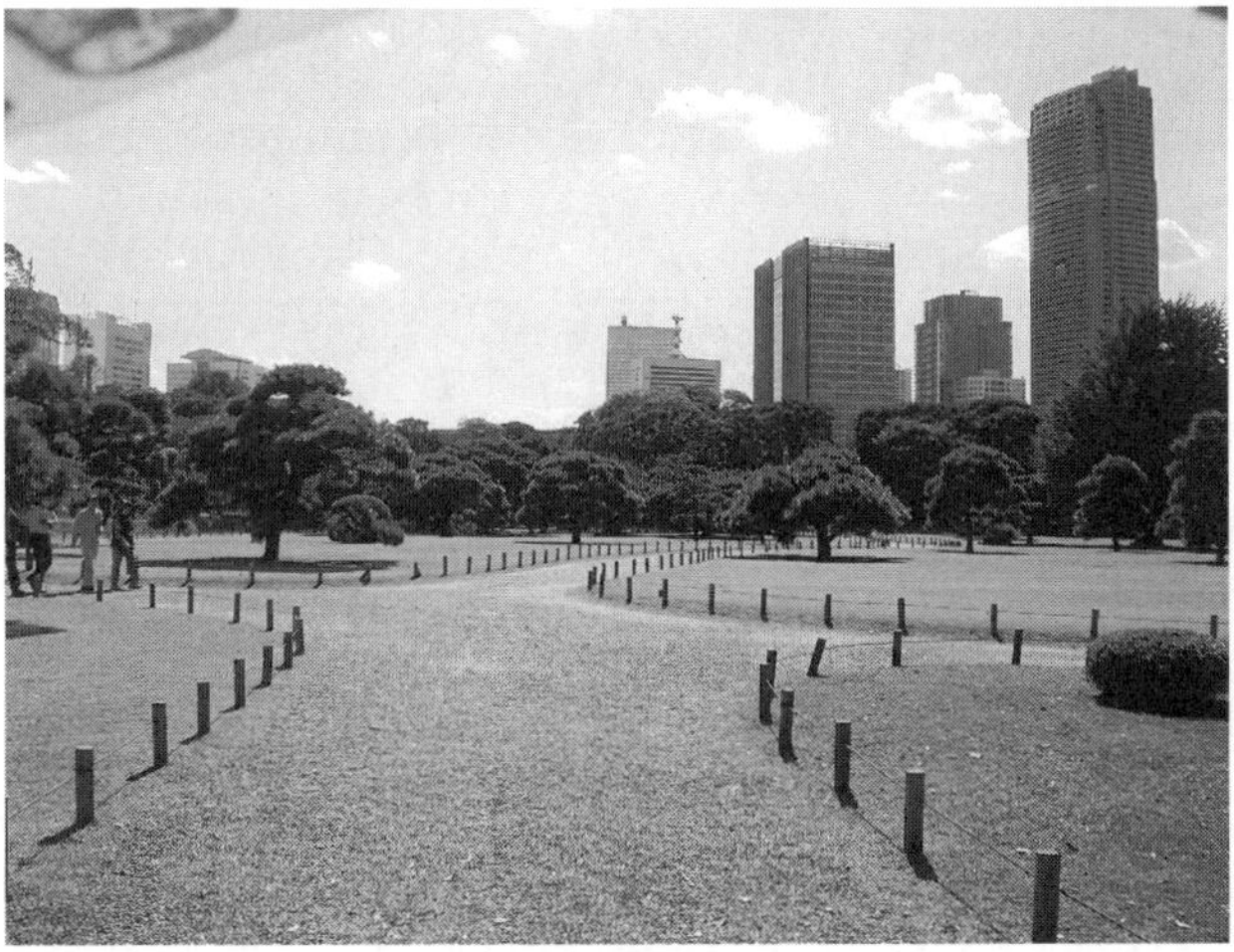

皇居前広場

は、池を中心に明るい芝生広場が広がり、その周辺にはモミジ、ケヤキ、コナラ、クヌギ、イチョウ、サクラなどの樹木が見られる。外周部にはクスノキ、タブ、スダジイなどの常緑樹が植えられ、皇居の森と調和している。芝生広場では小さな子供を遊ばせる家族連れの姿も見られるが、樹林の間をゆっくりと散歩をするには格好の場所である。緑陰のすがすがしさ、木々の間を吹き抜ける風の心地良さ、鳥の鳴き声に耳を傾ければ穏やかでゆったりとした気持ちになってくる。

皇居東御苑は、江戸城の本丸、二の丸、三の丸があった所で、明治時代から戦前までは宮内庁や皇室関連の施設があった場所である。1963年（昭和38）に特別史跡に指定され、1968年（昭和43）に一般公開された。皇居東御苑には、大手門、平川門、北桔橋門の3つがある。大手門は、大名や役人が本丸に向かう時の正門であった。今も残る立派な大手門から皇居東御苑に一歩足を踏み入れると、まず目に映るのはきれいに剪定されたクロマ

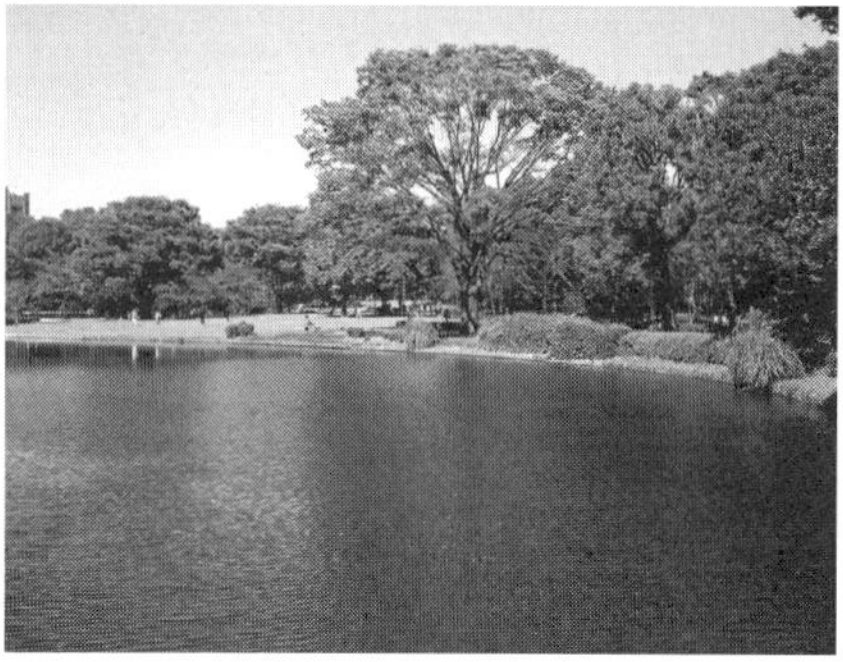

北の丸公園

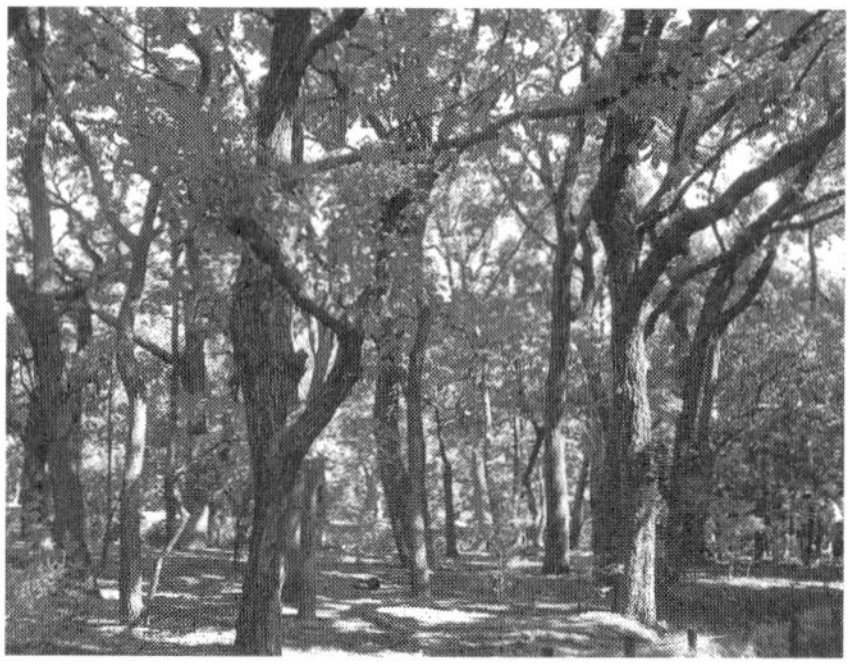

北の丸公園

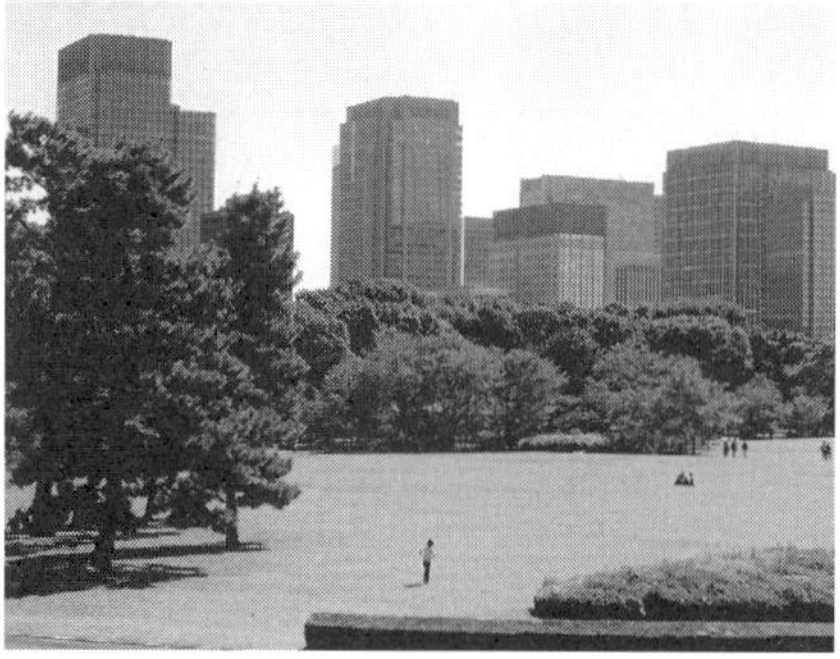

本丸芝生広場

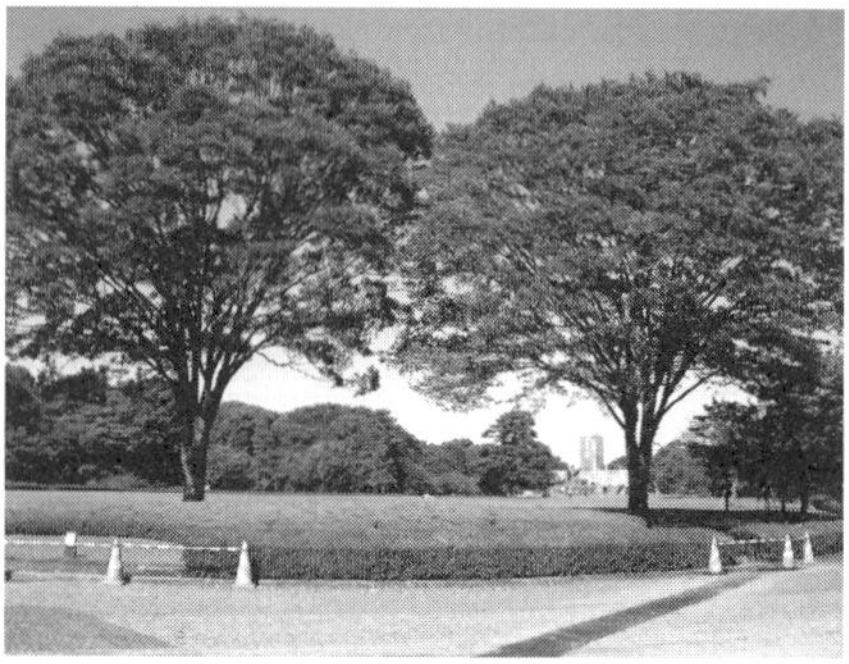

本丸芝生公園

ツである。皇宮警察から聞こえてくる勇ましい掛け声を聞きながら苑内を進んでいくと、まるで時代劇のセットの中にいるような錯覚を覚える。苑内はどこも手入れが行き届き、すがすがしい気持ちで散策することができる。苑内の東側には二の丸庭園が広がっている。この庭園は、江戸時代に小堀遠州が造ったものであるが、三代将軍家光の命で改修され、その後度々火災で焼失し、明治以降は荒廃していた。現在の回遊式庭園は1968年の公開に際し、九代将軍家重の時代に作成された庭園の絵図面を参考に造られた。二の丸庭園の隣に雑木林が造られている。これは昭和天皇のご発意によりクヌギやコナラといった武蔵野の風景を残した樹林として1982〜85年(昭和57〜60)にかけて整備されたものである。この造成に際して、樹木と共に武蔵野の雑木林の土壌も運ばれた。その結果、土壌に混じって植物の根、種子、昆虫、土壌植物が運び込まれ、羽のない昆虫(ナナフシ)が定着したり、下草や潅木も含めて武蔵野の面影を存分に発揮する林ができ、現在も大切に育てている。この雑木林は約20年ごとに燃料用に伐採され、下草は毎年肥料として集められている。雑木林の中は明るくて安心感があり、いつまでもここに留まっていたいという気持ちにさせられる。回遊式庭園と雑木林は隣同士に位置しているが、全く違った印象を受ける。回遊式庭園を散策すると、緑と水に囲まれて穏やかな気持ちになるのに対し、雑木林の方は木漏れ日を受けて明日へ向かう活力を得るような気がする。前者は落ち着いた雰囲気を、後者は華やかな雰囲気を醸し出している。2つの異なった空間がそれぞれ私たちを癒してくれる。本丸と二の丸を結

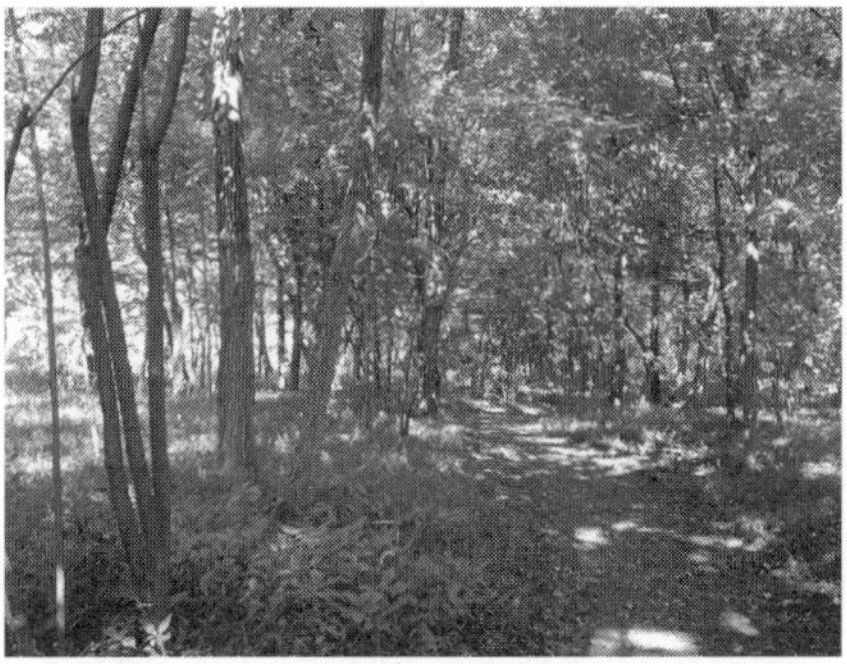

二の丸雑木林

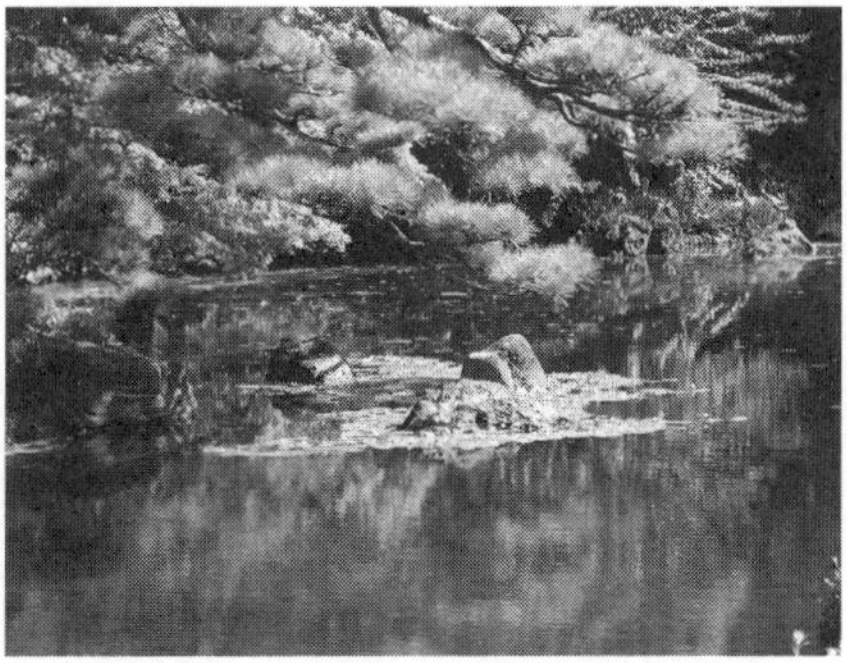

二の丸御苑

ぶ梅林坂は、1478年（文明10）、太田道灌が天神社をまつり、数百株のウメを植えたことに由来している。現在約50本の紅白のウメが見られる。外観五層、内部六層、高さ58メートルの天守閣は、1607年（慶長2）に完成したが、明暦の大火（1657年）で全焼し、以降再建されていない。現在は天守台があり、ここから旧本丸跡の11ヘクタールの芝生広場が見渡せる。都心のど真ん中の11ヘクタールもの芝生広場は圧巻である。一般公開されているとはいっても皇居という特殊な場所のせいか、家族連れがたくさんいるという代々木公園の広場とは異なり、静かで、穏やかな空間である。もちろん、空も十分に仰ぎ見ることができ、開放感を十分に味わうことができる。踏むのが申し訳ないような美しい芝生の上で、しかも日本の中心で手足を思いっきり広げて一日過ごしたら身も心もリフレッシュすること受合いである。大勢の人にこの場所を教えてあげたい反面、このまま静かな隠れ家的芝生広場であってほしいという気持ちもないわけではない。知る人ぞ知る、とっておきのグリーンセラピーの場所である。手入れの行き届いた苑内を散策すれば体の隅々までが清められるような気になる。

高知県土佐山
―里山のなつかしさ

所在地　高知県土佐山東川

土佐山は高知県高知市の北部に位置する山あいの村である。高知道の高知インターから県道44号線に入り、山を登る16号線、左に川を見ながら33号線を進んで行く。バス通りとはいえ、車がすれ違うのが難しい細い山道で、一方は山、もう一方は崖というスリル満点の道をひた走ること40分。土佐山東川という高知市街とは別世界の地に到達する。

ここは工石山の麓で鏡川の源流に近い所である。迫り来る山と清流が私たちを出迎えてくれる。ここにはオーベルジュと称する洒落た一軒の宿がある。洒落た作りではあるものの、木をふんだんに使い周りの景観を損ねることはない。また温泉も湧き出ていることから日帰り入浴も可能である。

この宿が整備したのであろうか、宿の名前を冠した遊歩道が山に向かって延びている。遊歩道の脇を流れるせ

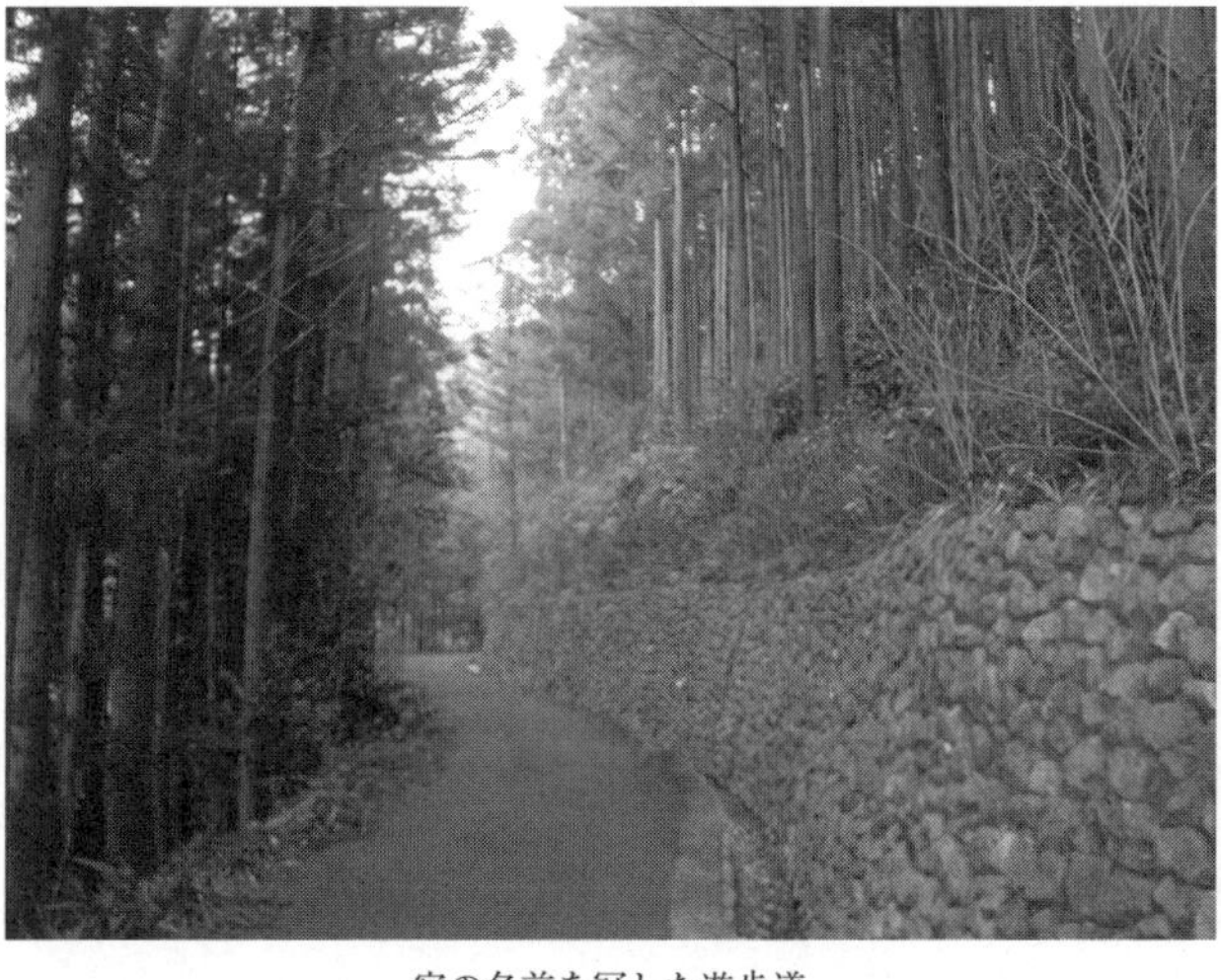

宿の名前を冠した遊歩道

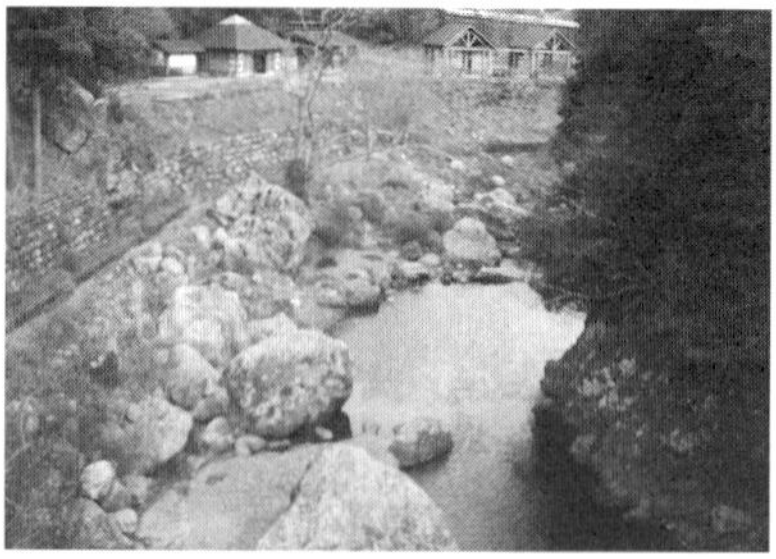
宿の下のせせらぎ

せらぎの音を聞きながら遊歩道を登っていくと、目から入る優しい緑、静けさの中で響くせせらぎの音が私たちの心を癒してくれる。宿の下を流れる川の向こう岸には棚田が見られる。棚田では下の方はイネ、中間がユズ、上の方はウメが栽培されているという。

山や清流、そして棚田という風景を見ていると、都会に生まれ育った者であっても何故か懐かしく感じられる。それはこの風景が里山の象徴的な風景で、きっと子供の頃に絵本で見たあの山あいの絵と全く同じであるからだろう。誰もが昔どこかで出合った風景だからこそ違和感なくその風景を受入れ、そしてその中に自然と溶け込んでいくことができるのだろう。

原風景といっても過言ではない。目に映る山の緑、耳から聞こえる川の音、そして心の中から湧き出る原風景が一つとなって安心感が生まれてくるのではないだろうか。里山という空間はそこに自分が溶け込むことによって五感でグリーンセラピーを感じる空間なのだろう。

細い山道は対向車が来るのではないかという恐怖と共にヒヤヒヤの40分ではあったが、わずか40分で都会の喧騒を逃れ、自然の中に浸れることは大変貴重なことである。だんだん姿を消していく里山は多くの人の原風景であり、癒しの空間となっている。

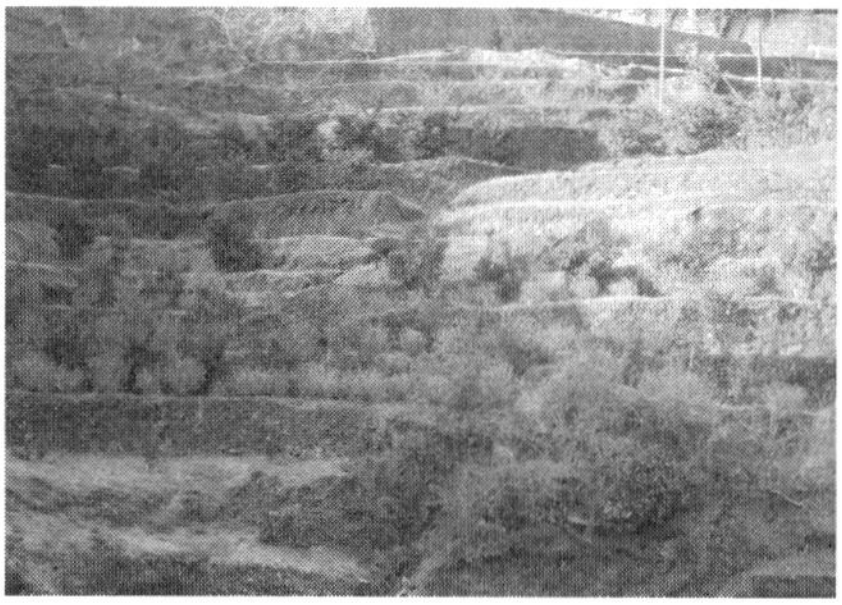
川の向かいの棚田

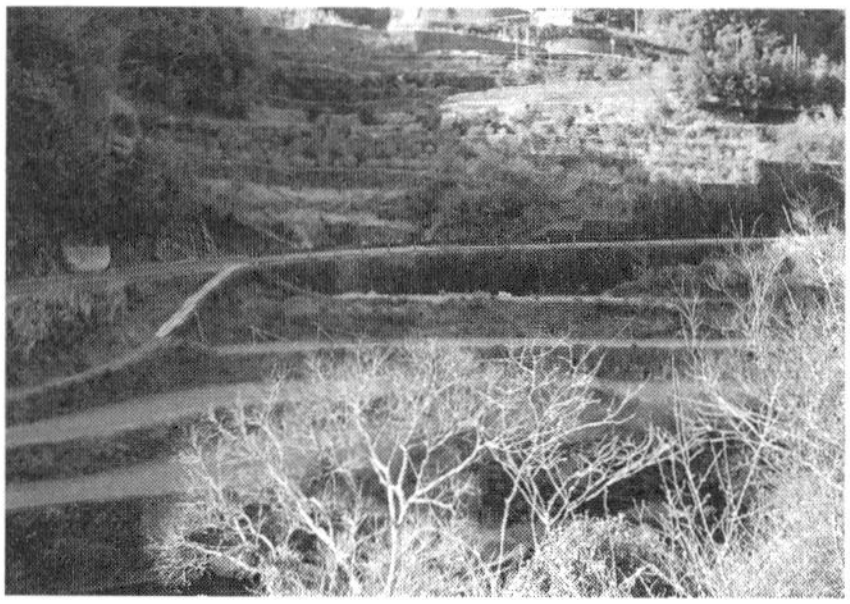
川の向かいの棚田

備北丘陵公園 ―くつろいで楽しめる緑のふるさと

所在地　広島県庄原市

国営備北丘陵公園は、広島県庄原市の丘陵地に1995年（平成7）に開園した中国地方唯一の国営公園である。総面積約340ヘクタールの園内には、国兼池とアカマツ林を中心とした、たおやかな景観が広がっている。国兼池（27・6ヘクタール）の周辺には、季節の花で埋め尽くされている花の広場、アカマツ、クヌギ、コナラ、ナラガシワなどの樹林地の他、広大な大芝生広場や子どもたちに大人気の「きゅうの丘」や「きゅうの森」の複合遊具、林間アスレチックコース、グラウンドゴルフコースなどのレクリエーション施設がゆったりと配置されている。広い空の下、寝転がってみれば大地の感触と土の匂いに心からゆったりとくつろぐことができるだろう。

中入口からほど近い「花の広場」は、春にはチューリップ、ビオラ、パンジー、ポピー、カスミソウなどの花々で、秋には日本最大級の品種数を誇るコスモスで埋め尽

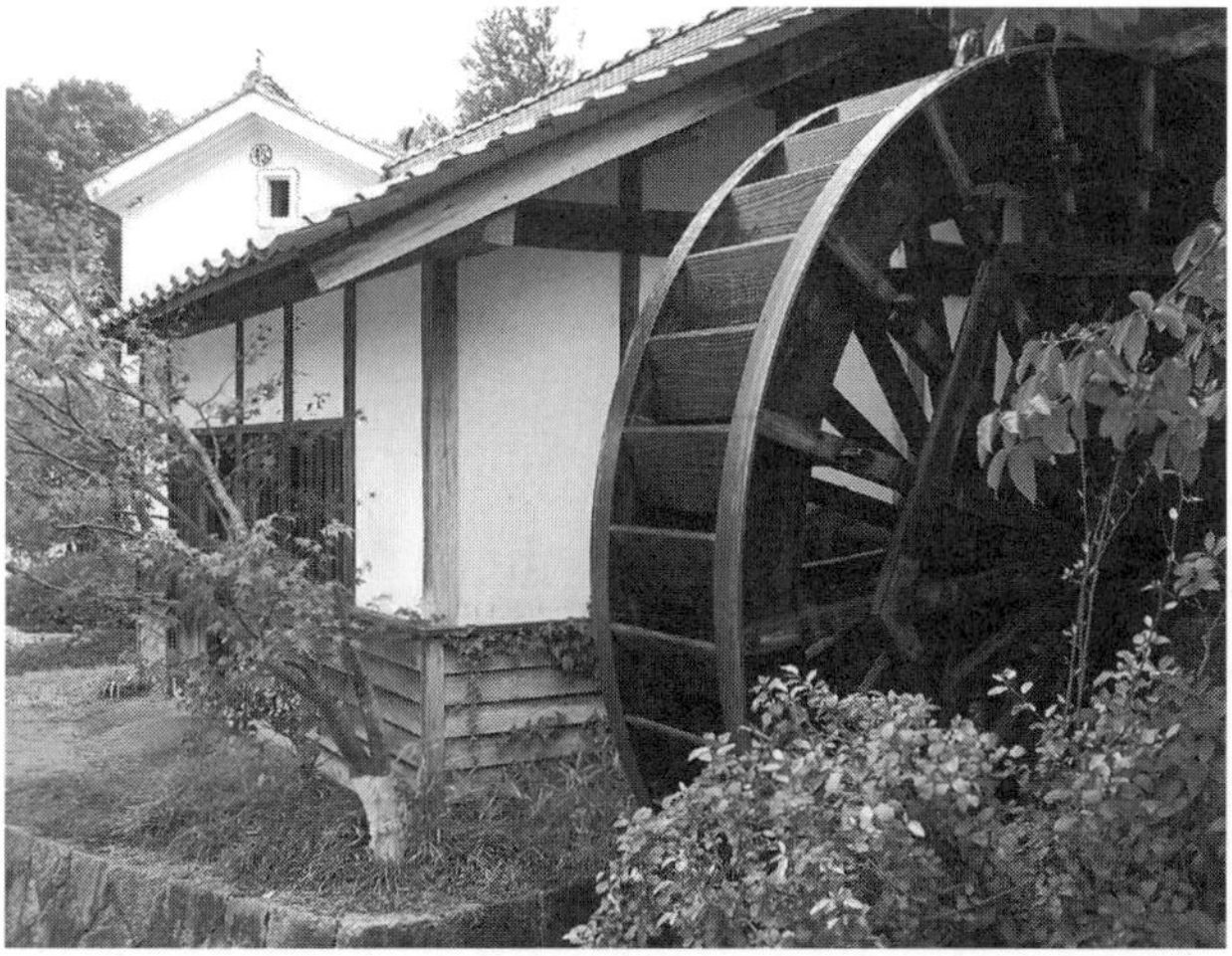

水車小屋

くされる。また、スイセンガーデンとしてシャーレーポピー、ルピナス、アジサイ、夏の涼をイメージさせるアサガオ、ひょうたんトンネルなど、四季折々の花々が五感を楽しませてくれる公園である。

そして、中国山地の懐かしいふるさとを再現しているのが「ひばの里」(約9ヘクタール)である。雑木林に囲まれた里は、小川が流れ、水車が回り、日当たりの良い田んぼや畑がのどかな風情を醸し出している。「ひばの里」には、この地域の明治後期から昭和初期における豪農の屋敷をモデルとする比婆さとやま屋敷をはじめ、茅葺き農家、水車小屋、工房、神楽殿、参集殿などが復元されている。比婆さとやま屋敷は延べ床面積533.4平方メートル、母屋を中心として離れ、米蔵、納屋、什器蔵、長屋門を配置したものである。母屋は小屋組みをマツ、柱をヒノキ、板材その他にスギを使うなど国産材で建築されているので、木の匂いと手触りも堪能できる。また、蔵を挟んで隣り合う2軒の茅葺き農家は入母屋造りで、下屋の部分には石州瓦葺きを施し、外壁には真壁に漆喰塗りでゴロタ石を並べている。茅材料は、約2000束(1束の長さ1.5メートル)を使用している。夏は涼しく、冬は暖かく、雨音がしないといった茅葺き屋根の特徴を五感で確認してみてはいかがだろうか。

のんびりと里の緑を歩いて心をほぐし、縁側に腰掛けて一息つけば、里の緑と人とが一体となって暮らしていたことがわかる。囲炉裏端で振舞われる「はぶ草茶」や漬物、果物などに舌鼓を打つもよし、座敷にあがってくつろぐもよし、神楽殿で伝統芸能やコンサートを堪能するもよし、何度でも訪れたい心休まる場所となっている。

もっと身体を動かしたい人には、田植えや稲刈りなど季節の農作業体験、そば打ち、こんにゃくづくり、わらび餅づくり、わら細工、機織、わたくり、陶芸、木工など、初めての人でも気楽に挑戦でき、楽しめる体験メニューが充実している。自然と深く関わる里山の暮らしを体験することは貴重であり、気持ちが癒されることだろう。さらに、他にはない珍しい体験ができるのは古代たたら工房で、かつて中国地方で盛んに行われた製鉄技術「たたら製鉄」を古来の工程に従って再現するプログラムや、日本刀の製法に基づいて刀匠の指導で小刀を作るプログラムなどが用意されている。

古民家を集めた民家園は日本各地にあるが、「ひばの里」が特徴的なのは、建物が移築ではなく復元新築でつくられていることである。それゆえ、文化財的な移築古民家で制約されている火気使用など利用上の制約がなく、使い勝手が良い。訪れる側も遠慮なく木材の触感を楽しみ、くつろぐことができる。見て、聴いて、触れて、匂いをかいで、味わう。五感を解放させながらゆったりと過ごせる空間なのである。

また、すっかり冬の風物詩となっているウィンターイルミネーションがある。毎年趣向を凝らした幻想的な光が来園者を楽しませてくれるが、「ひばの里」ならではの心癒される和の明かりも必見である。

森と林に囲まれた西日本最大級のオートキャンプ場「備北オートビレッジ」も併設され、楽しみ方は自由自在である。

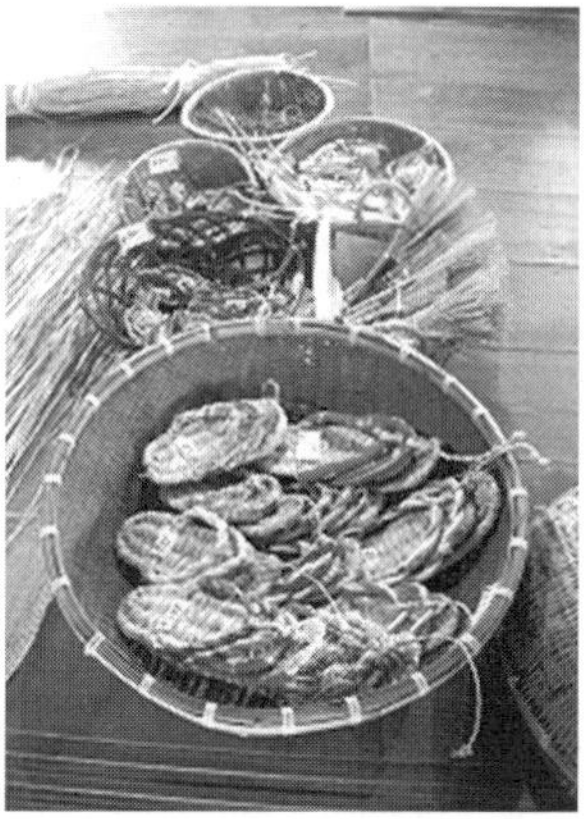

わらじ

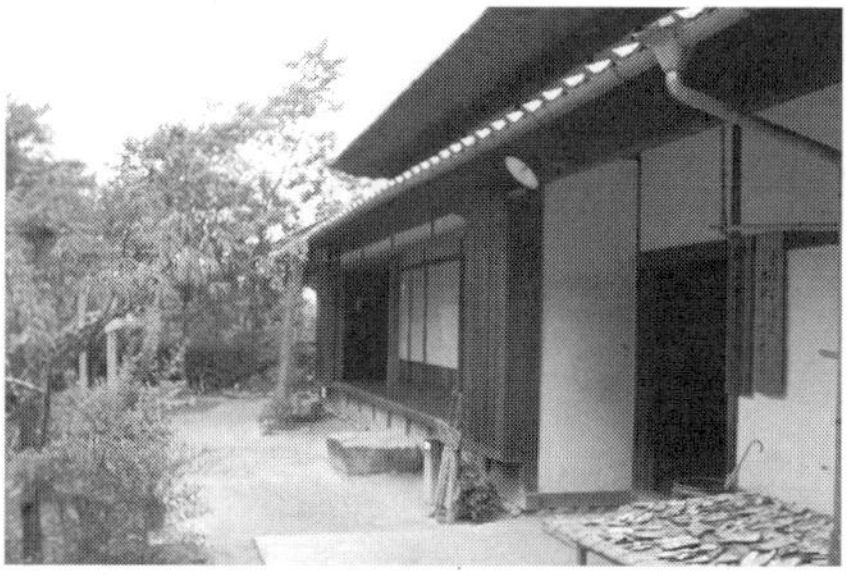

農家

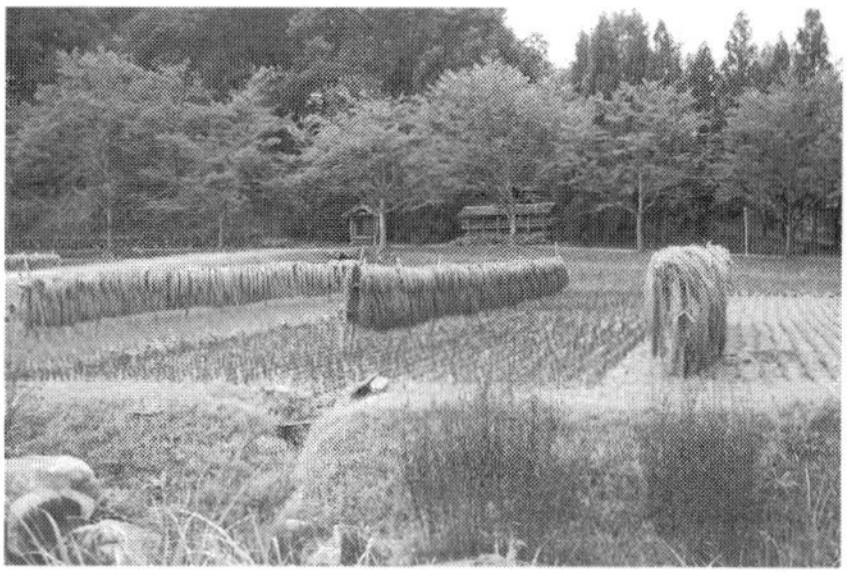

稲刈り

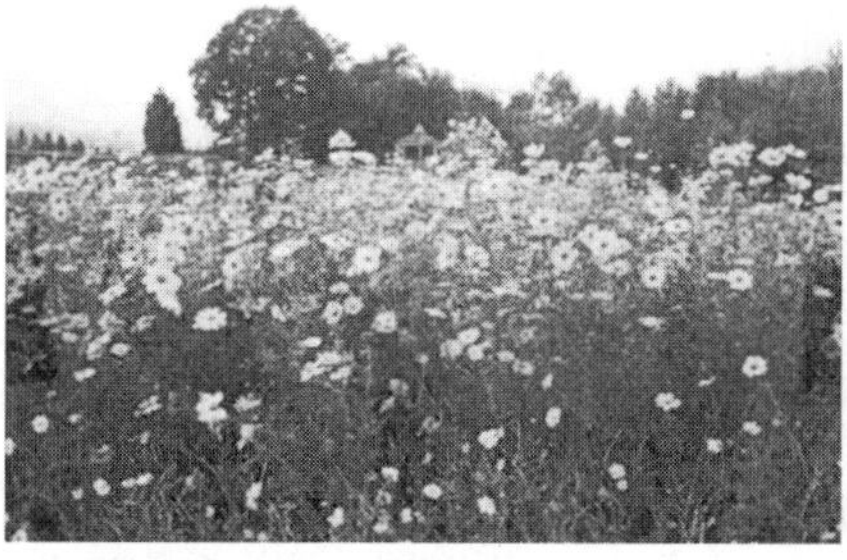

花畑

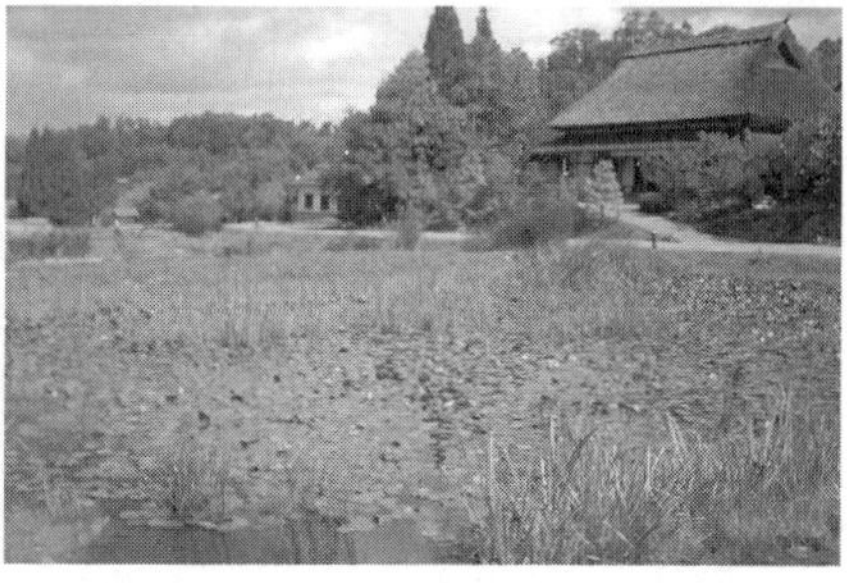

水田

飛　鳥 ―1300年以上の時をつなぐ歴史的風土

所在地　　奈良県高市郡明日香村

推古天皇が豊浦宮に即位した6世紀末から元明天皇が奈良平城京に遷都するまでの約100年間、わが国古代の政治・文化の中心として栄えたのが飛鳥地方である。大化の改新を経て、律令国家体制の基礎が形づくられ、仏教や大陸文化が伝来して新しい文化が発展した。何気ない農村風景の中には、往時の遺跡が眠り、発掘調査が進むたびに古代へのロマンをかきたててくれる。

飛鳥の歴史的風土は、人と歴史と自然が、時の流れの中で渾然一体となって形成された。特に総面積2400ヘクタールすべてが歴史的風土保存地区、風致地区などに指定された明日香村は、『古都における歴史的風土の保存に関する特別措置法』（古都法、昭和41年公布）、『飛鳥地方における歴史的風土及び文化財の保存等に関する方策について』（昭和45年閣議決定）、『明日香村における歴史的風土の保存及び生活環境の整備等に関する特別措置

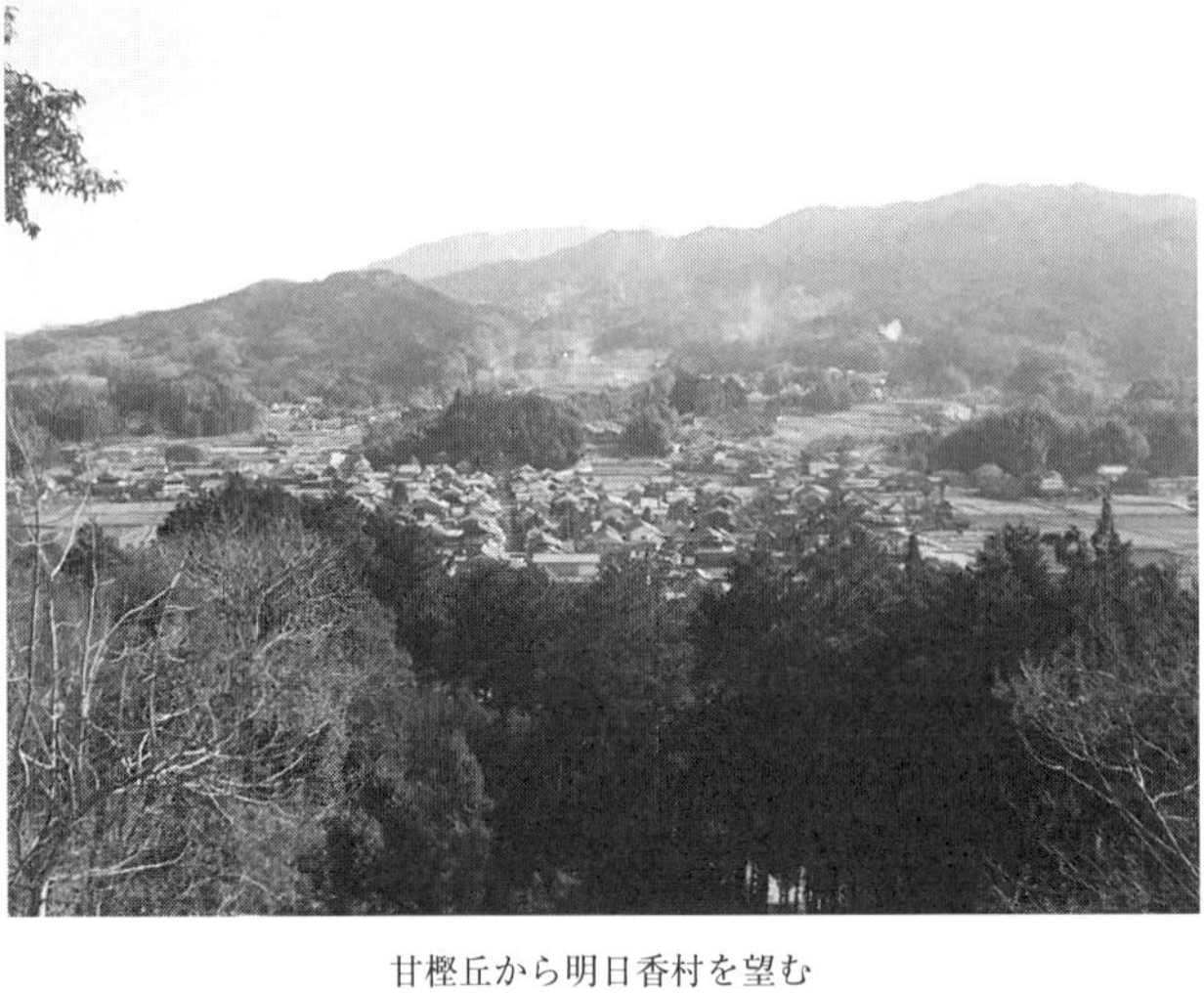

甘樫丘から明日香村を望む

法』(明日香法、昭和55年公布施行)などの制度や多くの人々によって開発の波から守られてきた貴重な財産である。

村内には、飛鳥の歴史的風土の保存と活用の拠点として整備された国営飛鳥歴史公園(入園無料。既に開園している石舞台地区、高松塚周辺地区、甘樫丘地区、祝戸地区の4地区に加え、キトラ古墳周辺地区を現在整備中)があり、村内の史跡を結ぶ総延長約18キロメートルの飛鳥周遊歩道でつながっている。

飛鳥時代について少しでも囓ってから訪れれば、当り前のように広がっている緑の里の景色のそこここに、万葉集に謳われた世界、飛鳥人の姿が浮かんでくる。1300年の時を経てなお私たちの心に響く思いがある。

棚田を彩る春の菜の花やレンゲ、秋の彼岸花、そして想像力をはたらかせれば、道端の一木一草にも万葉の息づかいが感じられてしまうのが飛鳥の魅力のひとつである。公園内には、万葉植物など日本古来の花々が点在している。特に、甘樫丘地区には全長23キロメートルの「万葉の植物園路」という散策路が設置され、一つひとつの植物が飛鳥時代と現代とを結んでいるようで、愛おしく感じられる。悠久の時の流れに思いをはせ、ゆったりとした気持ちになり、飛鳥の緑と知的好奇心をそそる古代ロマンにひたり、心も思考も癒される。

近鉄飛鳥駅で下車し、駅前の「飛鳥びとの館」でマップを入手して飛鳥めぐりをスタートすると、〝日本考古学界、戦後最大の発見〟といわれた極彩色の壁画で有名な高松塚古墳は、ここから徒歩7分である。

一帯は国営飛鳥歴史公園高松塚周辺地区で、復元された高松塚古墳のほか、国宝高松塚壁画の発見当時の模写を展示している「高松塚壁画館」、解体した壁画の修理を行っている修理施設、「国営飛鳥歴史公園館」などがある。そこからさらに、鬼の俎、鬼の雪隠、亀石などを経由して、甘樫丘に登ると、飛鳥随一の眺望が広がっている。眼下には飛鳥川、遠くには大和三山という360度の眺

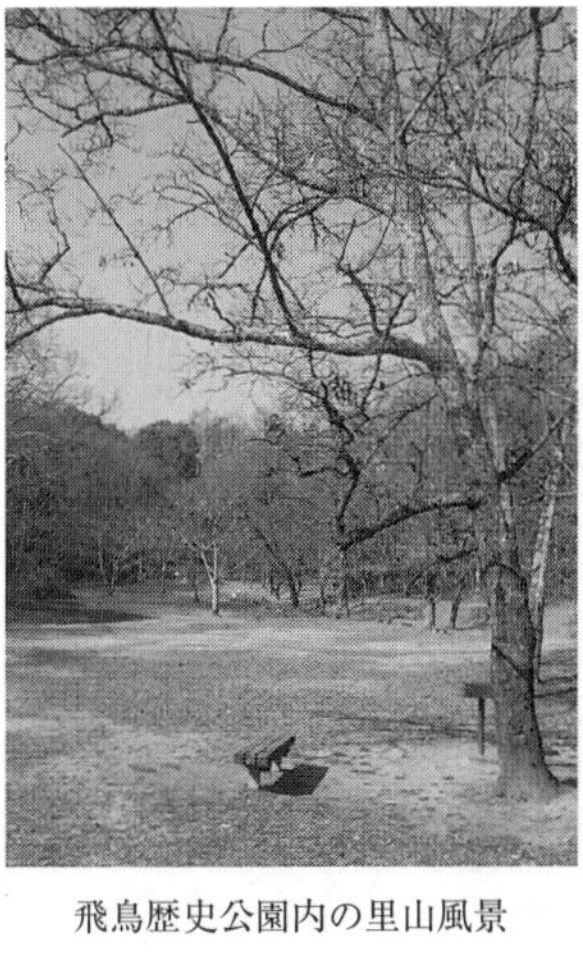

飛鳥歴史公園内の里山風景

望は開放感を満喫できる。そして、のどかな田園風景を見ていると、古の人々の思いが伝わってくるようで、穏やかな気持ちになってくる。飛鳥随一の眺望を誇る甘樫丘、蘇我馬子の墓とも伝えられる石舞台古墳、日本最古の仏教寺院である飛鳥寺、緑の中に点在する貴重な史跡、古代の不思議の数々をめぐれば、すっかり飛鳥通となれる。

　村内に宿泊してじっくりという人には民宿がある。また、祝戸地区には研修宿泊施設「祝戸荘」がある。いずれも冬季には名物の飛鳥鍋を味わって身体が暖まる。夜の静寂、飛鳥川の朝霧など、村内に宿泊してこそ五感を通して味わうことのできる魅力がたくさんある。また、祝戸地区近辺の奥飛鳥には日本の原風景である美しい棚田が広がっている。あまりの美しさに時が経つのを忘れてしまうほどである。

　村内や国営飛鳥歴史公園では様々な展示や講座、イベントなどが開催されている。なお、国営飛鳥歴史公園では、平成5年度から園内の森林の手入れを住民の方々と協働で行ってきたが、この森づくりの活動はボランティアグループ「飛鳥里山クラブ」として発展している。このように地元の人々のたゆまぬ努力に支えられ、ここを訪れる人々は、飛鳥の豊かな自然や歴史、文化を学び、そして五感を通して里山の森と自然を感じ、心が癒されていくのだろう。

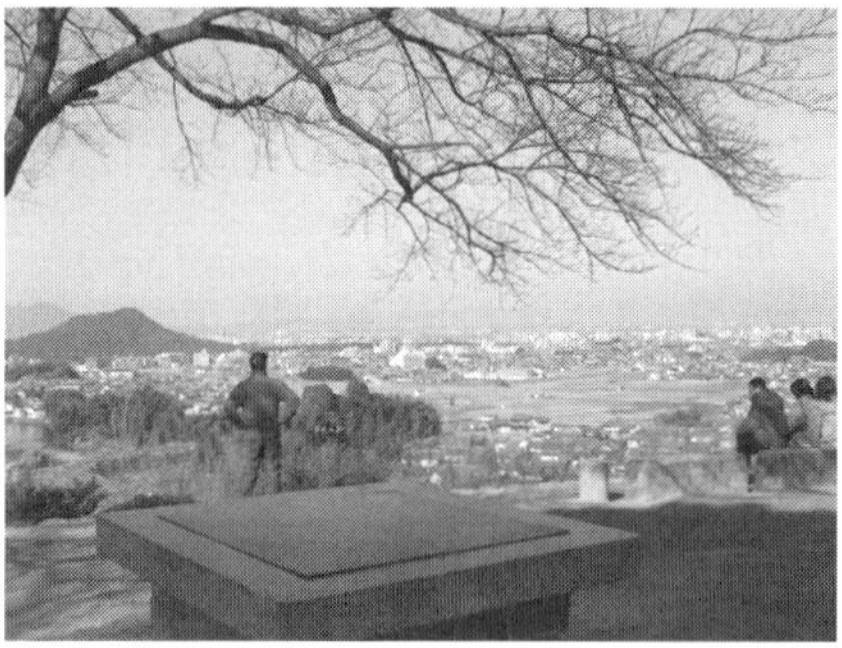
甘樫丘からの眺望

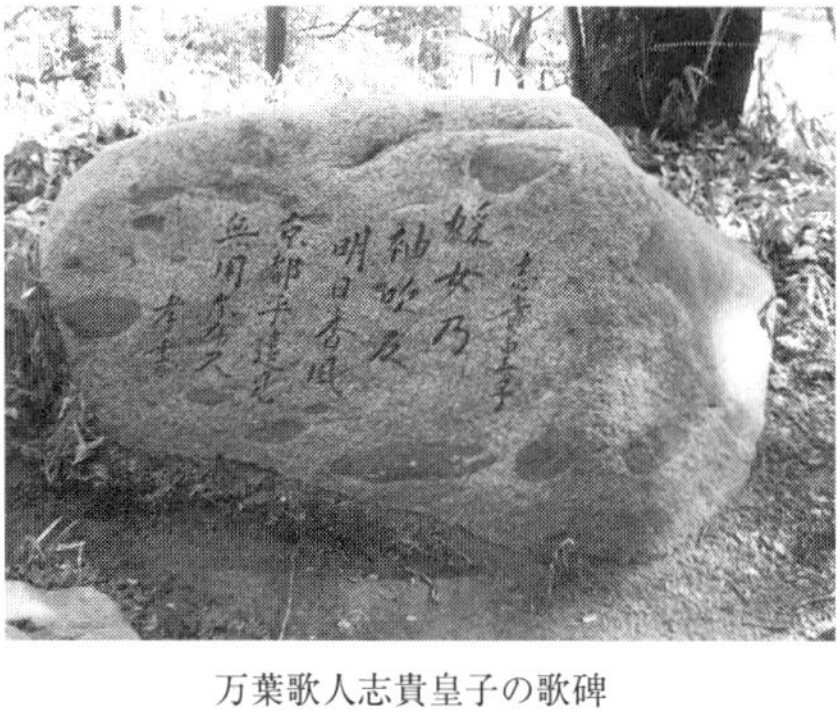
万葉歌人志貴皇子の歌碑

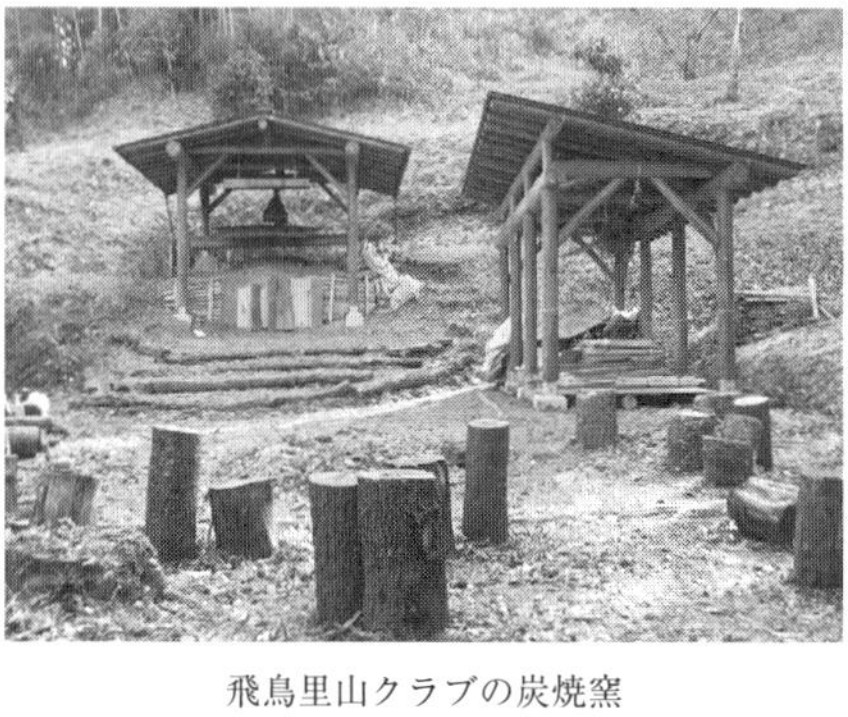
飛鳥里山クラブの炭焼窯

武蔵丘陵森林公園
―都市緑化植物園で癒し空間づくり

所在地　埼玉県比企郡滑川町・熊谷市

国営武蔵丘陵森林公園は、明治100年記念事業の一環として整備され、1974年（昭和49）に開園した全国で初めての国営公園である。埼玉県比企郡滑川町と熊谷市にまたがる東西約1キロメートル、南北約4キロメートルの約304ヘクタールの丘陵地で、コナラやアカマツを中心とした二次林の林床には、ヤマツツジ、ヤマユリなど多くの野草が自生していると共に、各所に武蔵野の面影を残している。

コナラやアカマツを中心とした二次林の林床には、ヤマツツジ、ヤマユリなど多くの野草が自生している。また、大小合わせて41の池沼があり、カモ類などの水鳥や野鳥、小動物や昆虫類が多く生息する豊かな生態系を有している。園内の樹林地は、原則として人手を加えずに動植物の隠れ場所や繁殖の場所として遷移にまかせるエリアと、武蔵野特有の雑木林を維持するために間伐や下草刈りを定期的に行い多様な生物の生息環境を管理していくエリアとに分け、植生管理が実施されている。特に、草地や林地の下草刈りについては、バッタなどの昆虫類や野鳥、ヤマユリやシュンランなどの野草の生息に配慮して作業時期や刈高などを決めるなど、きめ細やかな管理を行っている。自生種であるノハナショウブやリンドウなどについても増殖、育成、植え戻しを行うなど、武蔵野の景観を後世に伝えようとしている公園である。

このような樹林地を

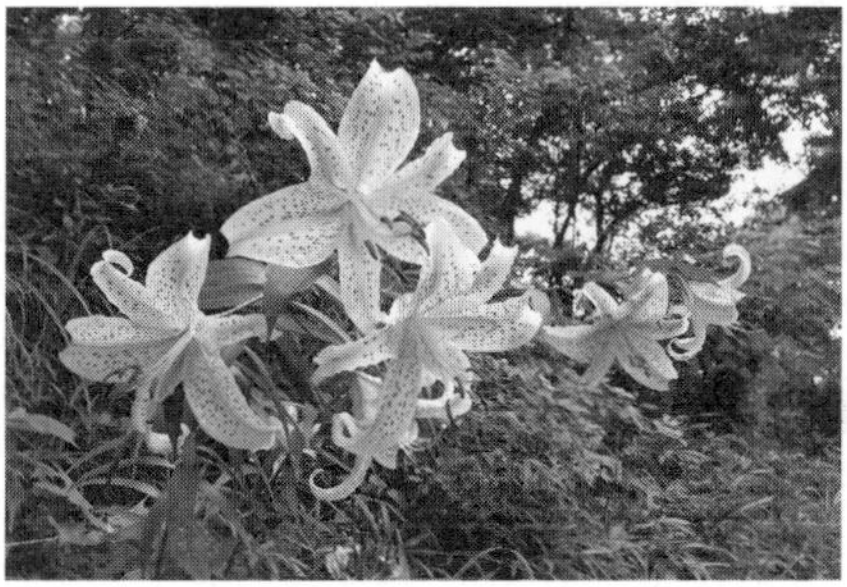

武蔵（ヤマユリ）

のんびり散策すれば、森林浴気分に浸ることができる。また園内には大小あわせて４１の池沼があり、カモ類などの水鳥や野鳥、小動物や昆虫類が多く生息する豊かな生態系を有している。池沼の眺めは飽きることはなく、日頃の疲れが水で洗われていくようである。そして池に泳ぐ水鳥の姿を追い、野鳥の鳴き声に耳を傾け、小動物や昆虫の動きを見ていると、いつの間にか心が穏やかになってくる。広い園内には全長１７キロメートルにも及ぶ本格的なサイクリングコースも巡らされており、緑の風を切って走ればストレスも解消され、気分爽快になること間違いない。

広い園内をのんびり散策して森林浴気分に浸れる他、ストレス解消にはもってこいのサイクリングコースも巡らされており、緑の風を切って走れば気分爽快である。

中核施設である都市緑化植物園は約２０ヘクタールの見本園に苗圃、管理棟、展示棟、宿泊研修棟などで構成され、全国各地の緑の相談所･都市緑化植物園の中枢ともなっている。都市緑化植物園とは、公園や街路樹、庭木や生垣をはじめ暮らし

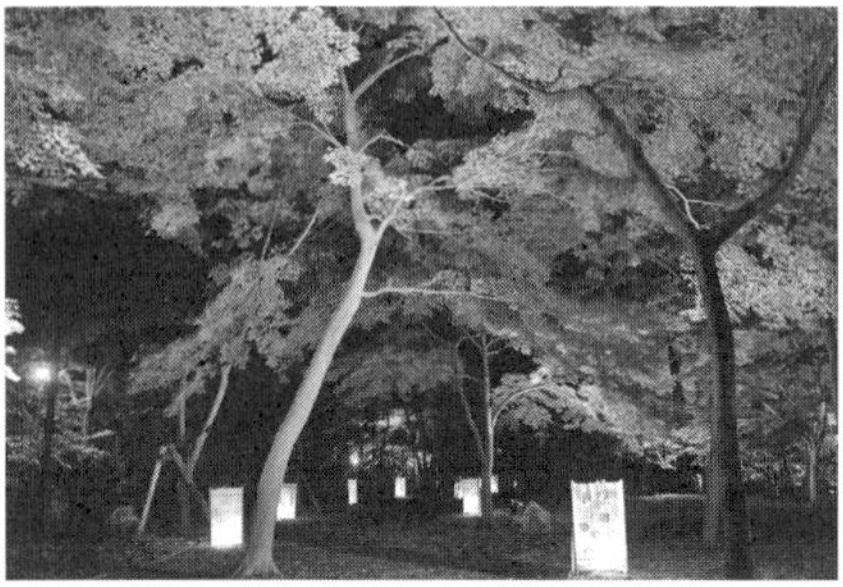
紅葉見ナイト

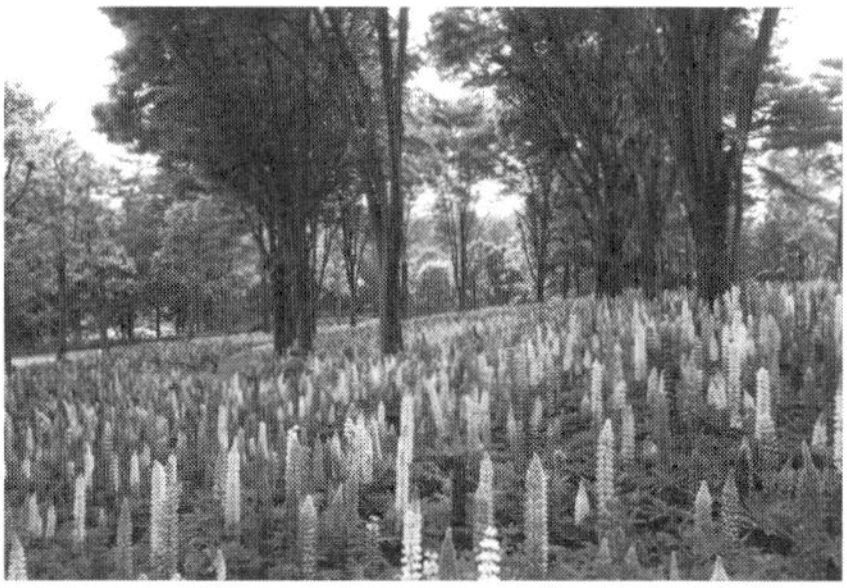
庭園樹見本園のルピナス

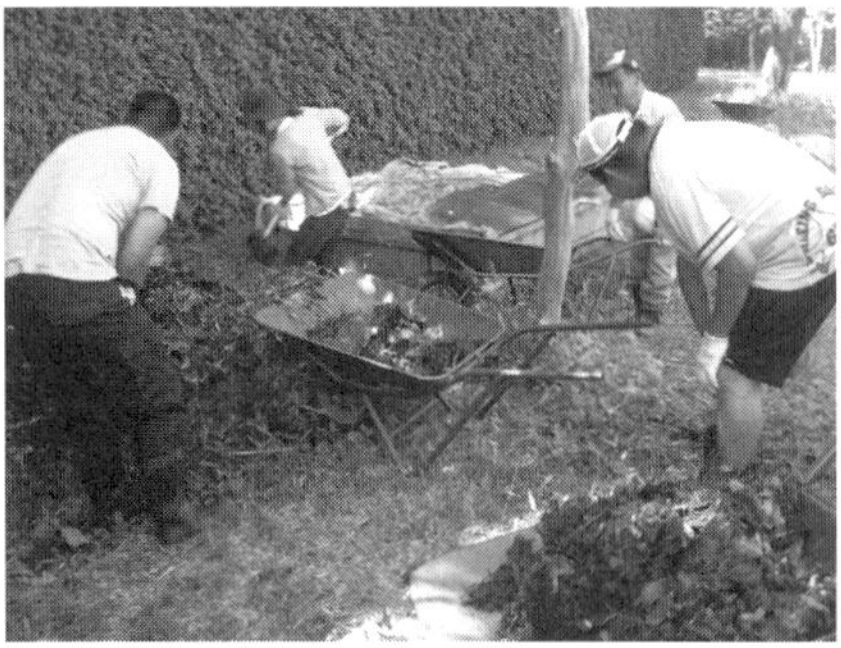
授産施設入所者によるコンポストづくり

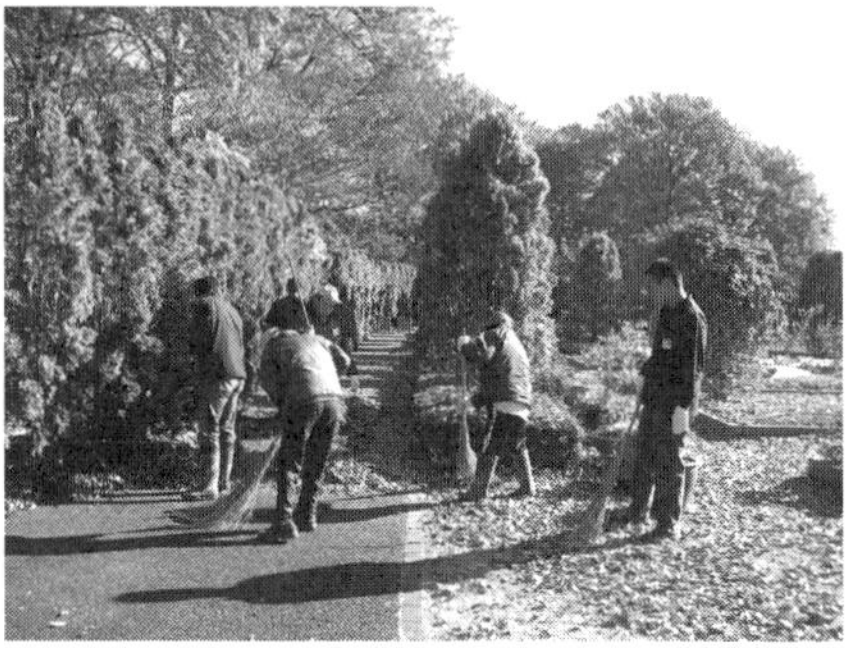
授産施設入所者による社会復帰の取組み

に身近な植物についての収集保存、調査研究、普及啓発、レクリエーションを目的とする植物園であり、自宅をグリーンセラピー空間にして日々緑で癒されたいと考えている人には、花や緑の具体的な選び方の参考になる。

見本園の中で必見なのはカエデ見本園で、例年11月中旬から12月初旬にかけて、メイプルフェスタが催され、夜間ライトアップされる。ひんやりとした晩秋の空気の中、赤や黄色に色づいた樹々に過ぎゆく季節を感じることも癒しとなる。

都市緑化植物園では、定期的にガイドツアーが行われている。これは、その時々に応じた植物園周辺の見所を、解説を交えながらスタッフが案内してくれる。人目を引く花だけでなく、香りや肌触りなども含め五感を使った植物の感じ方や隠れた魅力の楽しみ方を伝授してもらえ、楽しみにしているリピーターも多い。また、この公園は近隣の授産施設の入所者に活動の場を提供している。これは、知的障害者厚生施設の「施設の中ではなく、健常者と同じように街で暮らそう」、「社会の中でみんなと係わっていこう」という活動趣旨を踏まえ、職員、アルバイト、ボランティアとの交流を図りながら、社会復帰への取組みをサポートしようというもの、緑を媒介に、人と人とのつながりを大切にしている癒しの公園である。

高知県立牧野植物園
――牧野博士の愛情にあふれた植物園

所在地　高知市五台山　4200－6

「植物園を造るなら五台山がええ」という牧野博士の一言で決まったというこの地は、青年期の博士が何度も訪れ、四国霊場第31番札所竹林寺など、歴史文化も自然も豊かな、高知県内でも有数の景勝地ある。

植物園の完成を見ることなく1957年1月18日に博士は逝去されたが、博士を慕う多くの人々の熱意と支援によって植物園建設は進み、1958年4月1日に開園した。以後、半世紀を経た今、博士ゆかりの野生植物など約3000種が四季を彩り、全国でも有数の植物園として、植物を愛する国内外の人々が訪れている。1999年には研究と教育普及の拠点である牧野富太郎記念館が、2008年には南園に50周年記念庭園が、また2010年には新温室がオープンし、科学的価値と憩いの場としての価値を兼ね備えた総合植物園としての魅力を増している。

起伏を活かした18・2ヘクタールの植物園地のうち約6ヘクタールが利用に供され、牧野博士が命名した植物を中心に、西南日本に自生する野生植物や東洋の伝統園芸植物が収集されている。これらの多くは採集地が明らかな「生きた標本」としてできるだけ自然の姿になるよう配慮されている。そのため園内を散策していると、自然の中で植物に出会える喜びを感じられ、心が癒されてくる。

正門入口からの

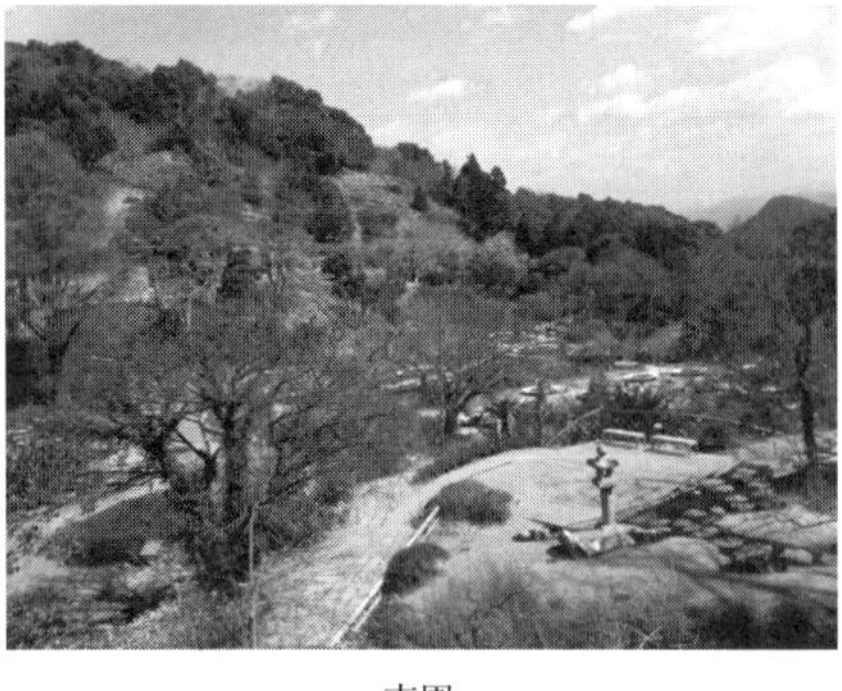

南園

エントランスにある土佐の植物生態園は、標高1000メートルを超える山地から黒潮に洗われる海岸まで土佐の豊かな自然を再現している。土佐の自然をあまり知らない人にとっては、いながらにして土佐の自然を満喫することができることができる恰好の場所である。一方、土佐をよく知る人にとっては、以前に訪れた風景が思いださせれ、懐かしさに心が和むことだろう。北園には展望のきく薬用植物園やシマサルスベリが印象的な芝生広場があり、ピクニックなどを楽しめる憩いの空間となっている。家族や友人とともに芝生のやわらかさに触れながら広々とした空間で過ごす一時はストレス解消することだろう。竹林寺の境内だった南園には、「お馬路」と呼ばれる参道が残されている。土佐といえば誰もが口ずさむ「土佐の高知のはりまや橋で坊さんかんざし買うを見た」というよさこい節のモデルとされる僧侶純信が見初めたお馬という娘が、洗濯や継ぎ物を手伝うために寺に通った路といわれている。

植物園の研究拠点であり、国内外の20万点以上に及ぶ標本を収蔵する国内有数の標本室(ハーバリウム)を有し、また、博士が蒐集した蔵書や直筆の植物図など約58000点を収蔵しているのが牧野富太郎記念会館本館。また、展示館には牧野博士直筆の植物画や写真などで牧野博士の生涯を紹介した展示などのほか、企画展も行われている。展示館中庭には水盤を配した中庭があり、博士が植物画に描いた植物や命名植物など約150種類の博士ゆかりの植物が見られる。これらの牧野富太郎記念館は、建築家内藤廣氏の設計で、木のぬくもりが随所に活かされた空間となっており、雨の日でも落ち着いて過ごすことができよう。

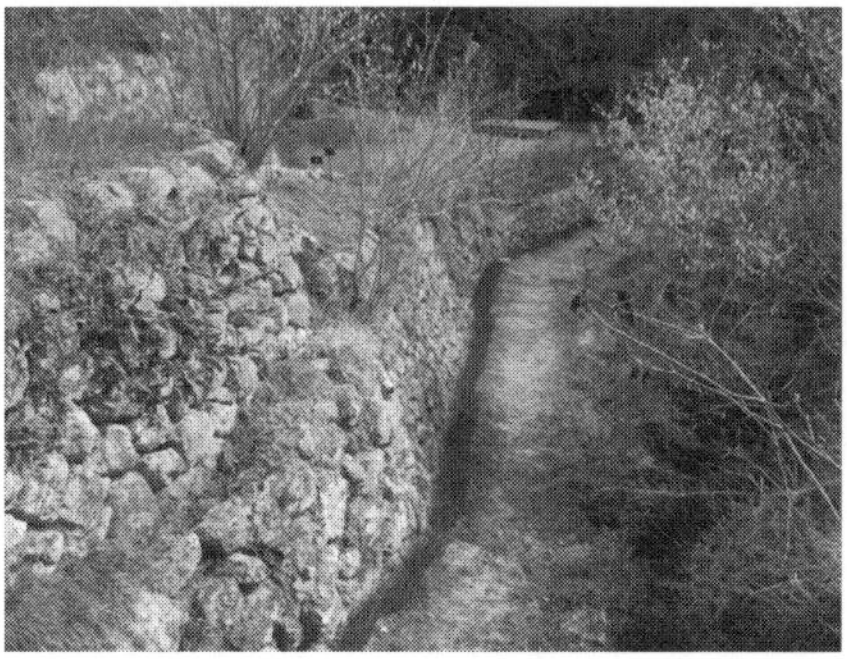

南園の「お馬路」

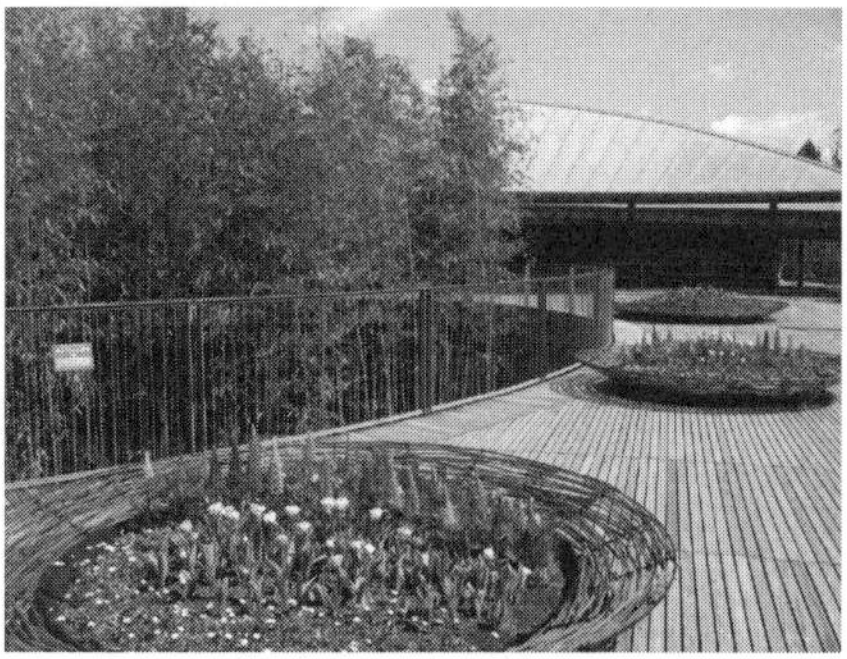

牧野富太郎記念館本館

知　床 ―世界自然遺産

所在地　北海道斜里郡斜里町

北海道の東端、オホーツク海に面した知床は、2005年（平成17）7月に世界自然遺産に登録された。日本での自然遺産登録は3件目。海洋を含む登録は日本初となる。知床半島の中心には、羅臼岳、斜里岳、海別岳、硫黄山など1000～1600メートルの山々が連なっている。1000メートル級にもかかわらず、緯度が高いこともあり本州の3000メートル級に匹敵する景観を見ることができる。この連山の尾根筋には知床峠があり、斜里町宇登呂と羅臼町を結ぶ知床横断道路が走っている。ドライブコースとしても人気があり、羅臼岳の残雪や紅葉を見ながらのドライブは心が癒される。

知床の地形は、海と山とが直結しているために非常に険しい。切り立った崖は荒々しく、オホーツク海の厳しさを物語っている。オホーツク海は、凍る海としては世界で最も低緯度に位置し、アムール川からの淡水が流れ込み、それが流氷を生むことになる。この流氷が知床にやってくるのは例年1月下旬で、冬の風物詩としてよく知られている。

半島の先端の知床岬には陸から足を踏み入れることはできないが、ウトロ港から知床観光船に乗って船上から眺めることができる。観光船には、硫黄山まで行く1時間30分の硫黄山航路と知床岬まで行く3時間45分の知床岬航路がある。3時間45分というのは、新幹線のぞみ号で東京から新大阪まで行っても余りある時間で、かなり長い時間である。なるべくたくさんの所を見たい旅行者には、知床半島を船上から味わうということでは硫黄山航路で十分である。しかし、時間が許すならば知床岬航路をお勧めする。港を出ると、半島の鮮やかな緑と美しい海、ごつごつした岩肌に目を奪われながらも自然の織りなす風景にしばし癒される。これで満足かと思っている矢先、岬に到達する。その瞬間の感動を忘れることができない。それは、目の前に180度に広がる水平線である。空と海しかない視界。これまでにこれほど広い水平線を見たことがあるだろうか。空と海しかない世界はまさしく別世界で、自然の美しさを堪能できること間違いない。

知床の見所は、何といっても雄大な自然である。オシンコシンの滝、オロンコ岩、夕陽台、プユニ岬、フレペの滝、知床峠、知床五湖、カムイワッカの滝は、知床八景といわれ、知床を代表する景勝地となっている。その一つである知床五湖は、原生林に囲まれた5つの湖である。5つの湖を一周できる遊歩道が整備され、約1時間で5湖すべてを廻れるが、第1湖、第2湖だけなら約30分である。原生林の中を散策していると、木々の緑、爽やかな風、鳥の鳴き声など五感を通して癒されてくる。まさにグリーンセラピーの空間である。遊歩道のすぐ近くまで野生のエゾシカがひょっこり顔を覗かせる。野性動物とこんなに近くで出会えるとは驚きであり、自分も野生に戻ったような気になってくる。最近はクマに注意の看板も見られ、野生動物との共存と観光が課題となっている。

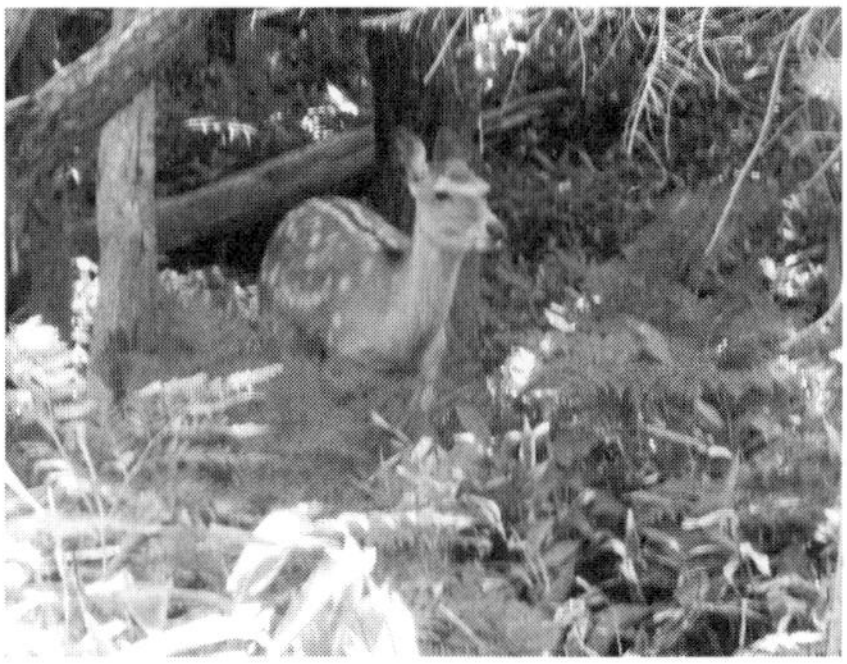
エゾシカ

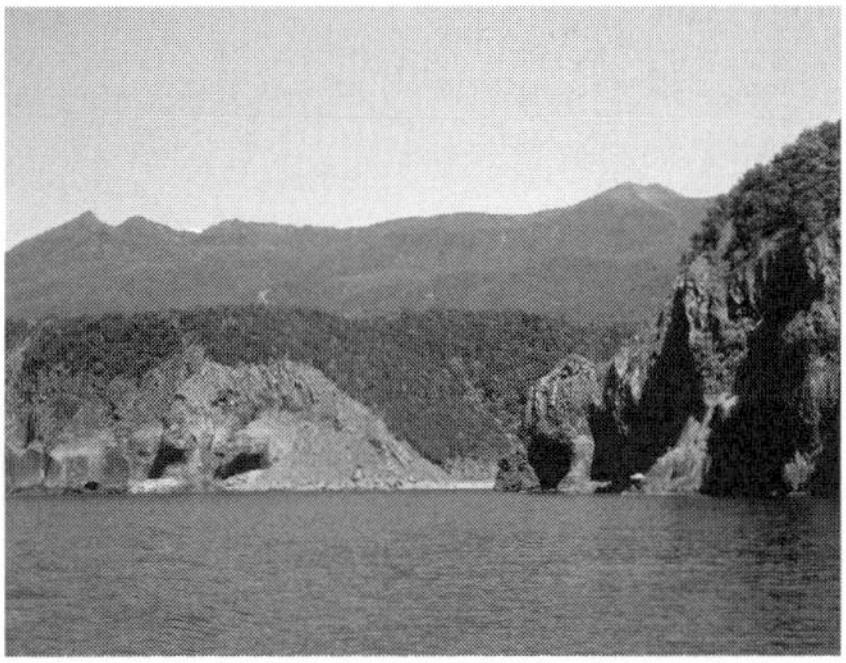
知床半島

引用・参考文献

1　緑について

高橋理喜男・井手久登・渡辺達三・亀山章・勝野武彦・輿水肇　造園学　p.7－8　朝倉書店　1986

田畑貞寿　緑と地域計画―都市化と緑被地構造　p.96～97　古今書院　2000

田畑貞寿　緑と地域計画―緑被地と空間機能　古今書院　2011

朝日新聞　都心の気温上昇くっきり　2003・8・8

朝日新聞　市民の目から「都市再生を考える」　2004・1・15

東京新聞　打ち水大作戦　2006・5・2

東京農業大学造園学科　造園用語辞典　p.519－520　彰国社　1985

白子由起子・田畑貞寿　交通騒音に対する住民意識と沿道植栽地の心理的効果に関する研究　造園雑誌　48(5)　p.324－329　1985

大野由起子・田畑貞寿　脳波反応からみた道路植栽による騒音感の緩和に関する研究　ランドスケープ　59(3)　p.214－222　1996

朝日新聞　屋上緑化　2003・11・29

朝日小学生新聞　校舎で省エネ（大野由香子・酒井久二夫）　2004・2・4

http://www2.kankyo.metro.tokyo.jp　屋上緑化のヒートアイランド緩和効果調査

朝日小学生新聞　地球温暖化防止と木材の利用　2003・10・23

朝日新聞　都心の「鎮守の森」温暖化防止に貢献　2004・2・3

朝日新聞　都心に「森」づくり（島田佳津比古）　2003・11・29

朝日新聞夕刊　花の色で汚染監視（佐藤久恵）　2003・11・15

朝日小学生新聞　土の汚れ感じて色をかえる環境を監視する植物を開発（まんが・高橋タクミ）　2003・12・3

朝日新聞　自然と向き合う達人たち　樹木医　2004・1・6

朝日新聞　自然と向き合う達人たち　インタープリター　2004・1・5

沼田眞　景相生態学―ランドスケープ・エコロジー入門―　p.1　朝倉書店　1996

宮崎良文　森林浴はなぜ体にいいか　文芸春秋　2003

2　療法について

朝日新聞　92歳・私の証　あるがまま行く　健康日本21　2003・11・8

http://www.mhlw.go.jp　厚生労働省　日本人の平均余命　平成20年簡易生命表

松尾英輔　園芸療法を探る　p.42、97、170、198　グリーン情報　2000

松尾英輔・正山征洋　植物の不思議パワーを探る　九州大学出版会　2002

朝日新聞　私と環境（加島祥造）　2004・7・25

日野原重明・松井紀和他　新しい音楽療法　実践現場よりの提言　p.57－58、66　音楽之友社　2004

レスリー・バント著　稲田雅美訳　音楽療法―ことばを超えた対話　p.3、4、67、69　ミネルヴァ書房　1996

朝日新聞　心に歌を・上 音楽療法　笑顔戻る（鵜飼真）　2003・6・30
朝日新聞　心に歌を・下 情を震わせ命潤す（鵜飼真）　2003・7・14
朝日新聞　92歳・私の証 あるがまま行く 音楽療法　2003・11・8
モーツァルト雑学委員会　知っているようで知らないモーツァルトおもしろ雑学辞典　p.220－223　ヤマハミュージックメディア　2006
日本大百科全書4　p.508　小学館　1985
植田理彦監修 野口冬人　温泉療法入門　p.207－212　三晃書房　1983
植田理彦　元気が出る温泉利用法　p.109　光雲社　1994
朝日新聞　世界各国の温泉事情　2003・9・29
佐々木薫監修 主婦の友社編　最新版アロマテラピー図鑑　p.6－8　主婦の友社　2009
岩城都子著 山本佳津江編　アロマテラピー図解事典　p.22－26、32－33　高橋書店　2006
大百科事典5　p.554　平凡社　1992
小泉美樹　すべてがわかるアロマテラピー大事典　p.8－9　永岡書店　2008
朝日新聞　元気 アロマセラピーを調べました（中村通子）　2003・2・24
上原巌　森林療法序説　p.156　林業改良普及双書142　2003
日本大百科全書12　p.724　小学館　1985
朝日新聞　森林医学確立めざせ　2004・2・28
平成19年度 日本造園学会全国大会 分科会講演集　p.53－56
http://www.fo－society.jp　森林セラピー総合サイト
吉長元孝・塩谷哲夫・近藤龍良　園芸療法のすすめ　p.58、60、152　創森社　2001
林良博　検証アニマルセラピー ペットで心とからだが癒せるか　p.77、78、82、83、91、121　講談社ブルーバックスB－1252　1999
朝日新聞　元気 アニマルセラピーを調べてみました（小林哲）　2003・9・15
朝日新聞　「パロ」に癒されて（増田愛子）　2009・1・28
朝日新聞　広がるイルカセラピー　2003・10・6

3　グリーンセラピー

http://www.stat.go.jp　人口推計
日本大百科全書21　p.443　小学館　1988
松尾英輔　園芸療法を探る　p.30、52、55、56、77　グリーン情報　2000
朝日新聞　声 心癒される一鉢との会話　2003・1・6
上原巌　森林療法序説　p.42、182　林業改良普及双書142　2003
ダイアン・レルフ著 佐藤由巳子訳　しあわせをよぶ園芸社会学　p.118、126－130　マルモ出版　1998
浜田久美子　森がくれる心とからだ　p.89－96　全国林業改良普及協会　2002
武川満夫・武川政江　園芸療法　p.13　源草社　2000
吉長元孝・塩谷哲夫・近藤龍良　園芸療法のすすめ　p.138－139　創森社　2001
朝日新聞　芝生の校庭（染田屋竜太・豊吹雪）　2006・9・1

4　緑と癒し

浅野房世・三宅祥介　安らぎと緑の公園づくり　p.18－28　鹿島出版会　1999

朝日新聞　熱帯びる人類起源追及　2003・6・29

朝日小学生新聞　現代人はみな「アフリカ人」の子孫だった（河合信和）　2003・6・28

百科事典エポカ10　p.36－39　旺文社　1983

http://www.pacifico.co.jp　第12回世界精神医学会横浜大会

茶の湯文化普及研究会　お茶の作法入門　p.12－14、24　西東社　2000

梅澤実監修　総合的学習 調べよう身近な自然4 木を調べる　p.8　学習研究社　2000

丸田頼一　環境緑化のすすめ　p.65　丸善　2001

日本都市計画学会　実務者のための新・都市計画マニュアルⅠ、5　p.2　丸善　2002

田畑貞寿・五十嵐政郎・白子由起子　緑被地からみた江戸と東京の都市構造に関する研究　造園雑誌　47(5)　p.298－303　1984

斎藤一雄・田畑貞寿　緑の環境ゲザインー庭から国立公園まで　p.8　日本放送出版協会　1985

進士五十八・白幡洋三郎　造園を読むーランドスケープの四季　p.30　彰国社　1993

毎日新聞　かおり風景100選（熊野可丸）　2006・3・24

朝日新聞　悪臭（島田雅彦）　2003・10・25

降矢英成編　森林療法ハンドブック　p.16－19　東京堂出版　2005

B・P・トーキン・神山恵三　植物の不思議な力＝フィトンチッド　p.26、111、153、176－177　講談社　1980

畑中顯和　香り選書2 進化する〝みどりの香り〟ーその神秘に迫る　p.4、6　フレグランスジャーナル社　2008

http://www.phyton-cide.org　フィトンチッドってなんだろう?

朝日新聞　ストレス太り 男性より女性?　2003・12・28

朝日新聞　市民公開講座 皮膚科医と治すアトピー性皮膚炎　2003・12・11

朝日小学生新聞　「ストレス」を学ぶ（清田哲）　2003・12・26

安藤幸夫監修　図解雑学 人体の不思議　p.35　ナツメ社　2006

高島明彦　学校で教えない教科書 面白いほどよくわかる脳のしくみ　p.126　日本文芸社　2006

5　五感とグリーンセラピー

朝日新聞　指導要領 一部改訂へ　2003・10・7

朝日新聞　ゆとり修正 学力重視　2003・12・26

朝日新聞　社説 指導要領改訂 マニュアルを押しつけるな　2008・1・18

斎藤孝・山下柚実　「五感力」を育てる　中央公論新社　2002

朝日新聞　キレる前に「考える」（豊吹雪）　2008・1・25

読売新聞　この国をどうする（茂木健一郎・橋本五郎）　2008・1・1

高島明彦　学校で教えない教科書 面白いほどよくわかる脳のしくみ　p.152　日本文芸社　2006

浜田久美子　森がくれる心とからだ　p.106　全国林業改良普及協会　2002

朝日新聞　子どもと森つなごう（司会・佐田智子）　2007・11・26

レイチェル・カーソン著 上遠恵子訳　センス・オブ・ワンダー　p.24　新潮社　1996

http://www.metro.tokyo.jp　「緑の東京１０年プロジェクト」基本方針の策定について
小林準　市川市リハビリテーション病院における緑化とリハビリテーション現場からの声　日本緑化工学会誌　３４（３）　p.４９８－５０１　２００９
岩崎寛·山本聡·権孝妊·渡邉幹夫　屋内空間における植物のストレス緩和効果に関する実験　日本緑化工学会誌　３２（１）　p.２４７－２４９　２００６
東京農業大学造園学科　造園用語辞典　p.９２、９３、１７６、１７７、４３６、４３７、４５５、４８５、４８６　彰国社　１９８５
今西純一·今西二郎　次世代の統合医療における自然環境の利用　病院　６７（１１）　p.９７４－９７８　２００８
岩崎寛　都市緑化植物が保有するストレス緩和効果―揮発成分からみた癒しの効果　におい·かおり環境学会誌　３９（４）　p.２３１－２３８　２００８
品田譲　ヒトと緑の空間　p.１２３－１３２　東海大学出版会　１９８０
浅野房世·三宅祥介　安らぎと緑の公園づくり　p.４５、５８　鹿島出版会　１９９９
川口徹也·岩崎寛　オフィスワーカーの緑に対する意識と利用に関する研究　日本緑化工学会誌　３６（１）　p.２１１－２１４　２０１０

6　事例紹介

http://www.tokyo-park.or.jp/　公園へ行こう！
http://www.ins.kahaku.go.jp/　国立科学博物館附属自然教育園
http://ja.wikipedia.org/　浜離宮恩賜庭園、国立科学博物館附属自然教育園、代々木公園、明治神宮、皇居
http://www.kensetsu.metro.tokyo.jp/　代々木公園
http://www.meijijingu.or.jp/　明治神宮
http://www.ne.jp/asahi/　北の丸公園
http://www.asahi-net.or.jp/　皇居東御苑
http://www.env.go.jp/　皇居外苑
http://www.kunaicho.go.jp/　宮内庁
平松玲治·堀江典子·永留真雄·松田洋·落合美浩　博物館的機能から見た国営武蔵丘陵森林公園における案内解説型プログラムに関する考察　ランドスケープ研究増刊　Ｖｏｌ７２増刊　p.１５６－１５９　２００９
財団法人高知県牧野記念財団　高知県立牧野植物園５０年の歩み本まきの１／２世紀　２００８
高知県立牧野植物園パンフレット
財団法人高知県牧野記念財団　高知県立牧野植物園年報　第９号　２００９
鈴木勤　美しい日本①北海道の大自然　p.４２　世界文化社　１９８５
http://www.shiretoko.or.jp/　知床自然センター
http://www.shiretoko.asia/　知床斜里町観光協会

おわりに

街の緑のある所は当然ですが、里山でも、そして奥山でも、歩いていて多くの人々に出会います。ここ20年ぐらいから特に多くなっているように思っています。それは緑を持つ場所に身を置くことによる快適さからでしょうか。高層住宅に住む人で室内外に観葉植物や花物の鉢物を置いてリラックスする人もいますし、戸建て住宅では花、野菜、果物で楽しめる風景の庭をつくる住人もいます。それを見るにつけても、庭づくりが健康の源になっていると思われます。街歩きをしながら接道、水辺、公園の草花、樹木から元気を貰っている人たちは、日本でも多く見られますが、中国のあちらこちらの街で朝早くから見かける光景にも心打たれました。それは公園の大樹の下で、太極拳をはじめ、エアロビクス、ジャズダンスなどに取り組み、健康増進に懸命な様子です。なかでも、50年から80年ぐらい経っている胸高の幹周りが60～120センチメートルぐらいのクスノキ、プラタナス、エンジュ、カエデ、アオギリなどを抱いたり、背にしたりしている夫婦を何組も目にしました。そして二人で太い幹の樹木を真ん中にして手をつなぎ静かに筋肉トレーニングを気持ちよさそうにしていました。たしかに木肌に触りその肌触りの良さや、背筋を伸ばし、腰や膝などの関節を樹に添わせて柔軟体操をやりますと、爽快な気分になり、「樹から気」を貰った気分になります。

本文で触れましたように、セラピーは五感でとらえる芳香、音色、美味、眺望、感触などと深い関わりがあります。そのため総合的に自然を享受し、緑を介して心身をリラックスできる「グリーンセラピー」が取り上げられる機会が多くなっているのです。もちろん花、草、樹、虫、鳥、動物などに癒し効果が見られること、水辺、林、森などの形づくられた風景を眺めると癒されること、積極的に森の中を歩くことで森林浴効果があることもグリーンセラピーの範疇に含まれます。昨今話題になっている都市のヒートアイランド現象の熱低減対策としての屋上緑化も、そして騒音防止対策の防音壁としての緩衝緑地帯も、緑が増えるいう物理的な効果もありますが、住民には心理的な効用も大きいと思われます。このように人と緑・自然との関わり合いの原点は、心身を鍛え、健康な環境―場・空間―を暮らしの中に求めていることにあるのでしょう。また、私たちの暮らしと環境を考えますと、人と自然の共生関係のあり方が重要視されてきている昨今では、五感と関係する快適な心象風景を思い出し、それに適合する奥山、里山、里地、田園、市街地、里海などにおける自然と人々の干渉の関わり合いを科学的に捉えることが必要とされてきています。

薫風の季節、多くの人たちが緑の街なみ、里地、里山、奥山に出かけるのを見るにつけ、そしてグリーンセラピーに参加している人たちから多くの質問を受けるたびに、グリーンセラピストになる人の養成の必要性を感じています。15年ほど前に遡りますが、筆者たちは、上野学園大学で環境学、環境学演習、グリーンアドバイザー論、グリーンセラピー演習などのレクチャーを行っておりましたが、手頃なテキストがなく、副読本の必要性を思いたち出版することにいたしました。

メモ風の原稿を技報堂出版の小巻慎さんお願いし、出版の労をとっていただきました。また、既に終了していますが、5年間ほど続けたグリーンセラピーコース設置につきましては、上野学園大学の名誉学長石橋裕先生をはじめ、西垣賀子、遠山千代子、福永淑子、細野基子の諸先生方にお世話をいただきました。ここに謝意を表します。本書がグリーンセラピーに関心を持つ方々に読んでいただき、お役に立つことを願っています。

2011年5月

田畑　貞寿

編著者紹介

田畑 貞寿（たばた さだとし）

千葉大学名誉教授　上野学園大学教授　日本自然保護協会理事長

工学博士（東京大学）

造園学、景相生態学、環境計画学

居住密度と環境に関する研究をはじめ、地域環境と緑地問題、自然文化遺産の保全修復、地域のサウンドスケープやグリーンセラピーなどの基礎的、応用的研究を進めている。

主な著書　都市のグリーンマトリックス（鹿島出版会、1979）、緑資産と環境デザイン論（技報堂出版、1999）、緑と地域計画－都市化と緑被地構造（古今書院、2000）、市民ランドスケープの展開（編著、環境コミュニケーションズ、2006）ほか多数

20011年　第5回みどりの学術賞受賞

大野 由起子（おおの ゆきこ）

ランドスケーププランナー

千葉大学大学院自然科学研究科博士課程修了（博士学術）

緑の機能を主に、江戸と東京の都市構造や水辺緑地に関する研究を深め、上野学園大学ではグリーンアドバイザー論、グリーンセラピー演習などを実施した。渋谷区社会教育などでは緑の機能ついて講演を行った。

主な著書　造園の事典（分担執筆、朝倉書店、1995）、市民ランドスケープの創造（分担執筆、環境コミュニケーションズ、1996）、市民ランドスケープの展開（分担執筆、環境コミュニケーションズ、2006）ほか

グリーンセラピー読本　　定価はカバーに表示してあります。

2011年6月15日　1版1刷発行　　ISBN 978-4-7655-3450-5 C3047

編著者　田 畑 貞 寿
著　者　大 野 由起子
発行者　長 滋 彦
発行所　技報堂出版株式会社

〒101-0051　東京都千代田区神田神保町1-2-5
電　話　営　業（03）（5217）0885
　　　　編　集（03）（5217）0881
　　　　F A X（03）（5217）0886
振替口座　00140-4-10
http://gihodobooks.jp/

日本書籍出版協会会員
自然科学書協会会員
工学書協会会員
土木・建築書協会会員

Printed in Japan

装幀 ジンキッズ　印刷・製本 三美印刷